歯科医院の活性化　仕事の視える化シリーズ

Part 2

5S 整理・整頓 清掃・清潔・躾 で 仕事《しごと》の視《み》える化

小原啓子　編著

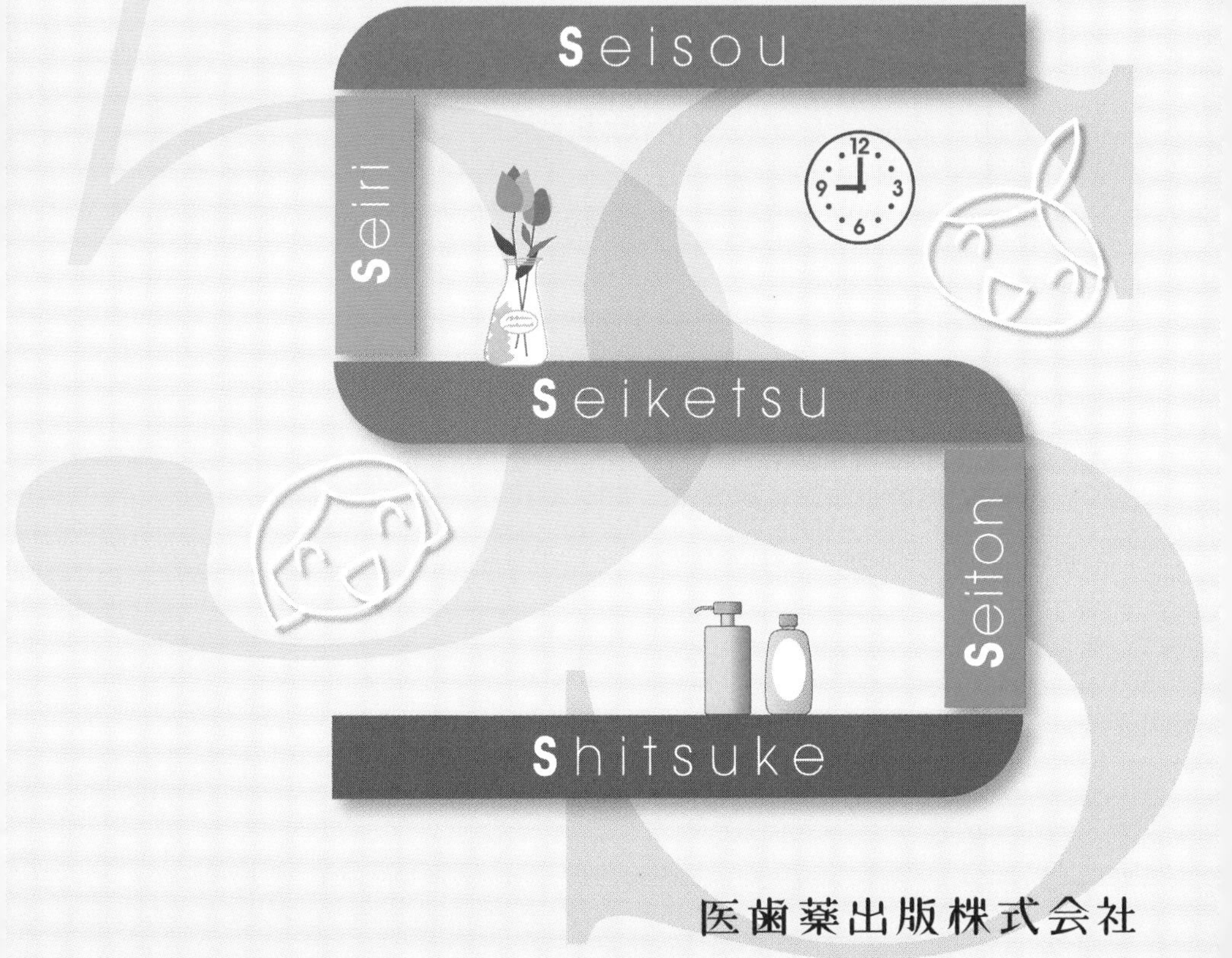
Seisou
Seiri
Seiketsu
Seiton
Shitsuke

医歯薬出版株式会社

執筆
小原　啓子　　　デンタルタイアップ代表

協力
橋本歯科クリニック
阿品ファミリー歯科
医療法人カマタ歯科クリニック
医療法人社団育成会鈴木歯科クリニック
伊藤歯科クリニック
佐伯歯科医院
医療法人きりの歯科クリニック
のぞみ歯科医院
株式会社リンケージ藤波

その他協力して頂きました歯科医院およびスタッフの
方々にお礼申し上げます。

This book was originally published in Japanese
under the title of :

SHIKAIIN NO KASSEIKA SHIGOTO NO MIERUKA SHIRIZU PATO 2
5ESU (SEIRI, SEITON, SEISOU, SEIKETSU, SITSUKE) DE SHIGOTO NO MIERUKA
(Flourish your Dental Office Workflow Visualization Series
Part 2 Visualize by Office Cleaning, Facility Maintenance and Staff Education)

Editor :

OBARA, Keiko
Dental Tie-Up Director

ISHIYAKU PUBLISHERS, INC.
7-10, Honkomagome 1 chome, Bunkyo-ku,
Tokyo 113-8612, Japan

視える Mi-E-Ru

はじめに

みなさん、お元気ですか。歯科医院の変革は進んでいますか。本書を手に取られたあなたは、すでにいくつかの変革を担当されているものと思います。

さあ、今までを振り返ってみましょう。

「チームで取り組む歯科医院の活性化」では、歯科医院としての「理念」を掲げようと呼びかけました。これは、リーダーとして存在する「院長」に対しての願いであり、歯科医院変革における基本でありました。

シリーズのＰＡＲＴ１では「仕事を視える化」するための基礎となる「マニュアル作り」を提案し、組織の仕事そのものが見えるようにと、声を上げました。この本によって、歯科診療において、お互いが何を、どのようにやっているのかが、組織として情報共有されたと思います。

歯科医院を活性化するためには、順番がありますから、少しずつ進めていきましょう。

このシリーズもＰＡＲＴ２に入り、「５Ｓ」について語るときを迎えました。

ぜひとも本で読まれたことを歯科医院で行ってみてください。そして、診療室の雰囲気がどのように変わったかを教えてください。スムーズに進めば、診療室は、すがすがしく落ち着いた環境に変わります。患者さんから「何か感じが変わったね」「きれいになったわねー」「何か改装したの?」と言う言葉が聞かれるようになるでしょう。

いよいよ、本格的な歯科医院の変革です。

テーマは「５Ｓ」。さあ、がんばってやってみましょう。

263-01615

チームで取り組もう
デモ いっぺんには無理

少しずつ、できることを
やればいい。
でもネ、これだけは必要。
明確な理念と
守るべきその順序。

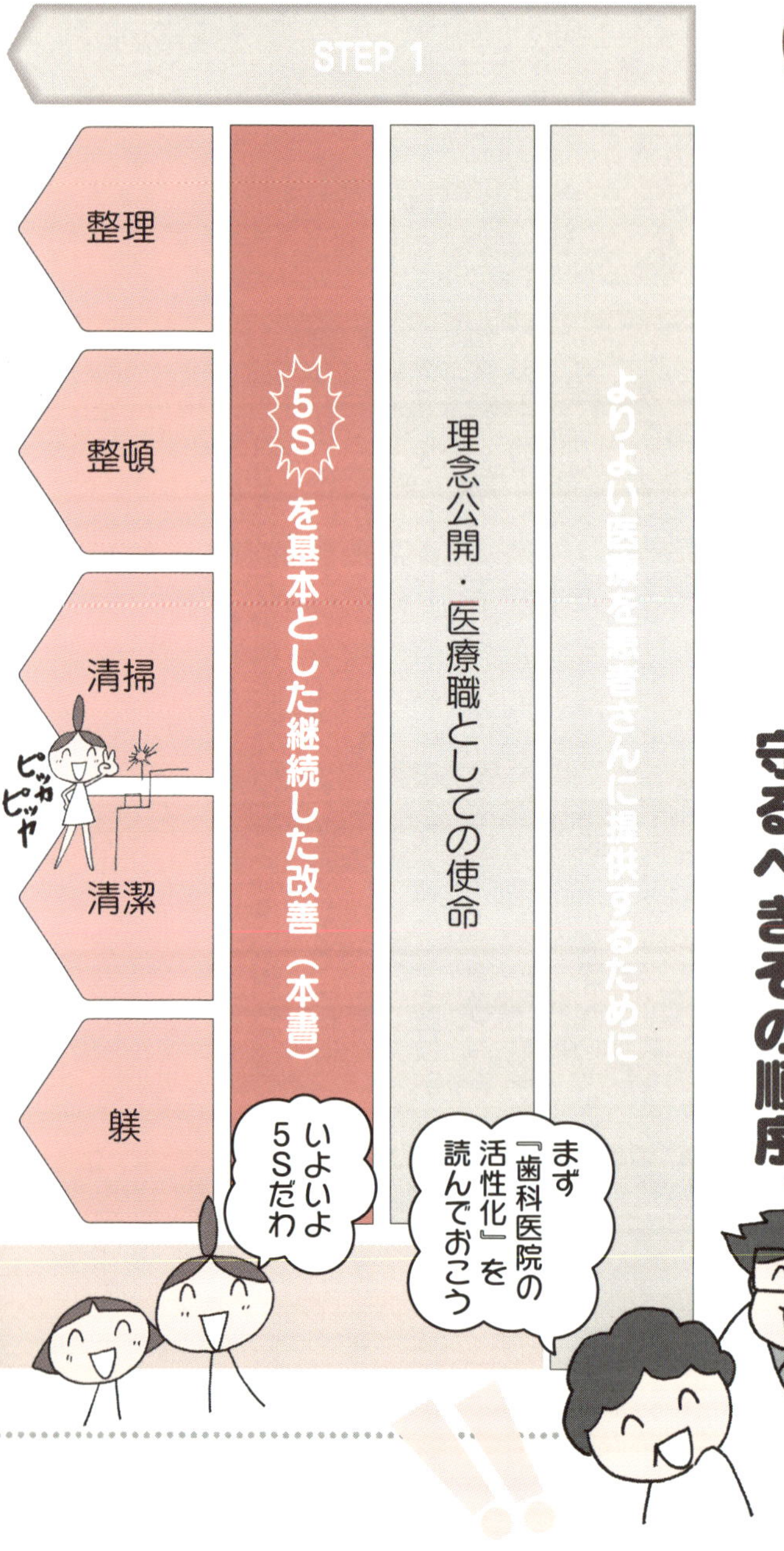
STEP 1
よりよい医療を患者さんに提供するために
理念公開・医療職としての使命
5Sを基本とした継続した改善（本書）
整理
整頓
清掃
清潔
躾
ピッカピッカ
まず『歯科医院の活性化』を読んでおこう
いよいよ5Sだわ

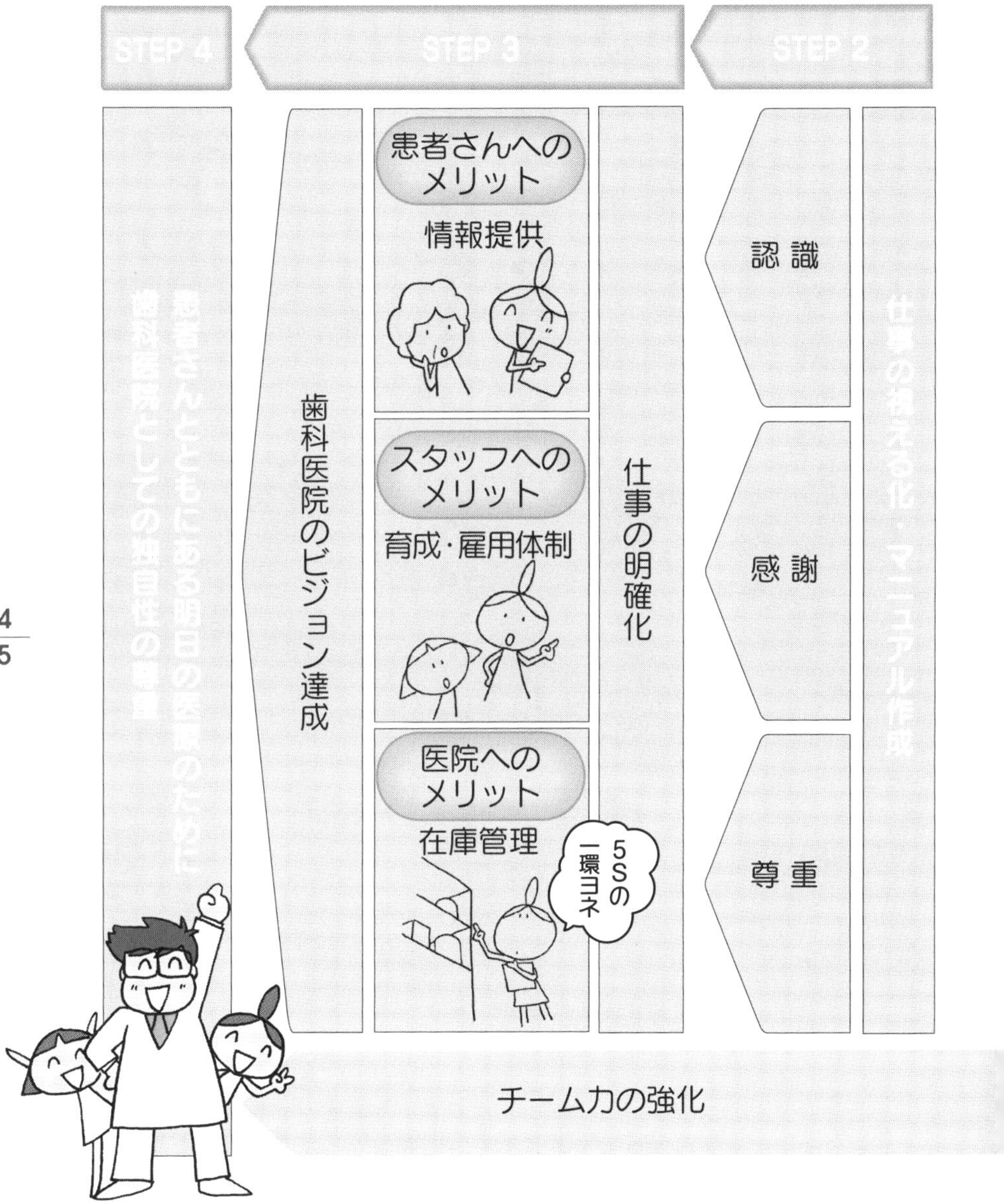
STEP 2
仕事の見える化・マニュアル作成
認識
感謝
尊重
STEP 3
仕事の明確化
患者さんへのメリット
情報提供
スタッフへのメリット
育成・雇用体制
医院へのメリット
在庫管理
5Sの一環ヨネ
歯科医院のビジョン達成
STEP 4
患者さんとともにある明日の医療のために
歯科医院としての独自性の尊重
チーム力の強化

歯科医院変革の流れ

今が大変なんです。どうすればいいの？

どんな歯科医院にしたいのか
院長がまずは語ること、
そして、何が問題なのかを
みんなで話し合ってみる。
最初は涙が出るかもしれない。
でもネ、本気で語り合うんです。
そしたら原因が見えてきて
やるべきことがわかるはず。

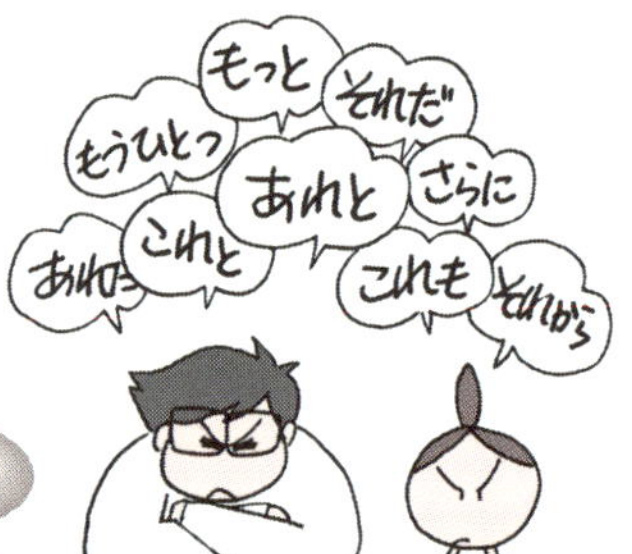

問題点の共有

みんなで同じ
意識になりましょう

問題点の抽出

チョット苦しい
作業かもしれません

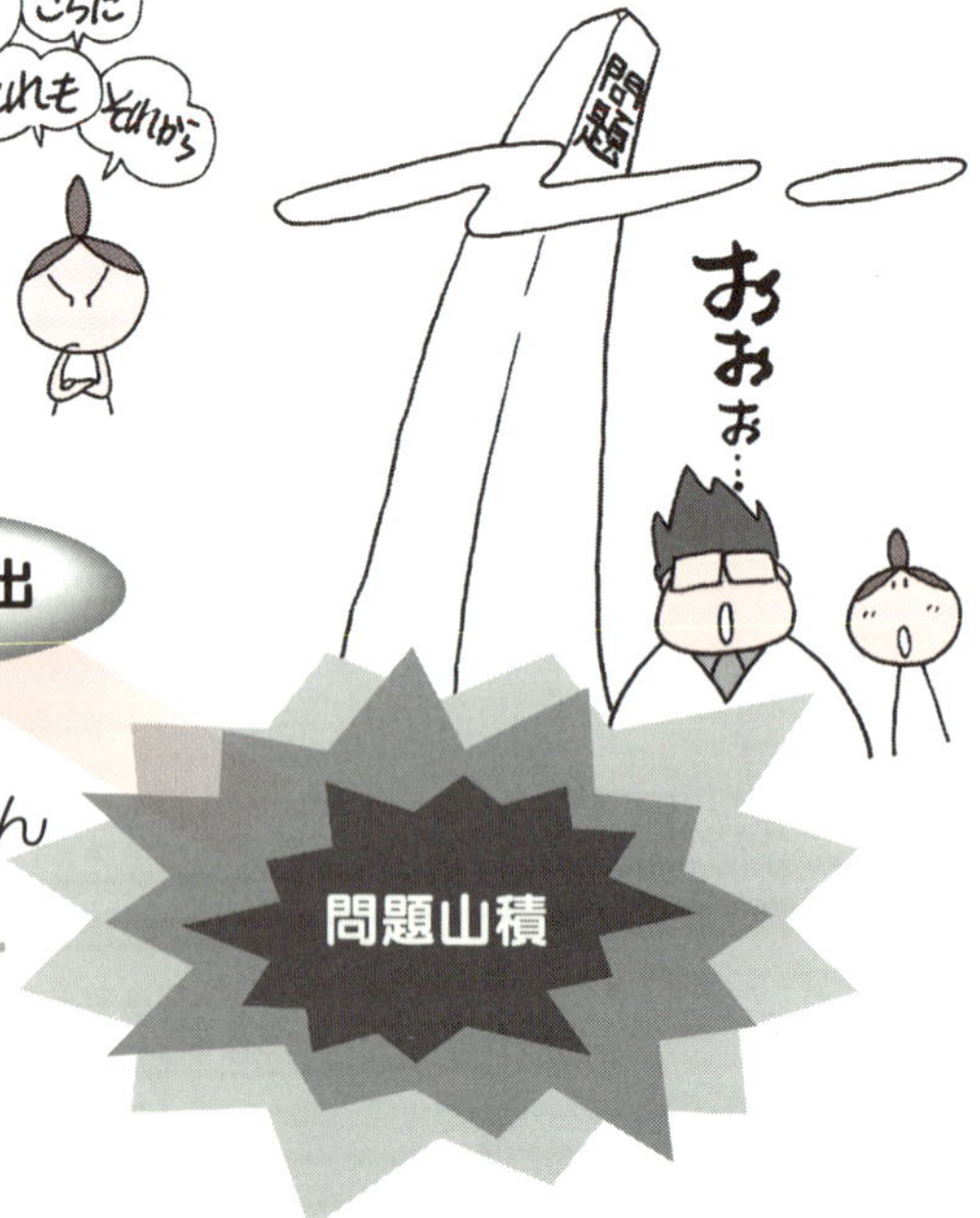

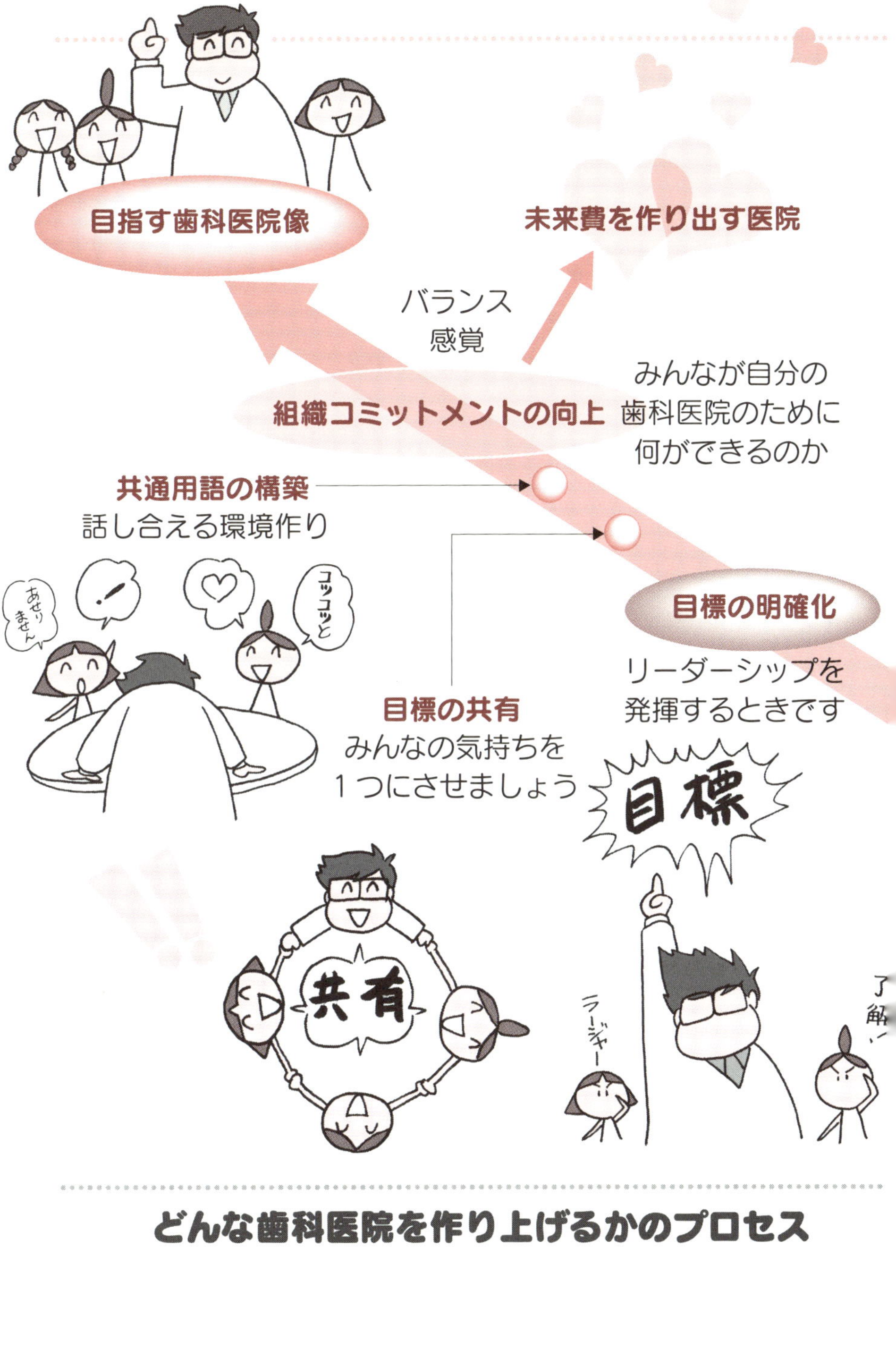
目指す歯科医院像
未来費を作り出す医院
バランス
感覚
みんなが自分の
歯科医院のために
何ができるのか
組織コミットメントの向上
共通用語の構築
話し合える環境作り
あせりません
コツコツと
目標の明確化
リーダーシップを
発揮するときです
目標の共有
みんなの気持ちを
1つにさせましょう
目標
共有
ラージャー
了解!

どんな歯科医院を作り上げるかのプロセス

何をすればいいの？に答えましょう

理念を心にとめながら、
みんなで目指す
目標へ。
いろんなことを
考えながら、
本気で取り組む
体制へ。

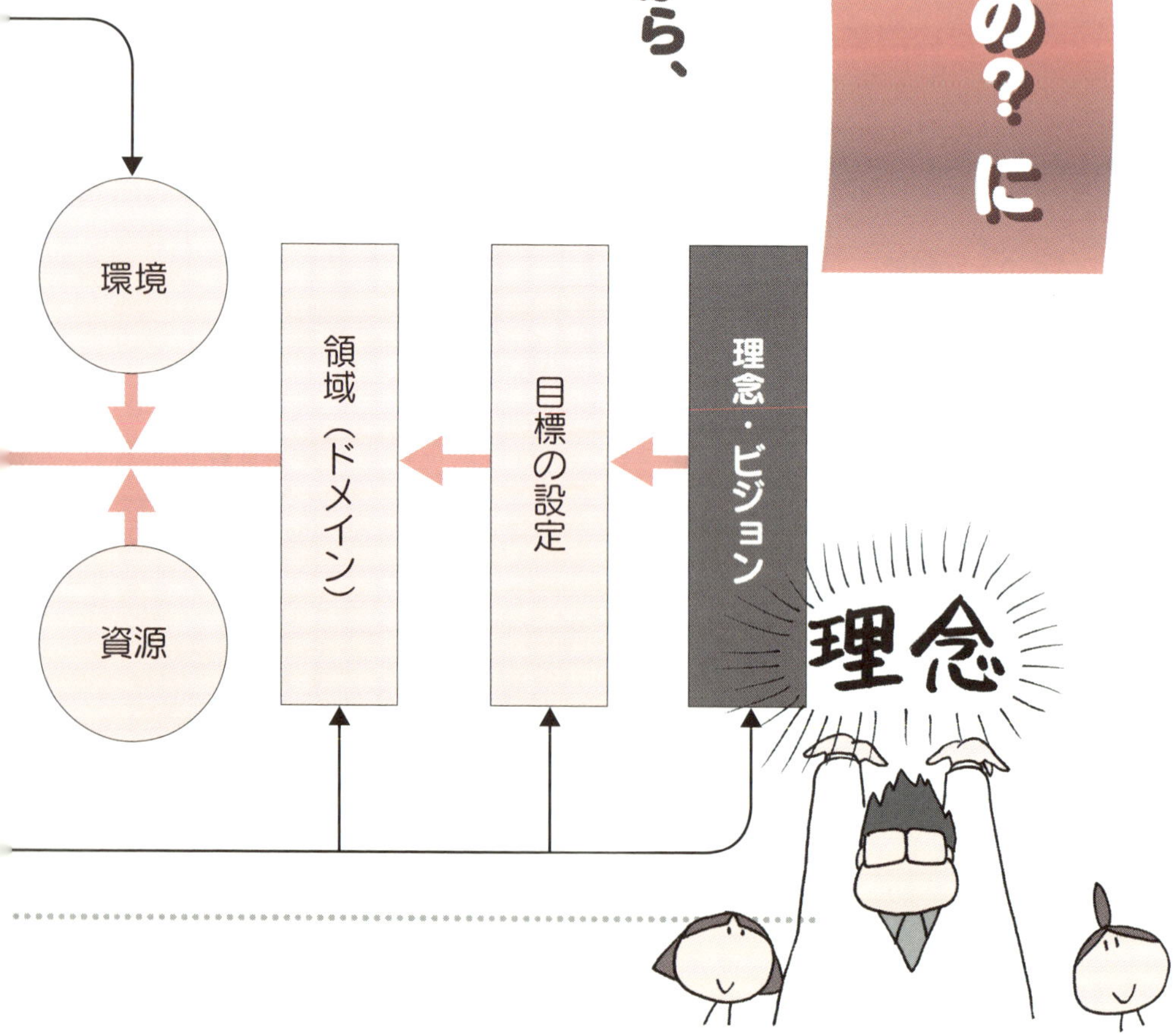

きっと未来は
見えてくる。
一人じゃないよ、
私達。
じっくり、
あせらず
取り組もう。
患者さんの
そして、私達の
ためだもの。

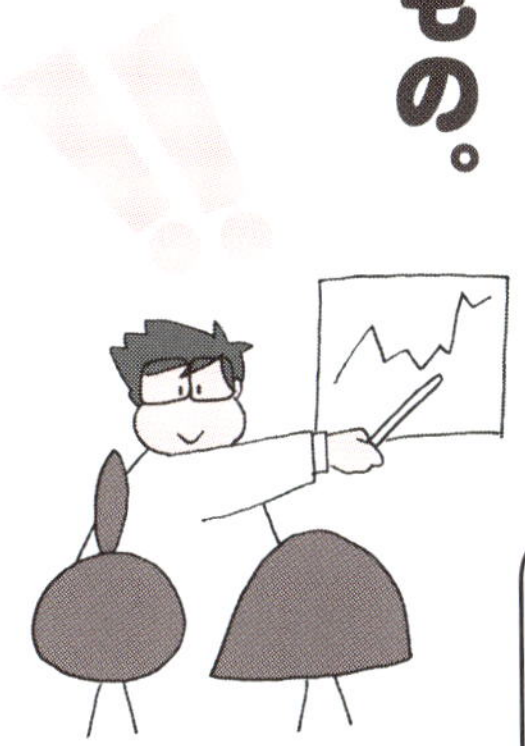

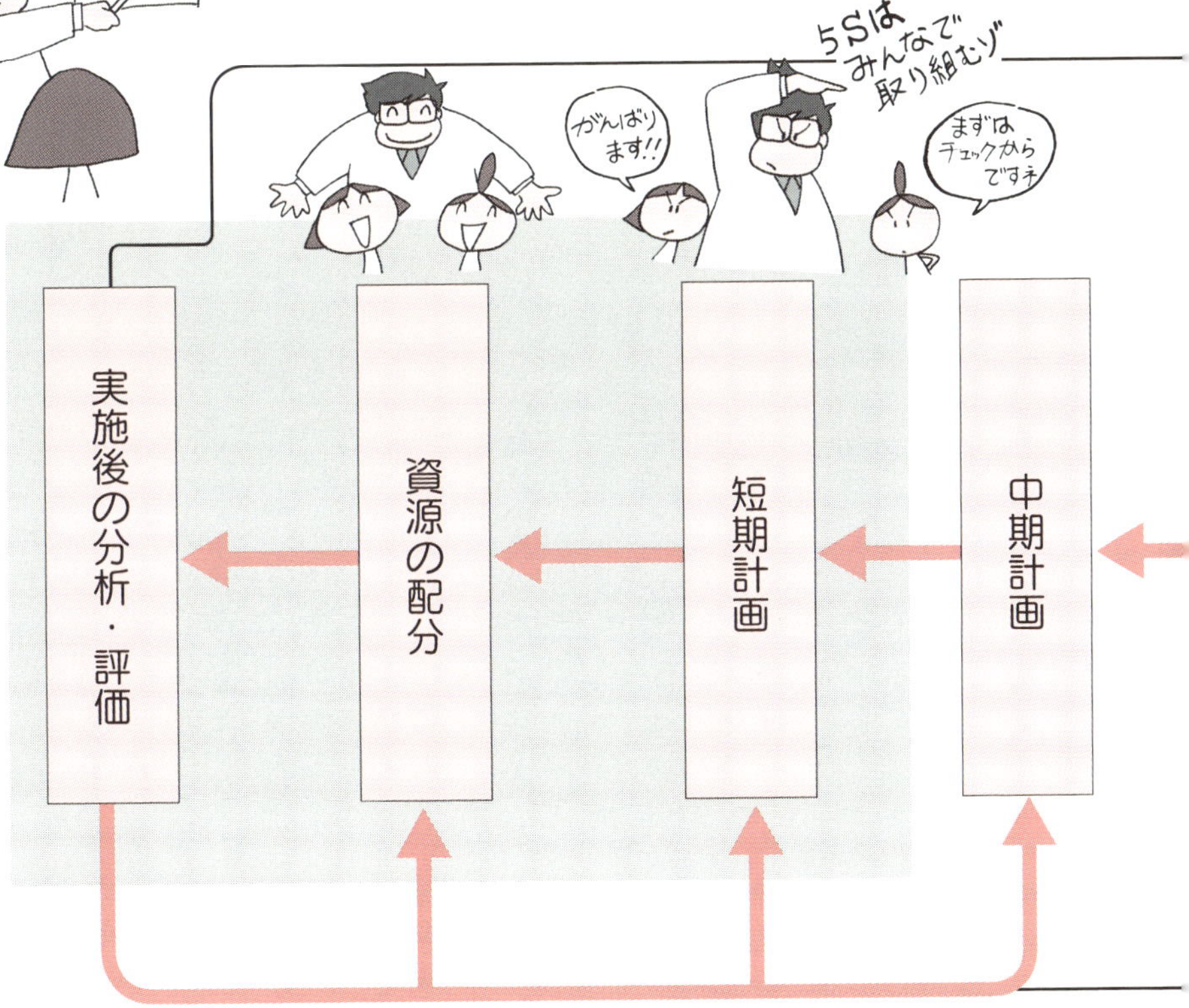

チームで取り組む仕事の策定・実施の流れ

目次

263-01615

CONTENTS

目次

263-01615

第1章

「5S」とは何か？
～知ると知らずじゃ大違い～

5Sに取り組んでみよう

5Sについて説明してみましょう。私達の業界では、この「5S」を語ることはありませんでした。

だから、初めて聞く人もあるでしょう。

これは、「整理・整頓・清掃・清潔・躾」のことを示しています。

そうすると、何人の人からは、

「今さらですか?」

「そんなことなのですか」と言われます。

しかし、この「5S」は一般社会では常識であり、組織にとっては最も重要である仕事の基本と認識されています。

なぜ、私が断言できるのかと言えば、インターネットで検索すればわかります。

日によって多少の数字は変わりますが、私達が毎日治療や予防をしている「歯周病」は、Yahoo!で検索すると、およそ一三、五〇〇、〇〇〇件ヒットします。これは、私たちが毎日のように語っている病気です。

毎日取り除いているプラークでも五、一二〇、〇〇〇件の情報が存在します。

これを基準に考えてください。

「5S」で検索するとどうでしょう。

何と三六六、〇〇〇、〇〇〇件ヒットします。

歯周病の二七倍です。プラークの七一倍の情報がインターネット上で存在するのが「5S」

です。

再度述べなければなりません。

一般社会にとって、5Sは「仕事を行ううえでの常識」であり、「仕事を行ううえでの基本」なのです。

そのまともな感覚を持たなければ、私達は決していい仕事をすることができません。

なぜならば、「掃除しなさい」「整理しなさい」と言えども、歯科医院はそう簡単に、きれいにはならないからです。受付の歯ブラシが並べてあるディスプレーの間に埃がたまり、トイレの鏡に水滴がつき、院長の机の上に書類が積み上げられている。こんな小さな状態を見ただけで、患者さんは歯科医院での医療そのものの価値を決めてしまいます。

「5S」の考えがある組織と、ない組織では、働く姿勢が明らかに違います。

直接患者さんに触れている人が尊い仕事をしているのではなく、この「5S」を担当している人の仕事を含めて「すべての仕事」が、歯科医院での歯科医療サービスそのものだという認識になるからです。

そうなると、「5S」は最終的には何を目指すのか。

私達全員が、誇りを持って歯科医院を運営しているというプライド。「チーム一丸の体制で患者さんによりよい歯科医療サービスを提供し続けよう」という組織としての文化を作ります。

視える化シリーズPART2の「5S」を通して、歯科医院での仕事のあり方を一緒に考えていきましょう。

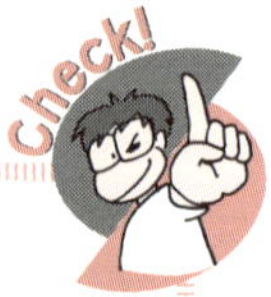

「チームで取り組む歯科医院の活性化―歯科医院で起こる変革のドラマ―」の本を読んだ。

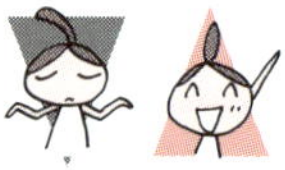

□はい
↓
スムーズに理解できるはずです。

□いいえ
↓
是非その本から読まれてください。

263-01615

視える Mi-E-Ru

5Sとは何なのか

仕事を行ううえで重要と言われている5Sは、実は単純なことです。整理（Seiri）、整頓（Seiton）、清掃（Seisou）、清潔（Seiketsu）、躾（Shitsuke）を現わしています。

「あまりにも、基本的なことを…」と驚かれるでしょうが、ある質問をすれば、その認識がどれだけ甘いものかがわかります。

「整理と整頓の違いは何ですか？」

歯科業界では、明確に答えられる人はそう多くはありません。

この一つ一つの言葉の意味を理解し、行動することに価値があります。

5Sをまずは理解してみましょう。

- 「整理」とは、いらないものを処分して無駄を省くことです。
- 「整頓」とは、ほしいものが誰でも瞬時に取り出せるように並べて見える状態にすることです。
- 「清掃」とは、きれいにすることです。しかも、器具機材の点検までをも同時に行います。
- 「清潔」とは、医療職としては当然の消毒滅菌レベルの維持向上ですが、整理、整頓、清掃の状態を維持することです。
- 最後の「躾」は、上記四つのことが、理念を意識して絶えずなされていることです。

この5Sを通して、当たり前のことを当然のこととして行動でき、お互いが何を担っているのかを認め、感謝し、尊重し合う体制を作ります。

263-01615

5Sの基本は理念にある

5Sは、言葉にすると単純です。院長から新人までのすべての人に行うことができ、特別な知識などがいりません。

しかし、歯科医院という組織全体として取り組み、維持向上させていくのであれば、システムが必要です。

ここで忘れてならないのは、その根底には必ず「理念」があることです。

その理念がなければ、

「掃除だけ、していればいいんでしょ」

「整理すればいいんでしょ」と、何のために行っているかが見えなくなります。

歯科医院は理念があれば、共有された価値観の中で、組織としての規範を作り、信念を持って仕事が行えるようになります。5Sは組織としての文化を作る礎です。（理念設定については、『歯科医院の活性化』四四～一〇九頁で詳細説明）

理念をもとに5Sに取り組む

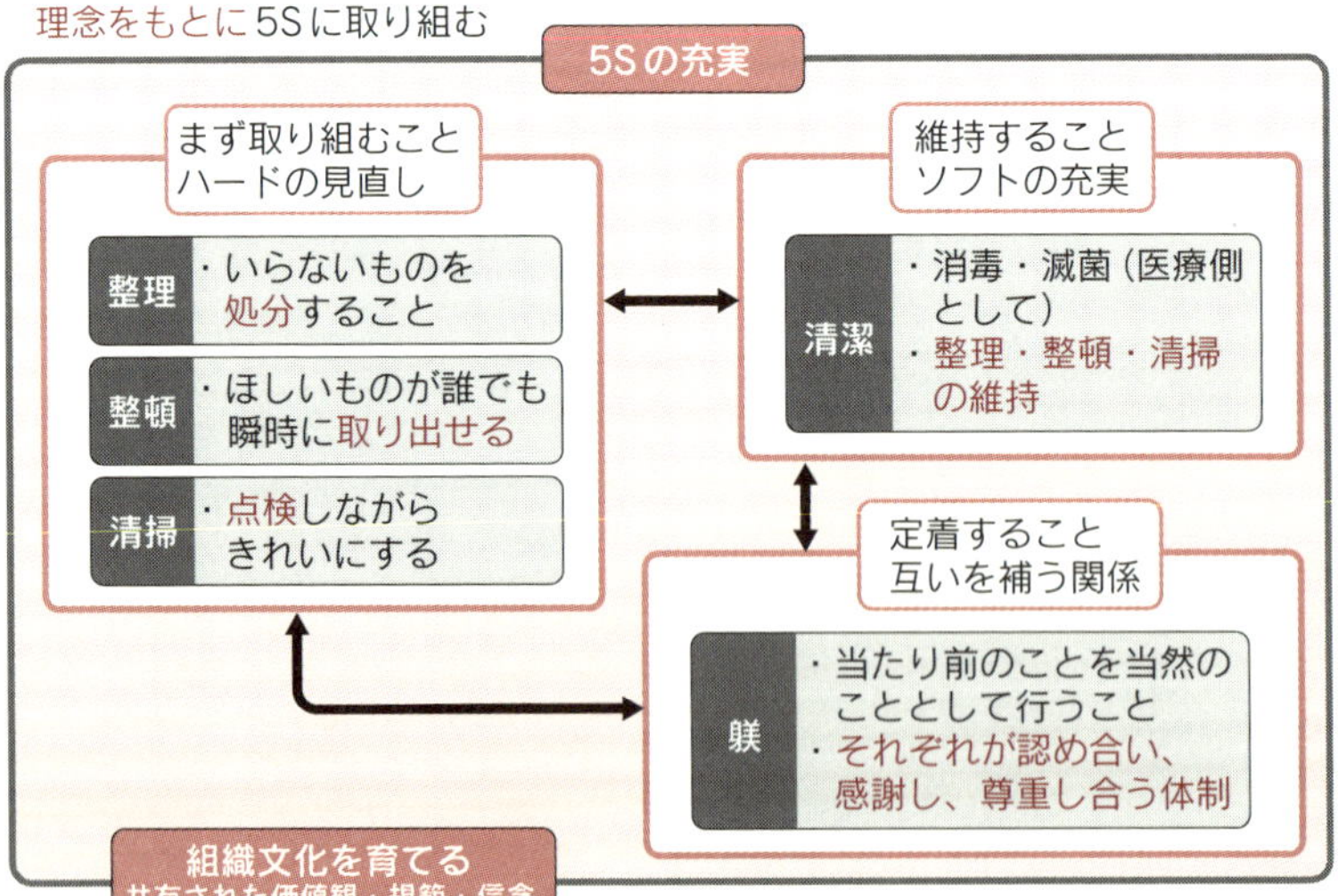
5Sの充実
まず取り組むこと
ハードの見直し
整理
・いらないものを処分すること
整頓
・ほしいものが誰でも瞬時に取り出せる
清掃
・点検しながらきれいにする
維持すること
ソフトの充実
清潔
・消毒・滅菌（医療側として）
・整理・整頓・清掃の維持
定着すること
互いを補う関係
躾
・当たり前のことを当然のこととして行うこと
・それぞれが認め合い、感謝し、尊重し合う体制
組織文化を育てる
共有された価値観・規範・信念

5Sで仕事を削ぎ落とす

歯科医院の変革を始める段階で、スタッフの方々には大きな不安があります。（詳細は『歯科医院の活性化』一九二～二〇七頁）

当然です。今まで一生懸命仕事をしてきたのに、今さら院長は何を言い出すのかと不満に思うからです。「私達は、これ以上のことはできません」と口にします。

変革は、一日、二日でできるものではありません。

組織がある限り続くものですから、なるべく負担にならない改善を目指します。

第一ステップでは5Sを基本とした改善です。

それでは、5Sをすることで、仕事が増えるかと言うと、それは逆です。ムリ・ムダ・ムラをなくし、単純化

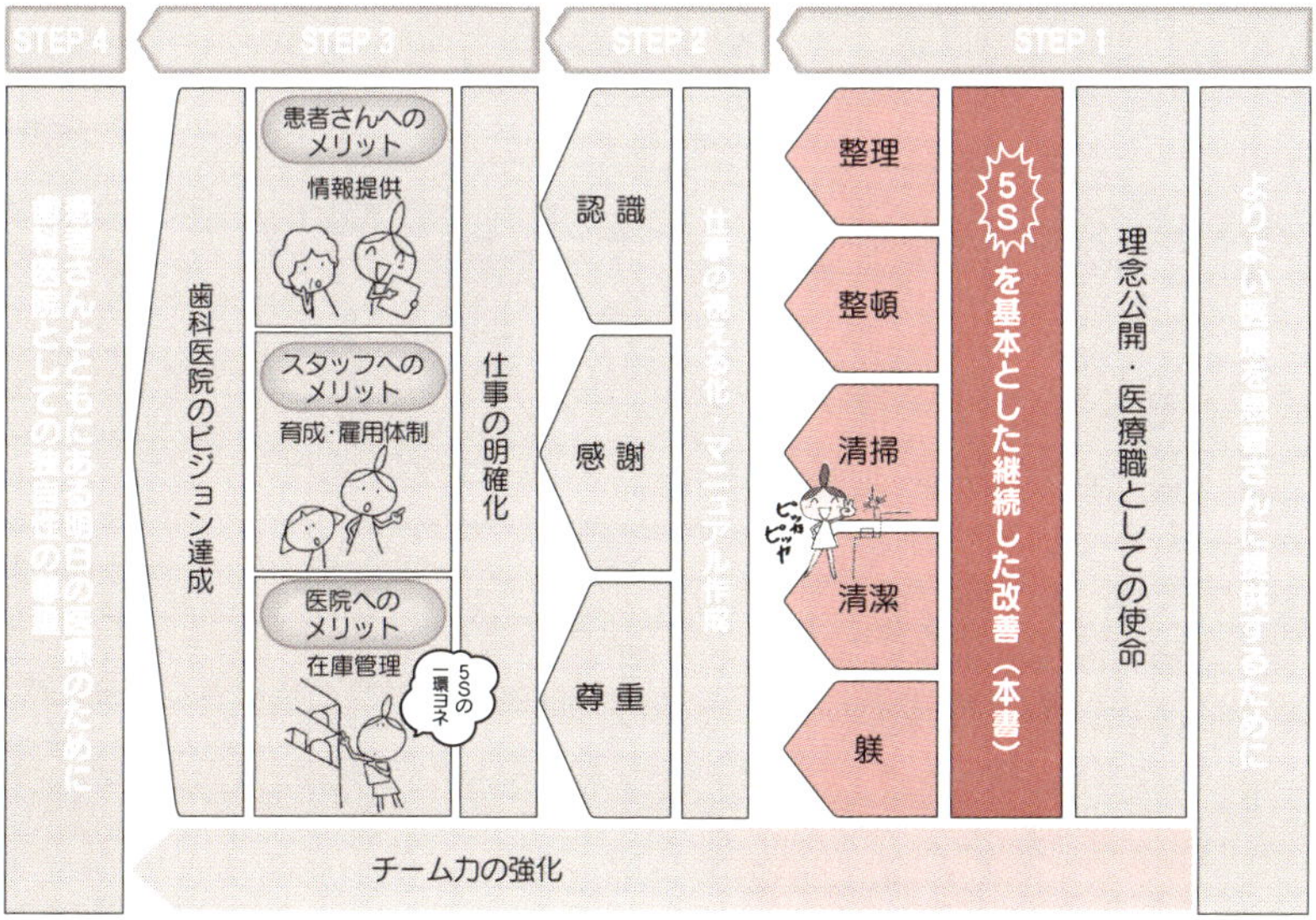
STEP 1
STEP 2
STEP 3
STEP 4
よりよい医療を患者さんに提供するために
理念公開・医療職としての使命
5S を基本とした継続した改善（本書）
整理
整頓
清掃
清潔
躾
仕事の見える化・マニュアル作成
認識
感謝
尊重
仕事の明確化
患者さんへのメリット
情報提供
スタッフへのメリット
育成・雇用体制
医院へのメリット
在庫管理
5Sの一環ヨネ
歯科医院のビジョン達成
患者さんとともにある明日の医療のために
チーム力の強化

263-01615

し、効率化を上げることで仕事量を減らしていきます。第二ステップではマニュアルを作り、仕事を視える化していきます。そのうえで、本格的な変革を進めます。

本当の意味での新しい業務が入ってくるのは、実は「第三ステップ」です。

それまでに仕事のムリやムダ・ムラを削ぎ落として、みなさんの余力を作っておかなければなりません。あふれんばかりに入ったコップには、新しい水は入らないのです。５Ｓは、まさしく組織としての動きを引き出す基礎部分です。

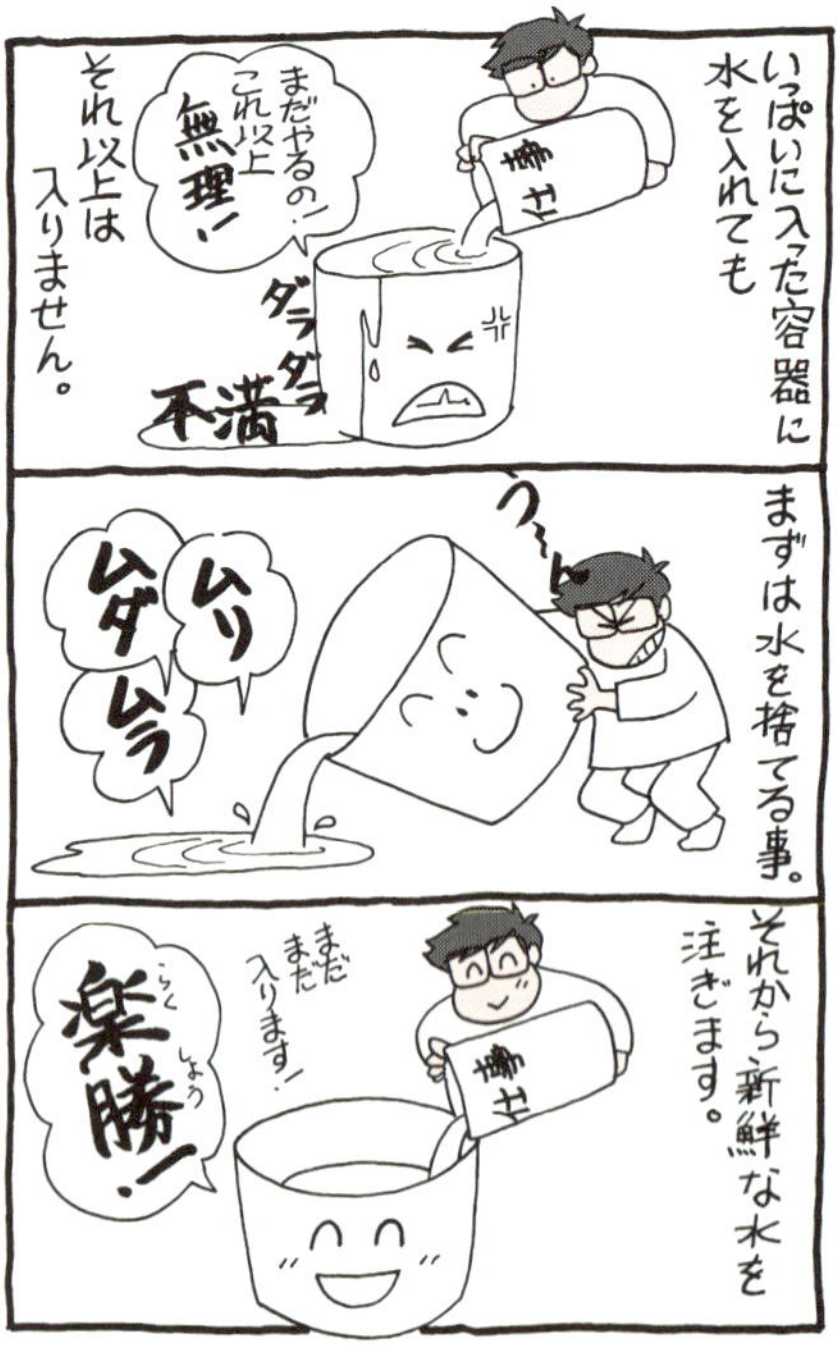
いっぱいに入った容器に水を入れても
仕事
まだやるの!? これ以上無理！
ダラダラ
不満
それ以上は入りません。
まずは水を捨てる事。
う〜ん
ムリ
ムダ
ムラ
それから新鮮な水を注ぎます。
仕事
まだまだ入ります！
楽《らく》勝《しょう》！

Check!

5S（整理・整頓・清掃・清潔・躾）を聞いて、「仕事が増えておっくうになる」と思ってしまう。

□ **はい** ↓ できるようになると仕事が楽しくなるゾー。

□ **いいえ** ↓ よし！がんばろう!!

視える Mi-E-Ru

モノが多いとマニュアルさえ作れない

歯科医院がモノであふれかえっている場合、歯科医療そのものに混乱が起きている場合があります。

それは、現在多くの患者さんが来てくださっているとしても、特に問題なしと思われても、5Sはやらなくてはならない必須事項です。なぜなら、そんな歯科医院の「ピーク」が今であろうと推測できるからです。モノが多く、人が動くのでさえ邪魔だと思ってしまう環境の中で、いい治療が提供できるはずはありません。そんな歯科医院では、患者さんは緊急を要するときだけ、その歯科医療を受け入れます。

あなたに質問します。

「主要な駅やバス停とこの診療所の間に、新しくてきれいな歯科医院ができたとき、それでも今の患者さんがここに来てくださると思いますか?」

スタッフの方々の中で、答えに迷いやすくい違いがあれば、5Sを通して何かができるはずなのです。

それを一緒に考えていきましょう。

提案する第一ステップは、5Sです。マニュアルで仕事のあり方を考えていくことと思いがちですが、モノが多い場合、混乱してマニュアルを作ることさえできません。

その場合は、「整理」「整頓」を行ったうえで第二ステップのマニュアル作成に入りましょう。

263-01615

視える

Mi-E-Ru

早く帰れる体制、それが5S

私が５Ｓを提案するとき、「５Ｓをやりましょう」とは言いません。

「患者さんが帰られたら、一〇分で帰れるようにしましょう。仕事をするのと同様、プライベートも大切。ダラダラと仕事をするようでは、よい人生は歩めない」

と言っています。

プライベートが充実していてこそ、人は人に優しくなれ、余裕をもって仕事ができる。それでこそ、いい仕事に取り組むことができるのです。この一〇分で帰れる体制作りこそ、５Ｓに直結していきます。

一〇分で帰るとは、普段から片付けをして汚れない、壊れない、崩れない体制をとることです。これが普通に行えるようになれば、組織は文化を作り出します。

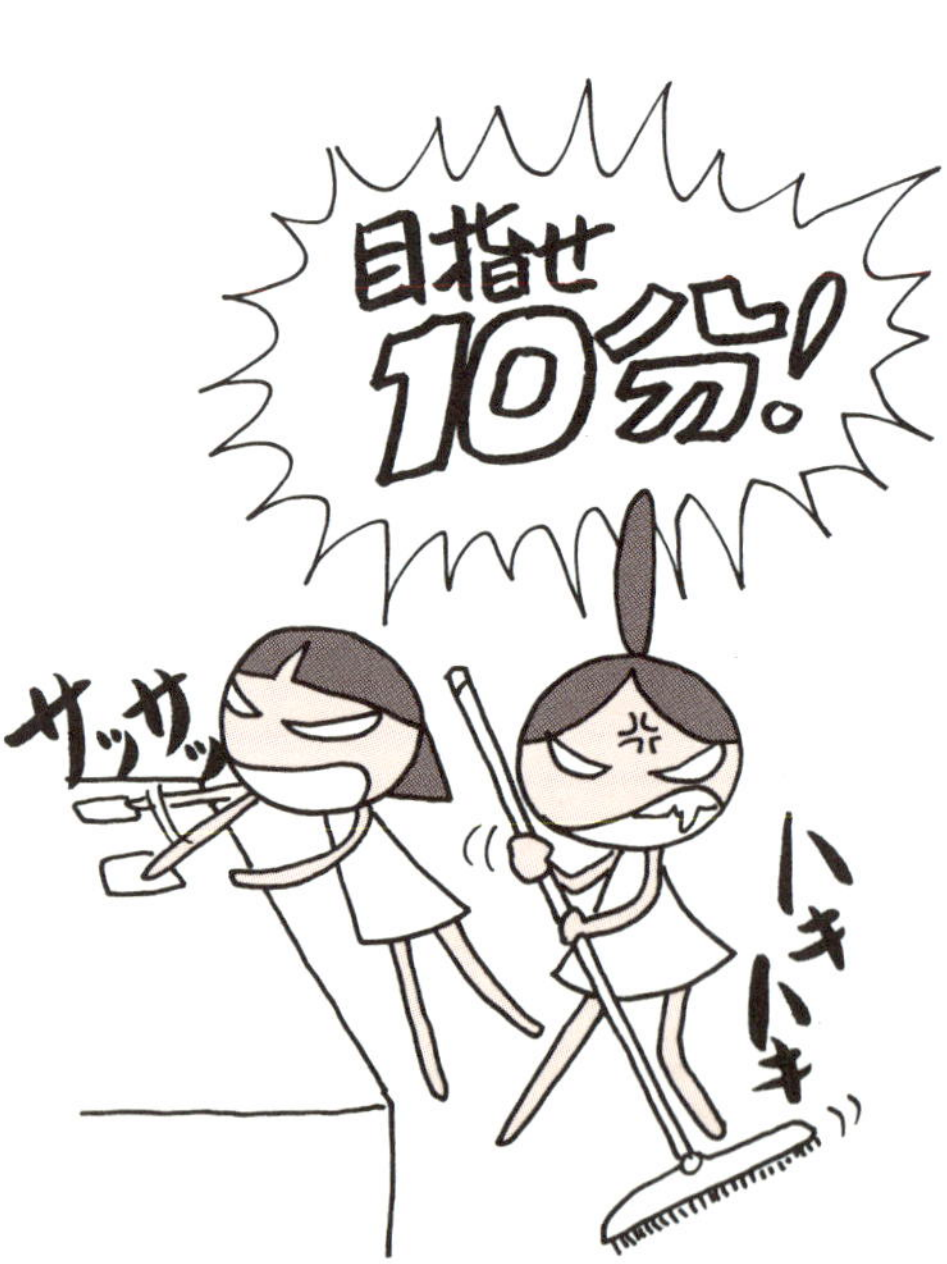

263-01615

こんなことにはなっていませんか

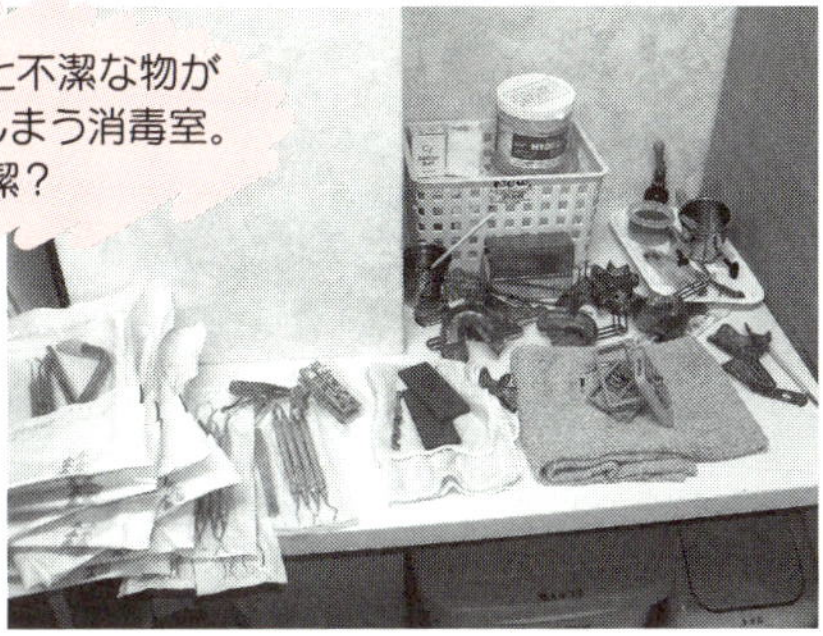
清潔な物と不潔な物が
混在してしまう消毒室。
どれが清潔？

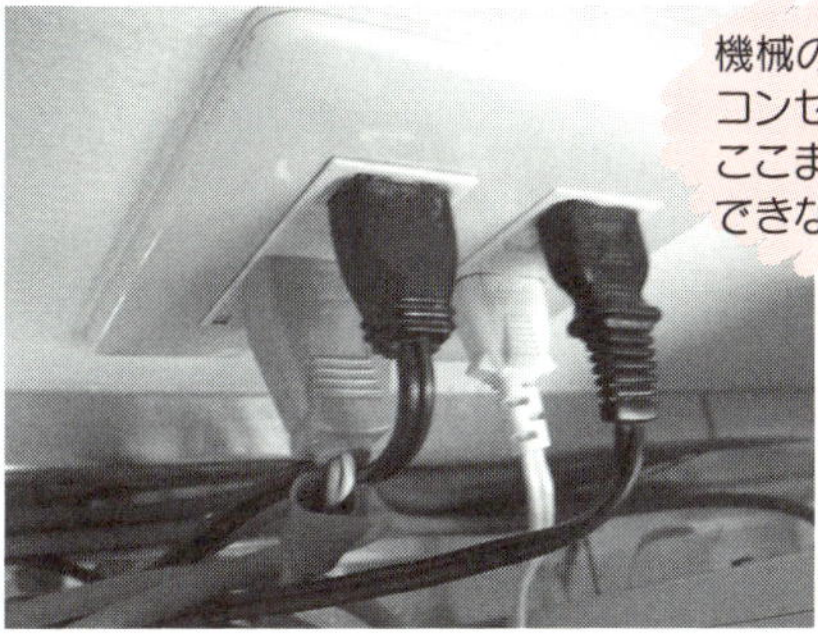
機械の裏にある
コンセントの埃。
ここまでは清掃
できない？

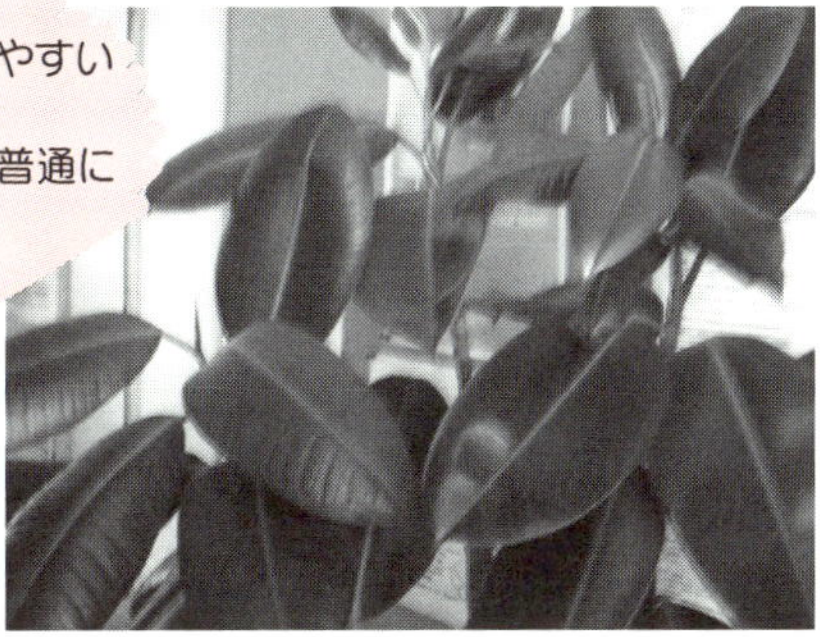
埃のたまりやすい
観葉植物。
患者さんは普通に
見ている。

一口メモ

言葉って大切

私達の言葉の解釈は、どうも甘いところがあるようです。

私が社会人大学院に通っているときに、次のような指摘を受けたことがありました。

「君の発表は、言葉の整理が不足している。すべての言葉の意味を定義しているのか」

このときの私の研究テーマは、「変革期における歯科医療サービスの戦略経営」でした。その中で、「改善」「改革」「変革」「革新」「改良」「改定」を過去の研究から定義し直して、論文を書くよう指導を受けました。授業の間は、絶えず電子辞書で日本語の確認を繰り返す。それがすべての学生の基本姿勢でした。こんな地道な努力を繰り返すことで、言葉一つでさえ、認識の差が出ないかと気を配り、統一をはかっているのだと、他業界に働く人々の姿勢に驚きを持ちました。多くの院長が、理念を作っていく間に、いかに一つ一つの言葉が重く重要であるかを実感されます。

「それだから、行き違いが起きていたのか…」と。

実は、5Sの意味もかなり深い！

「整理・整頓の意味はわかりますか?」とみなさんに聞くことがあります。誰も「わからない」とは言いません。しかし「整理・整頓の違いは何ですか?」と聞くと答えられる方は、そうは多くありません。

しかし私達は、実は使い分けをしています。

結婚するときに言われませんでしたか? 「身辺整理をちゃんとしときなさい」って。「身辺整頓」とは絶対言いません。そうすると、スタッフのみなさんが「ウンウン」と納得されるのでした。

私達スタッフも敏感に言葉を使い分けて、意識の統一を行って、一致団結していきましょう。

視える

Mi-E-Ru

本当の5Sを考えよう

なぜ、整理・整頓・清掃・清潔・躾を今さら言うのでしょうか。

1 歯科医院は本当にきれいなのか

いろいろな歯科医院があります。

私達のモノの管理、消毒の方法は、これでいいのでしょうか。感染対策は、大丈夫ですか。

消毒ルームに置いてある滅菌器の周りにはホコリが….。印象材が….。石膏が….。タオルにカビが….。

医療人として語る前にできているのでしょうか、社会人としての常識。

整理・整頓・清掃・清潔・躾。

いくら言っても、いくら書いてもその価値はありません。

5Sはやらなければ意味がない！

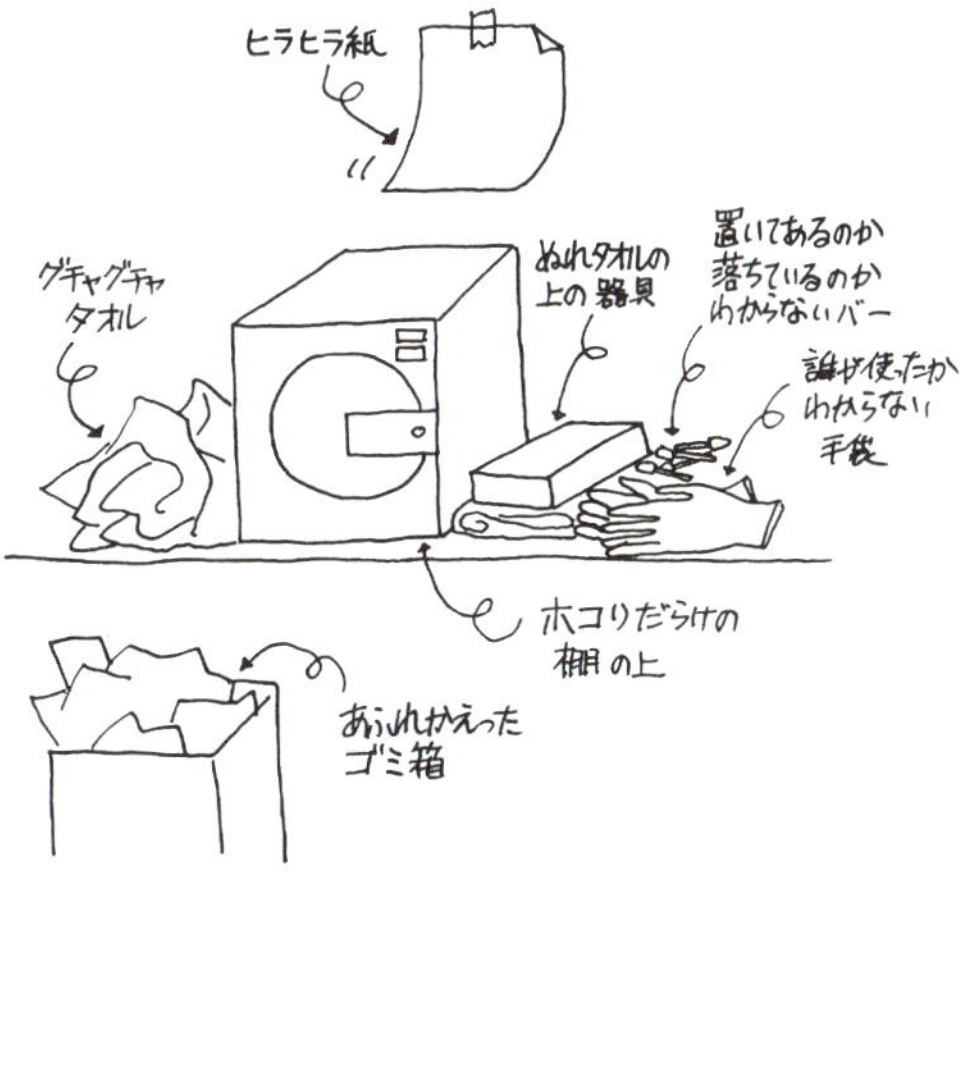

263-01615

2 整理をするから見えてくる

整理とはきれいにすることではありません。ルールに則って捨てることです。

整理とは、いらないものを処分して無駄を省いていくことです。

3 整頓するから余裕がある

整理をすると、必要なものだけが残ります。それを、動線を考えながら、配置をしていきます。すると、診療がスムーズになってくる。すると時間が止まっているように見えてくる。

整頓とは、ほしいものを誰でも瞬時に取り出せるように並べてみえるようにすることです。

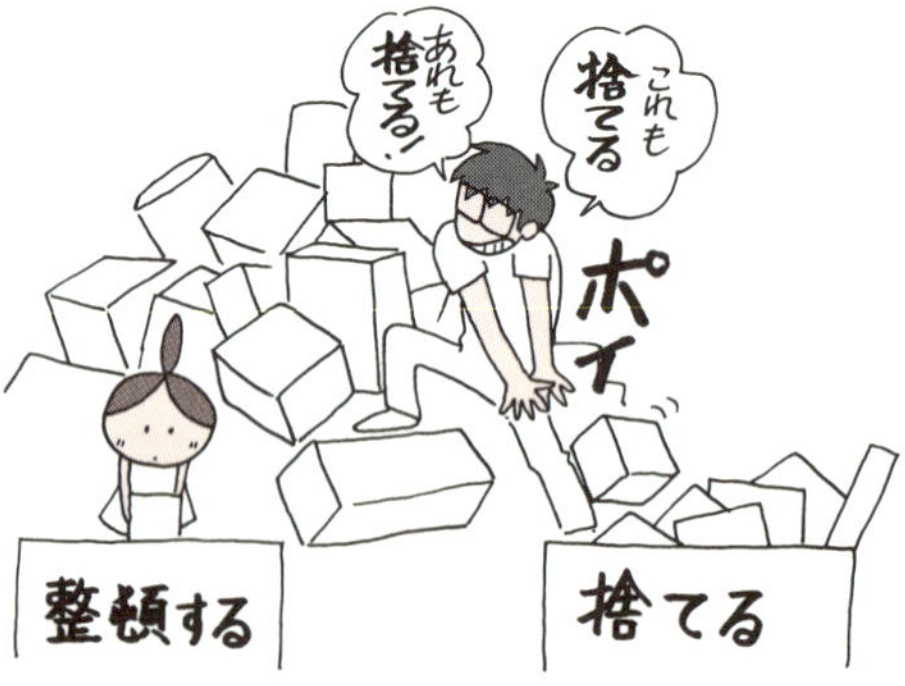

これも捨てる
あれも捨てる!
ポイ
整頓する
捨てる

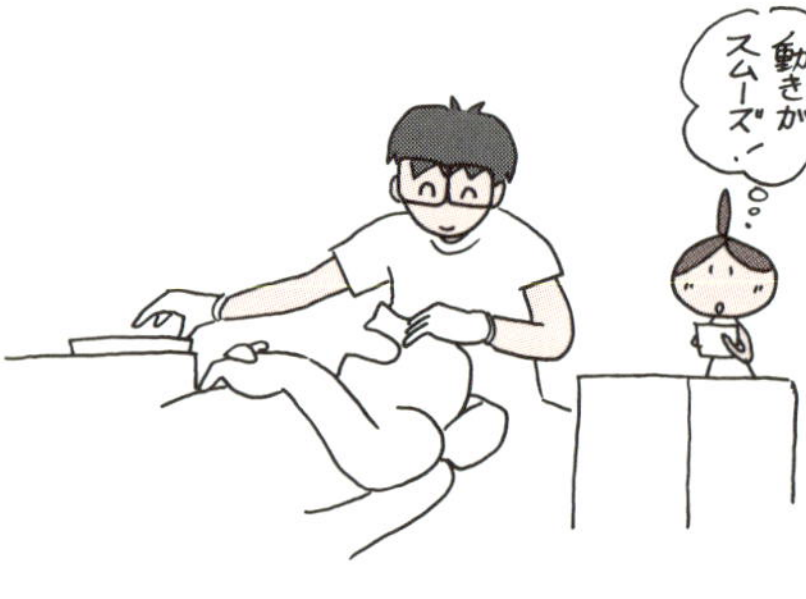

動きがスムーズ!

4 清掃するから組織がまとまる

歩きながら、ちょっと拭く。汚れたらすぐに掃く。朝と終わりの清掃の間に、汚れない努力をする。ちょっとした毎日の習慣にしてしまいます。

思うだけではできません。朝と帰りはチェック表で✓を入れて確実な清掃を！

清掃とは、きれいにすること、加えて点検までを行います。

5 清潔だから安心・安全

医療としての基本であり、医療人である前に社会人としての姿勢であります。

清潔とは、消毒・滅菌されていること、整理・整頓・清掃が維持できていること、そして心まですがすがしいこと。

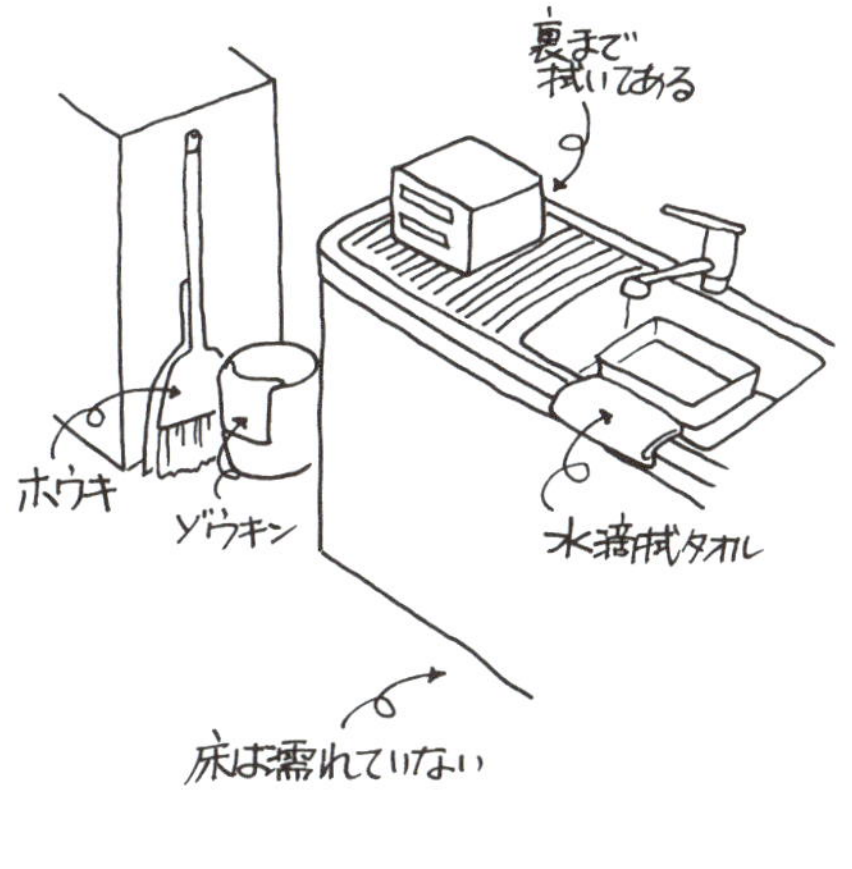
裏まで拭いてある
ホウキ
ゾウキン
水滴拭タオル
床は濡れていない

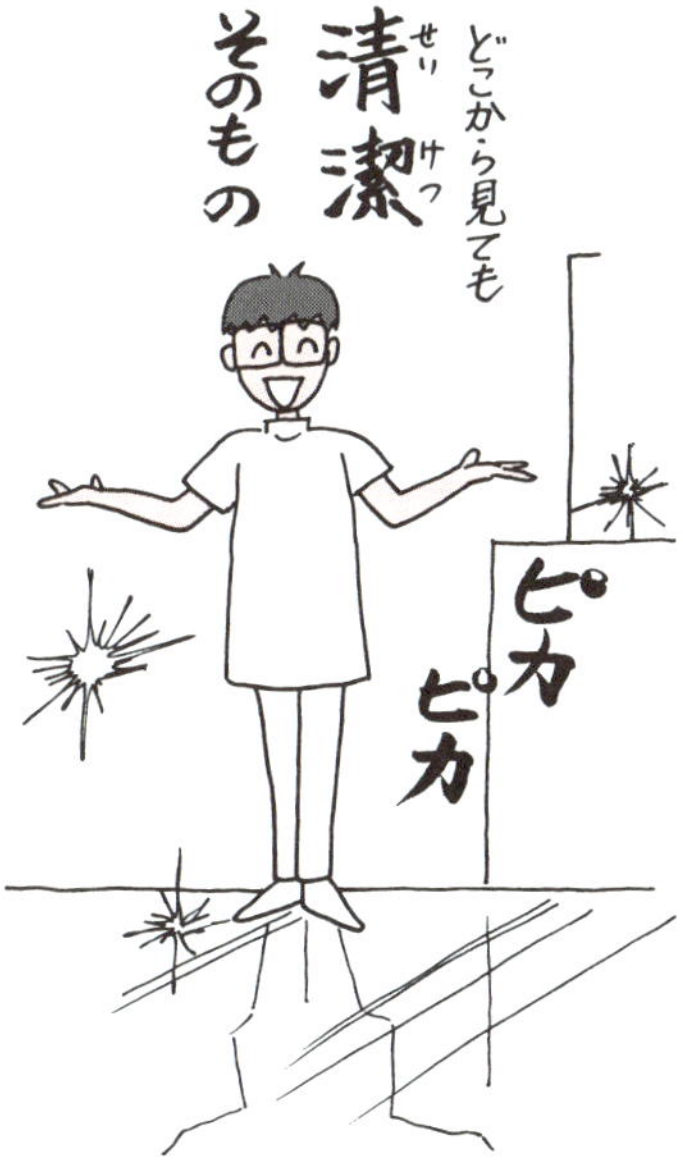
どこから見ても
清《せい》潔《けつ》
そのもの
ピカ
ピカ

263-01615

6 躾は組織の本質

当たり前のことを当然のこととして行えること。
できないことを恥と思えること。

躾とは、理念を心に5Sを守り、認め合い、互いに感謝し合い、尊重し合うこと。

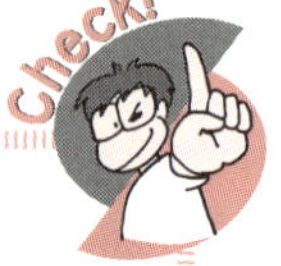
Check!

仕事するうえで、5Sを意識しているか

□ **はい** ↓ いいネ～。どれだけすばらしい歯科医院か見に行きたい

□ **いいえ** ↓ これから、一緒に考えよう

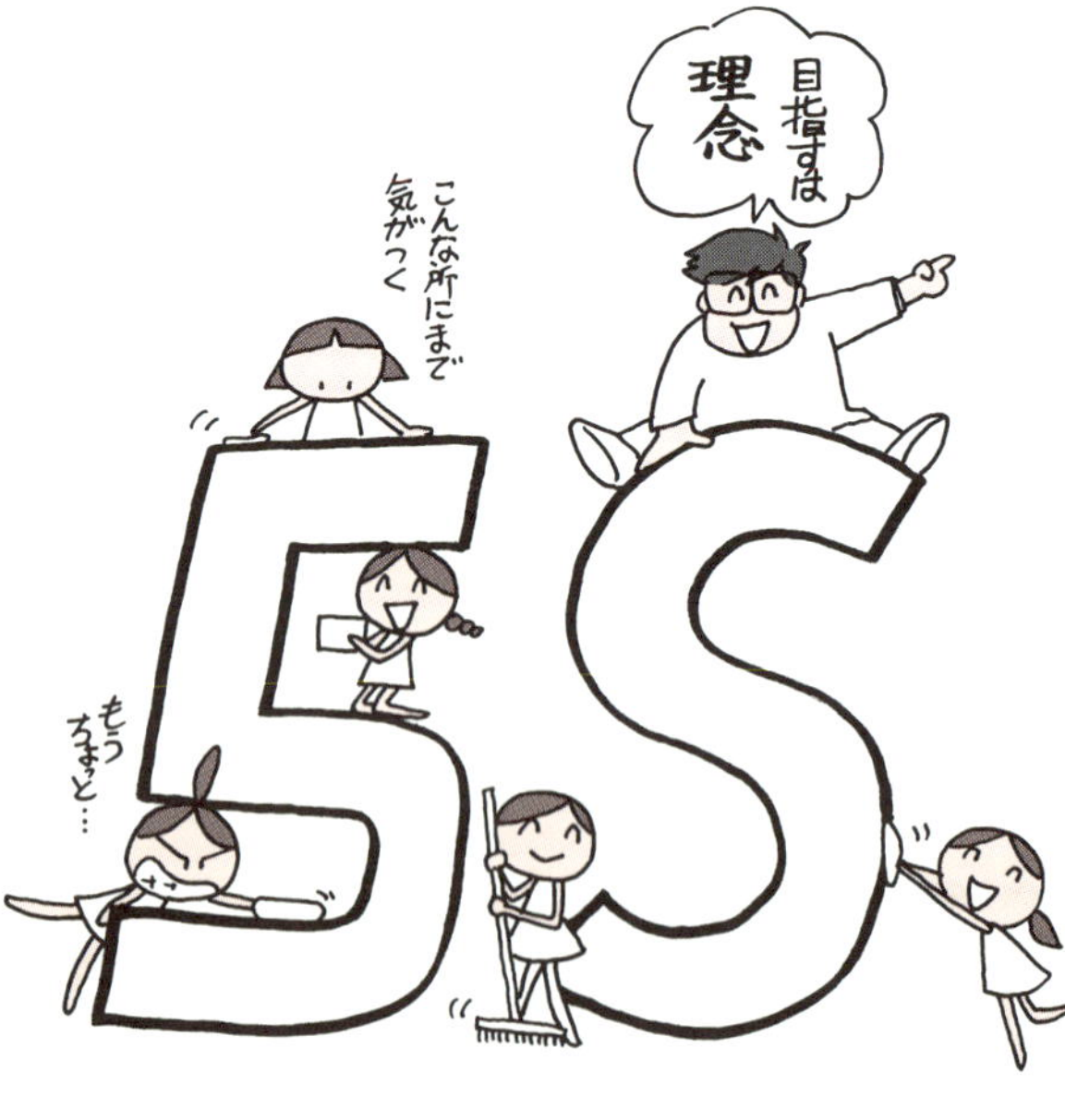
目指すは理念
こんな所にまで気がつく
もう ちょっと…
5S

「5Sを通して医院変革」

あることで悩んでいる院長との会話。

スタッフとの体制がうまくいかないという。

「先生、先生はどんな歯科医院を作りたいのですか？」

「…、そんなこと考えたことないなー」

「普通は、考えないかもしれませんね」

「…。私は、最新の技術を患者さんに提供したいですね。そのために、勉強は続けているし、投資もしていますから」

「そうですか。どうして最新の技術を提供したいのですか？」

「そうですね……。患者さんの健康を維持していくためかな」

「最新の技術が患者さんを救うと思っていらっしゃるのですね」

「よかれと思って行った治療が、後になってトラブルを生むときもあるでしょう？　だから、そう思いますよ」

「先生は、患者さんにうちは最新の治療を提供しているからと話をしたことがありますか？」

「アハハッ。ないですよ。そんなこと言いにくいし。うちよりやっているところもたくさんあるでしょうから」

「そうですか。最新の治療をしているとおっしゃることには抵抗があるのですね」

263-01615

「患者さんに言うまでのことはないかと…」

「確かに。最新の治療をしてほしいと思えば、患者さんは大学病院にいかれるかもしれませんね。研修に行ってきたから最新の治療をあなたにしましょうとなれば、私は実験台ですかと言われてしまうかもしれないですものね。しかし、先生は最新の医療を提供していると言われなくても、患者さんは先生のところに通っていらっしゃいます。どうしてでしょうか？」

「どうしてかな。家や職場から近いからかな」

「先生の診療所のまわりには歯科医院はないですか？」

「ありますよ。結構ここも激戦区です」

「そうですか。それならなぜ、来られるのでしょうか？」

「…」

「ここで、話を変えていいですか？」

「はい」

「先生は、どこか行きつけのお店はありますか。定期的に行かれるところです」

「フィットネスクラブへ行ってますよ」

「すごいですね。健康管理のためですか？」

「どうしても運動不足になりがちですからね。近所に二店舗あるので、両方行ったのですが、今は固定していますね」

「ホー、どうして選ばれたのですか？」

「プロ意識があるのですよ。ちゃんと分析してプログラムを組んでくれるし、ちょっとしたことに声をかけてくれる。なかなか全体の対応もスムーズで、みなさんがスタッフとしてのトレーニングを受けていると思いますしね」

「そこは、最新設備ですか？」

「新しいところですから、そうですね」

「前に行かれていたところと何が違いますか？」

「清潔感かな。終わった後にシャワーを浴びて帰るのですが、前に行っていたところでは、自分の前に使った人の感じが残っているんですね。水滴がいろいろなところについていたり、排水溝のところに髪の毛が一、二本残っていたり。しかし、今のところは、一人終えたら拭きに入っているようなんですよ。それがまめに清掃しているんですね。よく教育されているなって感心します」

「そうですか。建物や機械の充実もさることながら、スタッフの方々の対応や姿勢も素晴らしいと感じられるのですね」

「まさしくそうです」

「先生、今の話をもとに、先生が目指される歯科医院をイメージしていきませんか？」

「小原さん、話をしているうち、僕は気がつきました。ここが言いたかったんだなって。医療も医療技術だけを求めて患者さんはこられているわけではないんだろうと。今までね、本当に気がつかなかったんですよ。いい治療を提供しようとばかり思っていた。だから、スタッフに対しての配慮がなかった。そうなんですよね…。歯科衛生士のフォローも大切だけれども、受付や助手のメンバーの力は大きいんだなって」

「そうですか。よかった。私も医療はチームとしての総合力と感じています。今からご提案

263-01615

する５Ｓは、すべてのスタッフを認め、感謝し、尊重し合える体制にするための基本です。この５Ｓを徹底していくことで、患者さんは明らかにここは他の歯科医院とは違うレベルで歯科医療を提供しているのだと感じます」

「僕はね。覚悟しなければなりませんね。ゼロに戻して、一から考え直して行動すると」

「大丈夫です。先生でしたら。必ず一致団結した体制で、先生の所にしか提供できない歯科医療サービスをみんなで作り上げることができます」

「いやー、楽しみです。ドンドン変われそうです」

「ご一緒します」

５Ｓの話は、「きれいにしましょう」では、みなさんの心に残ることはありません。歯科医療の枠から出て、一般社会の状況をあてはめ、自らのレベルを再認識することで、やっとのことで新しい意識が芽生え始めます。時間はかかりますが、目標が明確になれば仕事は絶対に楽しいです。

263-01615

視える Mi-E-Ru

5Sは理念と一致しているか

今一度、5Sに取り組む前に、歯科医院の目指す方向性を確認しておきましょう。

あなたの歯科医院の理念は何ですか。ビジョンを知っていますか。その理念をいつも意識して、5Sを進めて参りましょう。

歯科医院の理念（私達の役割は何なのか）

院長が命を使ってでも一生を通して貫く覚悟＝使命

歯科医院のビジョン（私達は何をしたいのか）

理念を貫くために行うべきこと

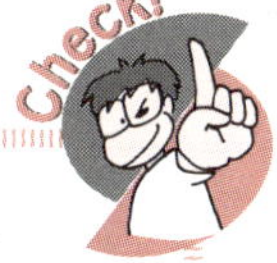

歯科医院の理念やビジョンを知っていますか

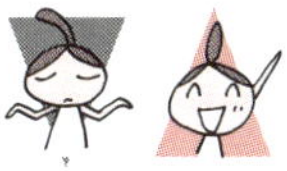

□ はい ↓ 次へ進む。

□ いいえ ↓ 院長に熱く語ってもらおう。

263-01615

こんなことが起こる

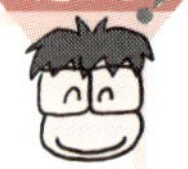

「5Sは、怒られるからやるのか」

ある院長からの連絡です。

「小原さん、ちょっといいですか？」

「何でしょう？」

「実は、本日の朝礼の話です。まだうちには、理念ができていません」

「ハイ。もう少しでできますよネ」

「そうです。自分も、あと少し…と思っています。今日は5Sについての相談なんです」

「なんでしょう？」

「前回来られたときに、掃除ができてないと言われましたので、みんながそれぞれやってくれています」

「よかったですね」

「ハイ。しかし、『今度、小原さんが来るまでにきれいにしたいから半日休診にしてほしい…』と言われました。仕事中には診療が忙しくてできないので普段の診療をどこか半日休みにしてもらって整理、整頓、掃除をさせてくださいとのことです。『わざわざ患者さんの予約を削って休みにしないと、その整理、整頓、掃除はできない？』と問いただしますと、『できません。休んでもらわないと無理です』という返事でした。

そのときの状態は、こんな感じだったようです。

263-01615

『小原さんが言うから、整理、整頓、掃除をするの？』

『…できていなかったら怒られるのは私達ですから』

『怒られるから掃除をするの？』

『…』

『受付さんはどう思う？』

しばらく沈黙が続いて
『もういっぱいいっぱいです。マニュアルがあったり、掃除もしなければならないし、そうしていたら介助にもつけないし…』

『○○さんはどう思う？』

『…』

『そうしたらチーフが、『もういいです！わかりました』となりました』

「フ〜ン、それは大変でしたネ」

「その後、いろいろと話し合いをしました。私は、とりあえず理念公開を聞いてくれ、それを聞いてもらって、君達の心に何も響かず、私についてこれないというならば辞めてもらってもかまわないと話をしました。私は理念を作っていく中で、変革を絶対的にやりぬく覚悟ができています。だから自分の思っている言葉を素直に伝えました。理念公開の日には、しっかりと理念を、自分の思いとしてみんなに伝えられるように準備していきたいと思います。よろしくお願いします」

263-01615

こんなことは普通に起きます。変革を始めるときに、必ず起こる現象です。

理念なしでは、「どうしてこんなことを言うのだ」と、院長は心が潰れてしまうかもしれません。しかし、理念を掲げたときから院長は変わります。理念があればこんなスタッフの方々からの一言一言に対して、その志を高く語れるようになります。また、スタッフの顔色を見ながら発言する必要もなくなります。


本気でやれば必ずついてきてくれる人はいます。

また、一緒にできないと言われれば、無理して一緒にする必要もありません。新しく生まれ変わる組織では、院長の思いを共有できる人で団結していきます。それ以降入られるメンバーは、最初から院長の理念を理解して入られる方々ですから、組織は変革の意欲のある人だけで固まっていきます。そうなれば、組織は、エネルギッシュに動き出します。

さぁ、がんばりましょう。

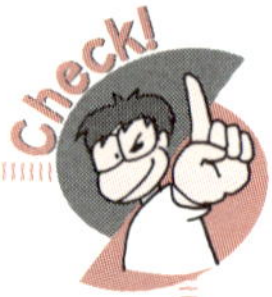

歯科医院の理念を熱く語る院長を見たことがありますか？

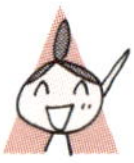

□はい → そうですか。それじゃ、団結していきましょう。きっと変われる。

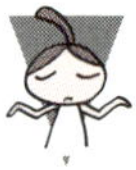

□いいえ → 院長に聞いてみてください。先生、私達の歯科医院の理念は何ですか？

まずはココから チェックポイント

どこから始めようか…。まずはココをチェックしてみてください。

❶ スミッコチェック

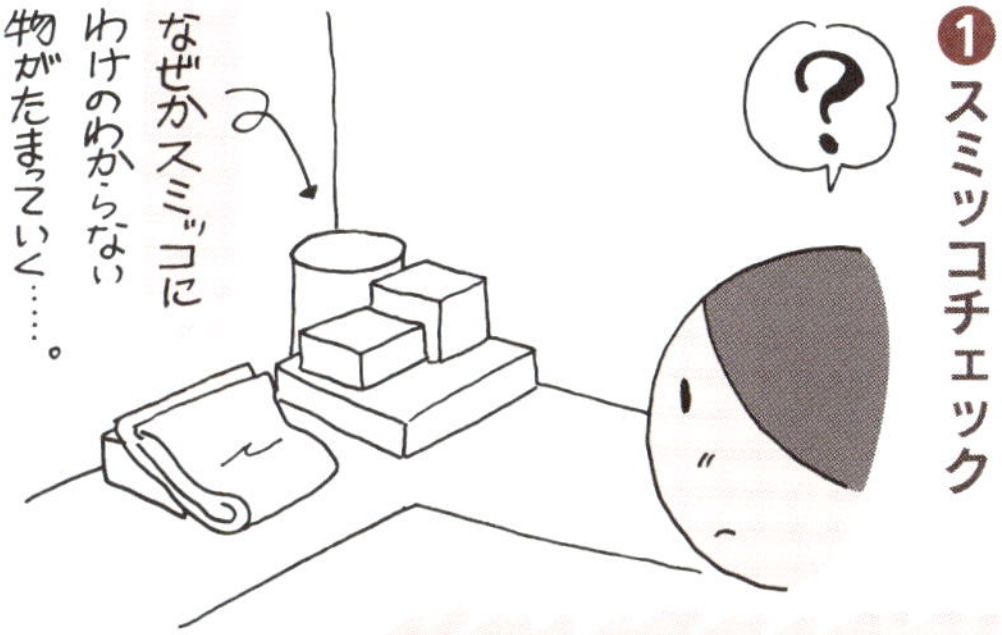
?
なぜかスミッコに
わけのわからない
物がたまっていく……。

診療室、消毒室、技工室、
受付の部屋の隅を見てみよう。
何か置いていない？

❷ ゴミ箱チェック

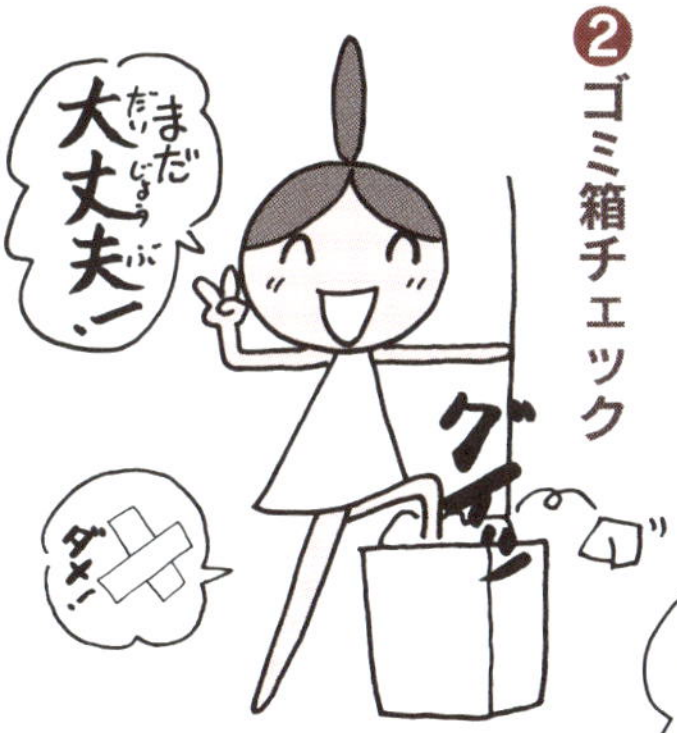
まだ大丈夫《だいじょうぶ》!
グイッ
ダメ!

朝の段階で、ゴミ箱は空に
なっているはず。「仕事始め」は、
「ゼロからスタート」

❸ 上方チェック

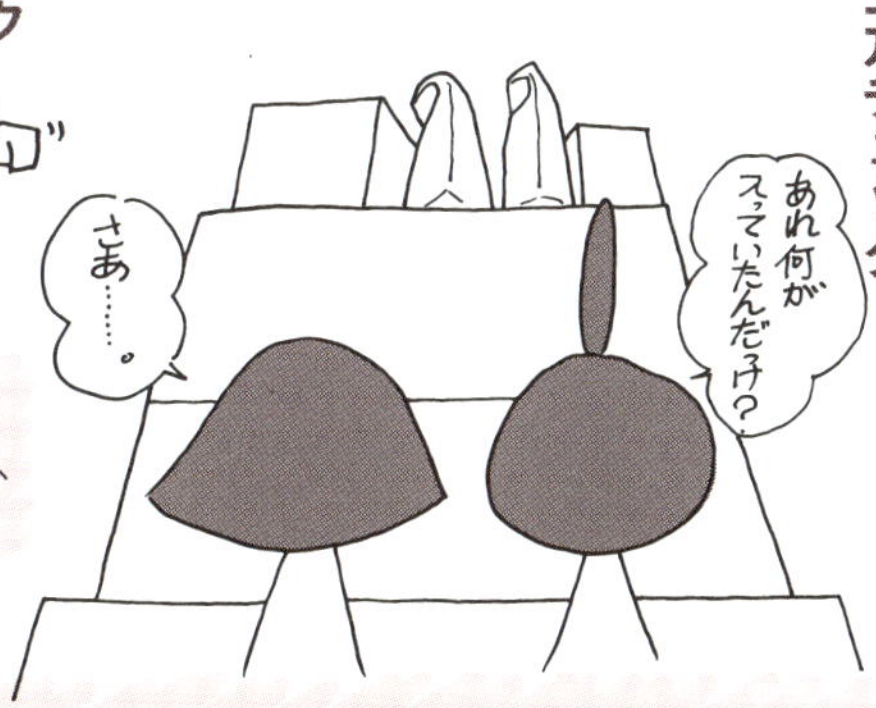
あれ何が入っていたんだっけ?
さあ……。

棚の上を見てみよう。積んである物が何かわかるか。
また、とりあえず置くならセンスゼロ。

❹下方チェック

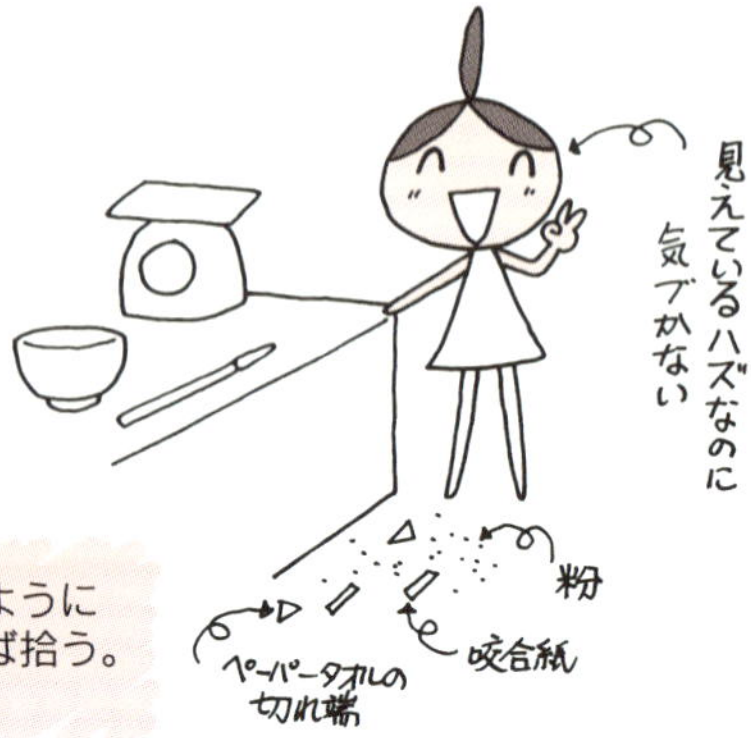
見えているハズなのに気づかない
粉
咬合紙
ペーパータオルの切れ端

床はいつでも汚れないように
心がける。落ちていれば拾う。
汚れたらほうきで掃く。

❺注意書きチェック

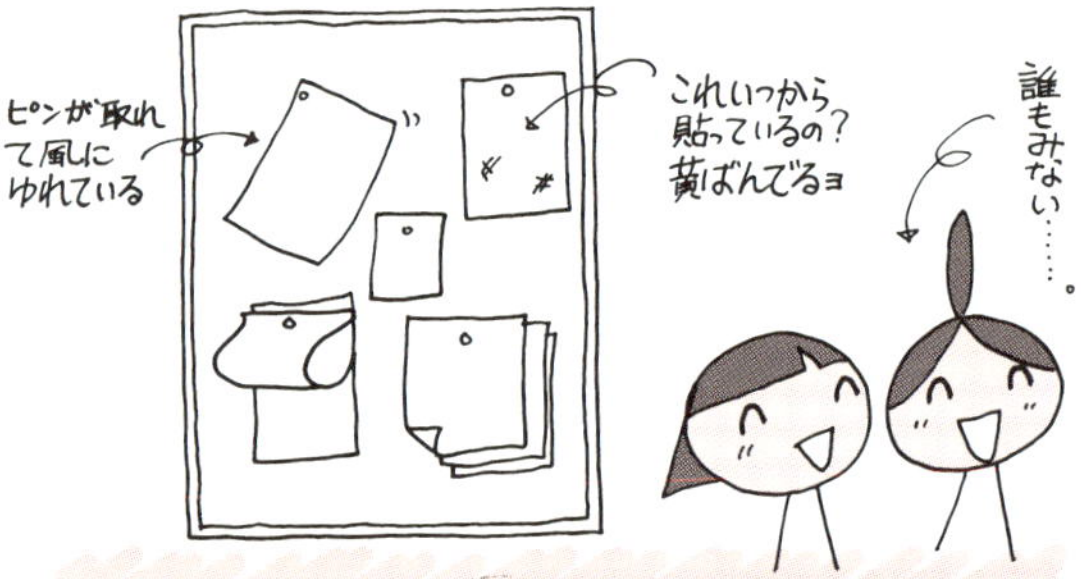
ピンが取れて風にゆれている
これいつから貼っているの？黄ばんでるヨ
誰もみない……。

読んでいれば、古くはならない。曲って貼らない。
「とりあえず貼っておく」で死んだ情報になる。

❻奥の奥チェック

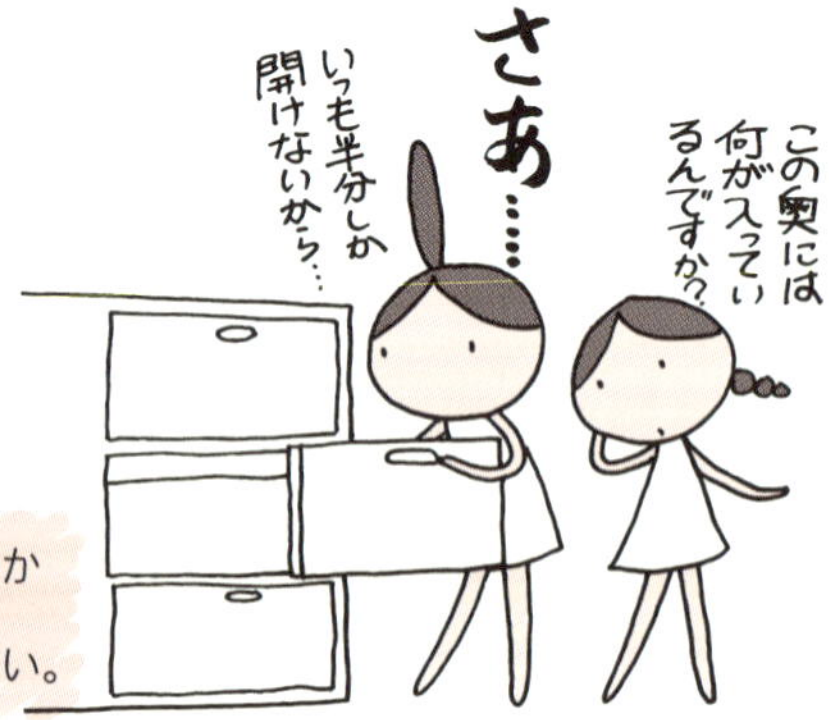
さあ……
いつも半分しか開けないから……
この奥には何が入っているんですか？

奥の奥まで何が入っているのか
理解できているか。
工夫がなければモノは生きない。

❼ 明らかに見える所チェック

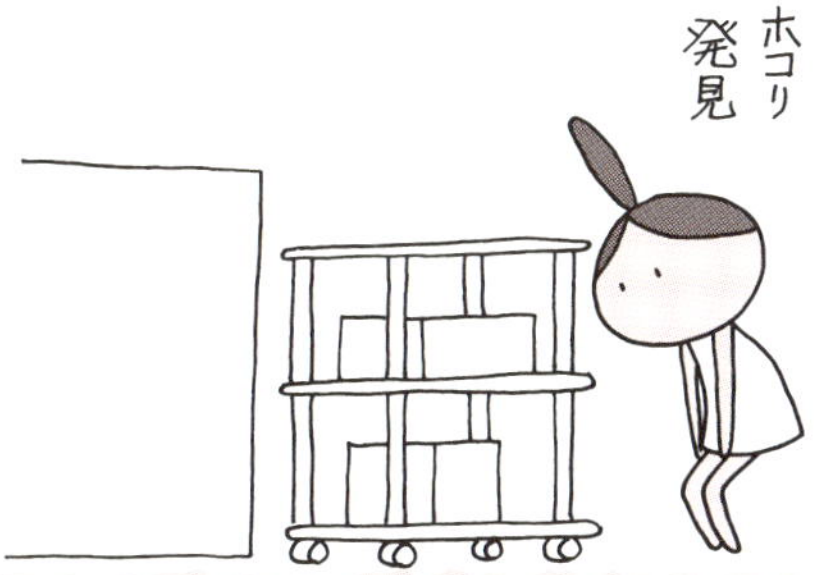
ホコリ発見

いつも見えているから、チェックが甘くなる。
実は患者さんは、ココを見ている。

❽ 美しい所チェック

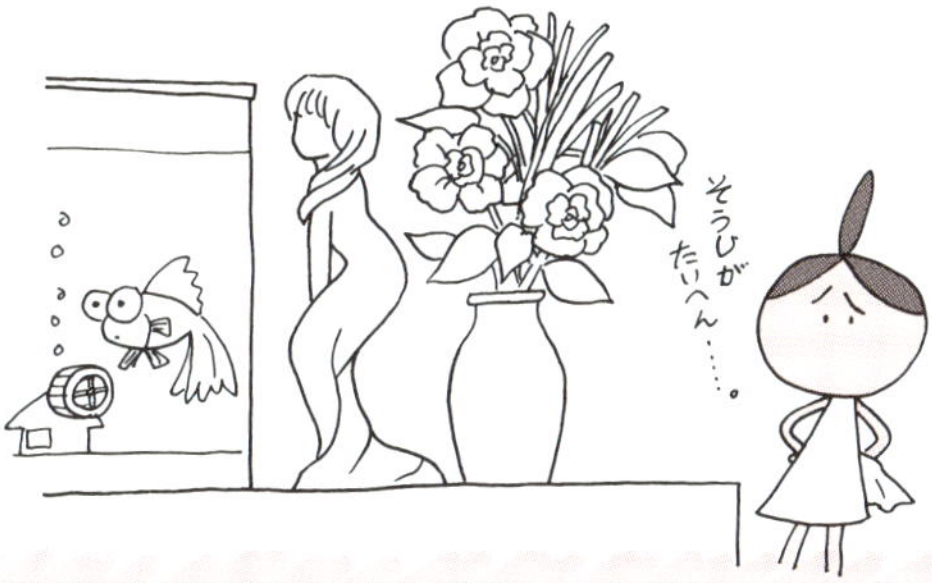
そうじがたいへん……。

インテリアは、ホドホドに。
モノが多ければ清掃難易度は、格段に上がる。

❾ 目線チェック

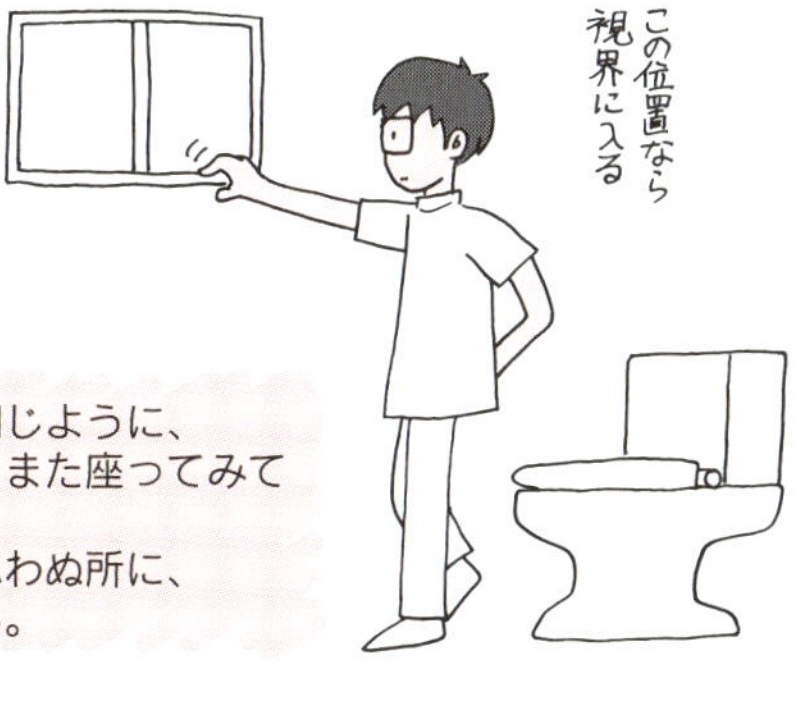
この位置なら視界に入る

患者さんと同じように、
立ってみて、また座ってみて
確認する。
ホコリは、思わぬ所に、
たまっている。

Check!

なるほど、そこからチェックか…と思った。

□ はい → サア、スグやろう。

□ いいえ → いつもやってるってスゴイ。それともやる気なしか…。

263-01615

Plan-Do-Check-Act cycle で 5S

５Ｓはコツコツと進めていきます。Plan（計画）→Do（実施）→Check（評価）→Act（改善）サイクルで実施します。

５Ｓは改善の繰り返し。やってみてだめだったら、また少し変えてやってみます。一人でなんて絶対にできません。だから誰に何を、どの程度権限委譲するかも明確にしていきます。組織の中の財産であるヒト・モノ・カネ・情報を生かして進めましょう。

☆ミーティングで話し合う

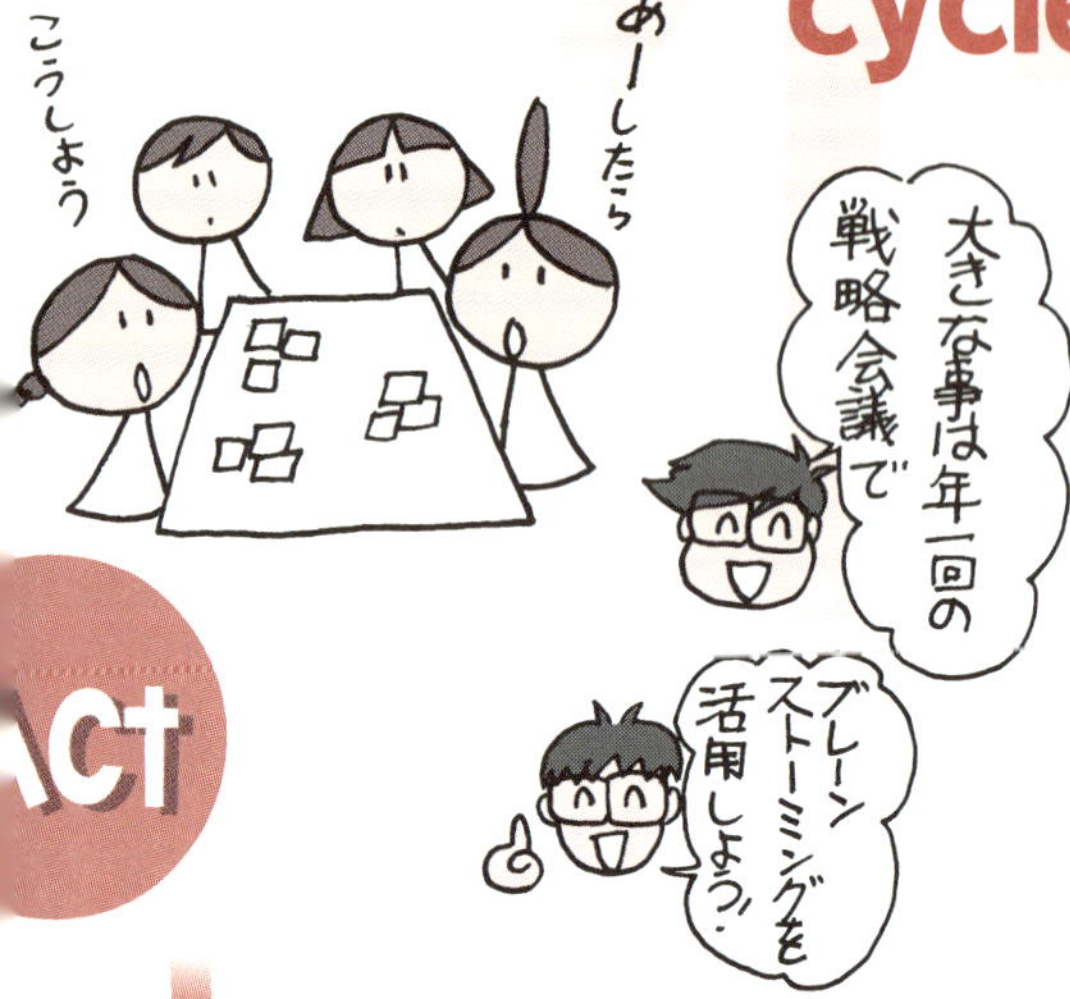
こうしよう
あーしたら
大きな事は年一回の戦略会議で
ブレーンストーミングを活用しよう!

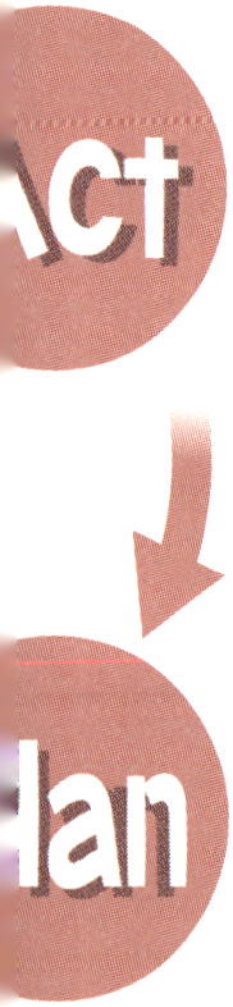
Act
lan

☆まずは視える化！

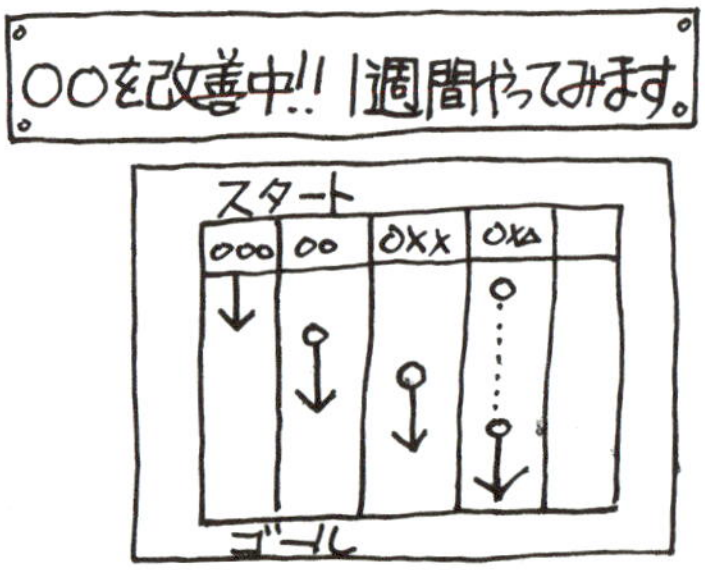
○○を改善中!! 1週間やってみます。
スタート
ゴール

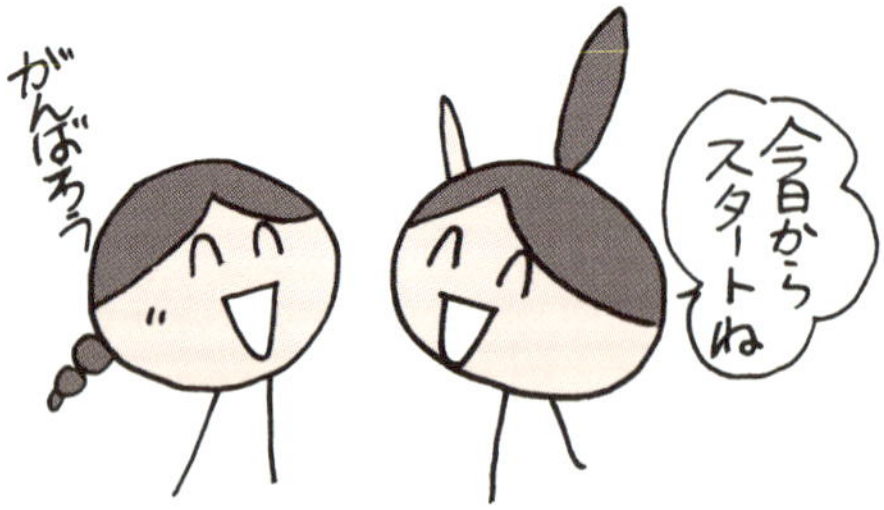
がんばろう
今日からスタートね

263-01615

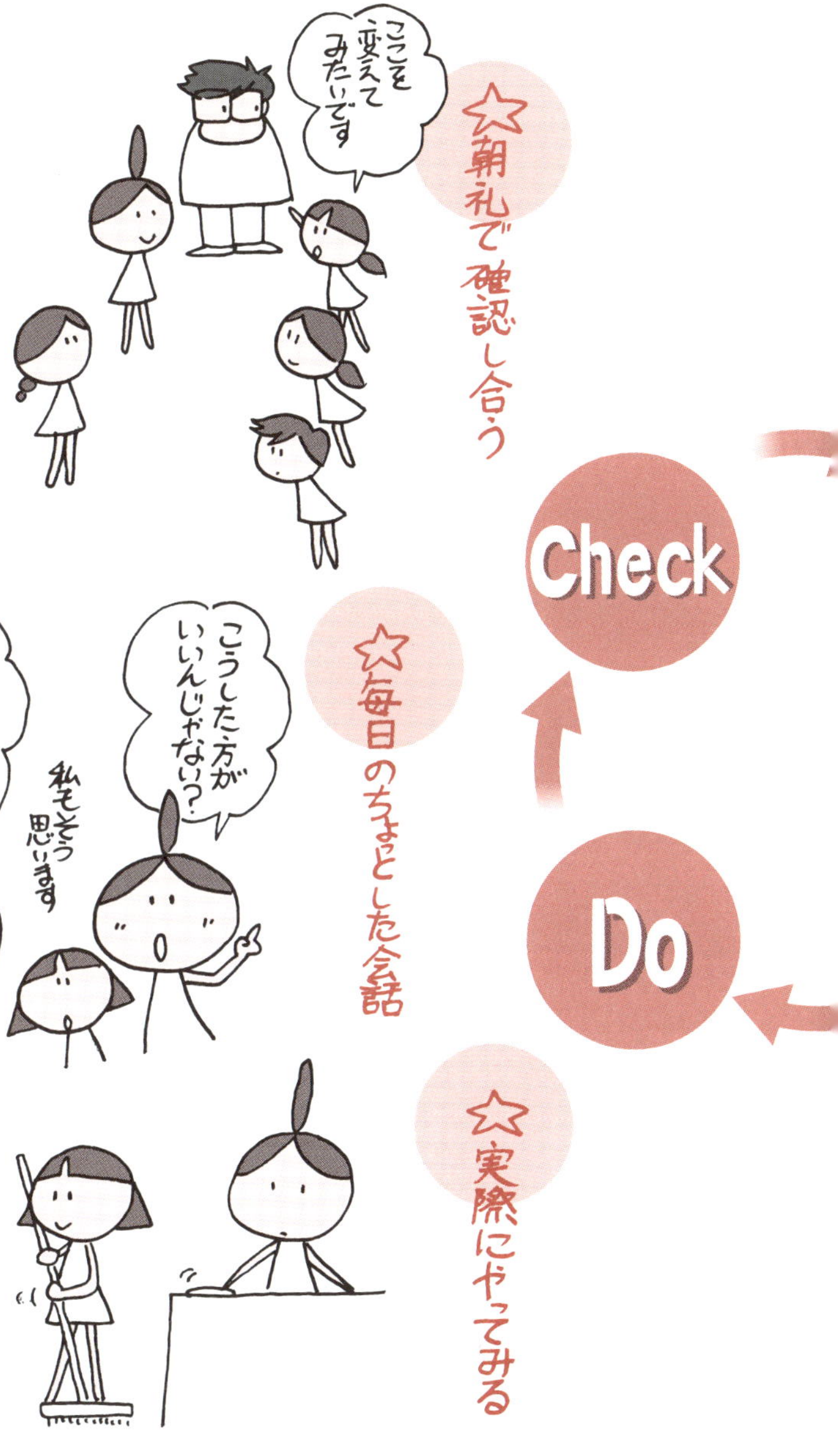
Check
Do
☆朝礼で確認し合う
ここを変えてみたいです
☆毎日のちょっとした会話
こうした方がいいんじゃない?
私もそう思います
朝礼でみんなに提案してみよう!
☆実際にやってみる

言っただけでは組織は動かず。
話し合い、書いて示してやってみる。
改善改善、繰り返し。
組織が一つにまとまって
5Sが組織に文化を作る。

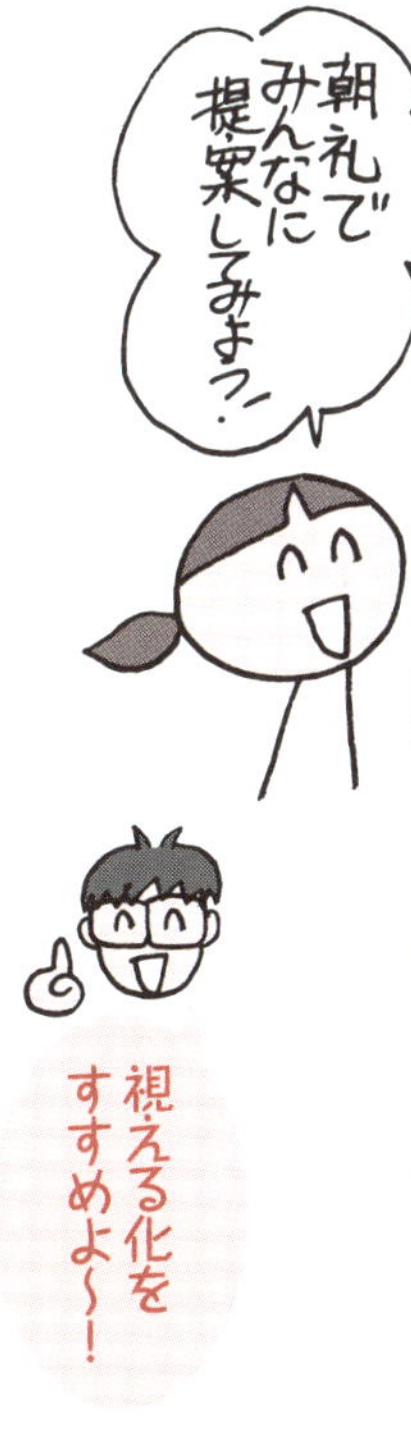
視える化をすすめよ〜!

第2章

まずは、「整理」

～さぁ捨てよう！ スッキリすると 気持ちが豊かになる！～

視える

Mi-E-Ru

5S

整理すると必要なモノだけに囲まれる

歯科医院に理念ができ、それぞれが責任を持って対応できる体制になると、いよいよ5Sの「整理」に取り組みます。

整理とは、必要ないモノ、使わないモノ、期限切れのモノ、保管義務のないモノを、法令遵守に則って処分し、必要なモノだけにして動きやすい空間を確保することです。

広島市内でテナントを借りた場合、一坪で一万二千～二万円程のテナント料や公益費がかかります。ということは、一カ月に一平方メートルは三千六百～六千円です。キャビネットを置いている五〇平方センチメートルでさえ、千円～千五百円もの経費がかかっています。

いろいろな物を置いているだけでその部分にお金が発生しています。キャンペーン中だからといつもより少し安価なモノを大量に買ってしまえば、場所を取っている分だけ損をしていると思わなければなりません。これからは活用されていない空間を生きた空間にしていきましょう。いらないモノを処分することで、歯科医院全体を視えるようにして、いらないムダを省いていきます。

整理とは（広辞苑）

乱れた状態にあるものをととのえ、
秩序正しくすること。
不必要なものを取り除くこと。

歯科医院では

必要ないもの
使わないもの
期限の切れたもの
保管義務のないもの

を

法令遵守に
則って処分する

まずムダなモノを捨て、
必要なモノだけにする

ムダは、どこにでもある。意識してみよう!!

整理はムダなモノを捨て必要なモノだけにすることですが、まずはムリ・ムダ・ムラがどこにあるかを意識しなければなりません。歯科医院の中で、まずはチェックしてみましょう!!

チェック

できていれば○
できていなければ×をしてみましょう。

がんばろう 1 ムダな時間をゼロにする

● 今日のカルテをすぐに出せるか（目標10秒）	
● 治療器具はすぐに渡せるか（目標30秒）	
● 患者さんの状況を、記録を見て瞬時に説明できるか（目標5秒）	
● 終わりの片付けがスムーズにできているか（目標10分）	

がんばろう 2 余分なモノをゼロにする

● 現場はいつもスッキリか	
● 要らないモノであふれかえっていないか	
● 院長の机の上はきれいいか	
● 在庫で使用期限が切れているものはないか	

263-01615

がんばろう 3

ムダな労力をゼロにする

仕事をしている流れの中で清掃できる環境を作っているか（ほうきやぞうきんの設置）	
治療がスムーズに進むように物の配置を考えているか	
人の動線を考えているか	
普段から、機械・器具の手入れを怠っていないか	

がんばろう 4

人間関係のストレスをゼロにする

次の仕事をする人に迷惑をかけないように自分の仕事を完結しているか	
患者さんに「安心と安全」を提供しているか	
「こんな歯科医院で働きたい」と来られる方に思って頂けているか	
「ありがとう」が普通に言える雰囲気か	

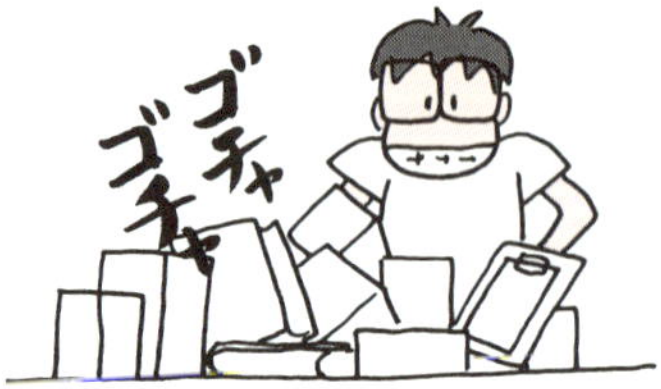

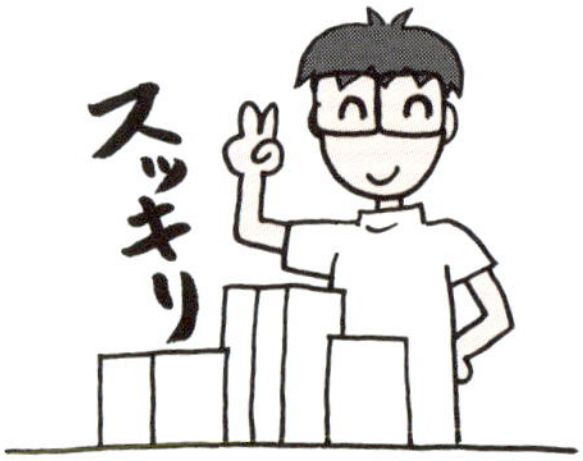

263-01615

視える
MI-E-Ru

歯科医院での整理とは

５Ｓの最初に行うことは「整理」です。

診療室はモノであふれかえっています。それは器具、模型、書類とさまざまですが、普段の診療に支障がなければ、スタッフの方々は感じることがまずできません。ここが恐ろしいところです。患者さんから見たときには、モノがあるだけで清潔感のない診療室に見えています。

あふれかえったモノを、処分するのに気をつけなければならないのが「法令遵守」です。法に則って処分する。

これを明確にしておきます。

よく、院長に対して「これは捨てるのですか？・どうするんですか」と、度々聞く人がいます。

院長は、「これからの歯科医療をどのように取り組んでいくのか」や、「全員の未来をいかにしょってたつかを考える」人ですから、すべてを把握している訳ではありません。ましてや、急に言われると、混乱することもあるでしょう。小さなことまで確認しなくてもいいように、システムを作って、定期的に自動的に処分できるように周期事業としていきます。

余分なモノがなくなれば、診療室はすっきりとして、時間や労力が削減できたと実感することになります。

263-01615

こんな状態になっていませんか？

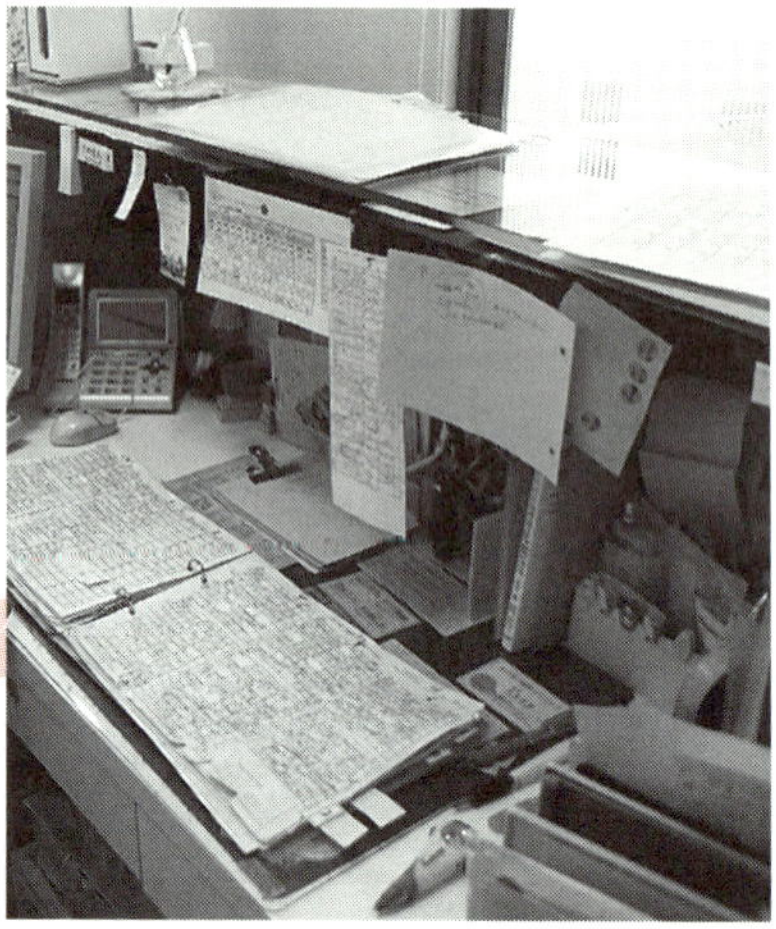

実は受付カウンターの
中はモノがいっぱい

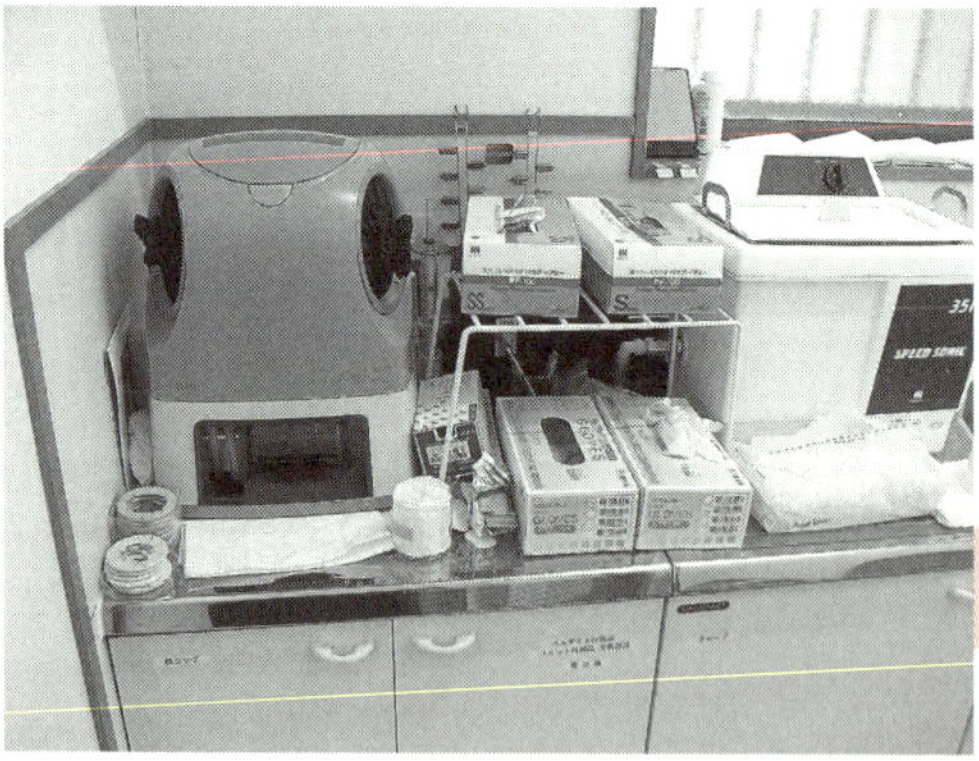

ここに置かなきゃ
いけないですか？
消毒ルーム

知っておこう！保存期間

法令上作成保存が求められている書類

作成者	作成すべき書類	記載事項	法令	保存期間	保存義務者	法令
歯科医師	診療録	患者の住所、氏名、年齢、病名および主要症状治療方法（処方および処置）、診療年月日	歯科医師法（第23条）	**5年間**	病院または診療所の管理者作成歯科医師	歯科医師法（第23条）
歯科医師	病院　診療所または歯科技工所で行われた歯科技工に係る指示書	統計 作成の方法 使用材料 発行年月日 発行歯科医師の住所、氏名 指示書で歯科技工が行われる場所が歯科技工所であるときその名称	歯科技工士法（第18条）	**2年間**	病院、診療所または歯科技工所の管理者	歯科技工士法（第19条）
歯科衛生士	記録	—	歯科衛生士法施行規則（第18条）	**3年間**	歯科衛生士	歯科衛生士法施行規則（第18条）
病院または診療所の管理者	エックス線装置等の測定結果記録	—	医療法施行規則（第30条の21）	**5年間**	病院または診療所の管理者	医療法施行規則（第30条の21）

＊スタディモデルの保存期間は、一連の治療が修了した日に属する月の翌月の初日から換算して三年間となっています。ただし、製作したものの正面観、左右側面観、上下歯列の咬合面観等を患者氏名、製作年月日が判断できる状態で写真撮影し、診療録に添付した場合、保険で算定した月の翌月の初日から起算して三カ月です。

平成二二年四月診療報酬の改正により、スタディモデルの点数評価はなくなり、再診料に含まれることになったため改定後の保管義務はありません。しかしそれ以前のものは、ルールが生きているので要注意。

263-01615

開業して何十年も経ってしまえばカルテ棚はいっぱい。そんなときには思い切って半日休診にして一気に処分!! それ以降は、休まなくても日々の業務で解決できます。

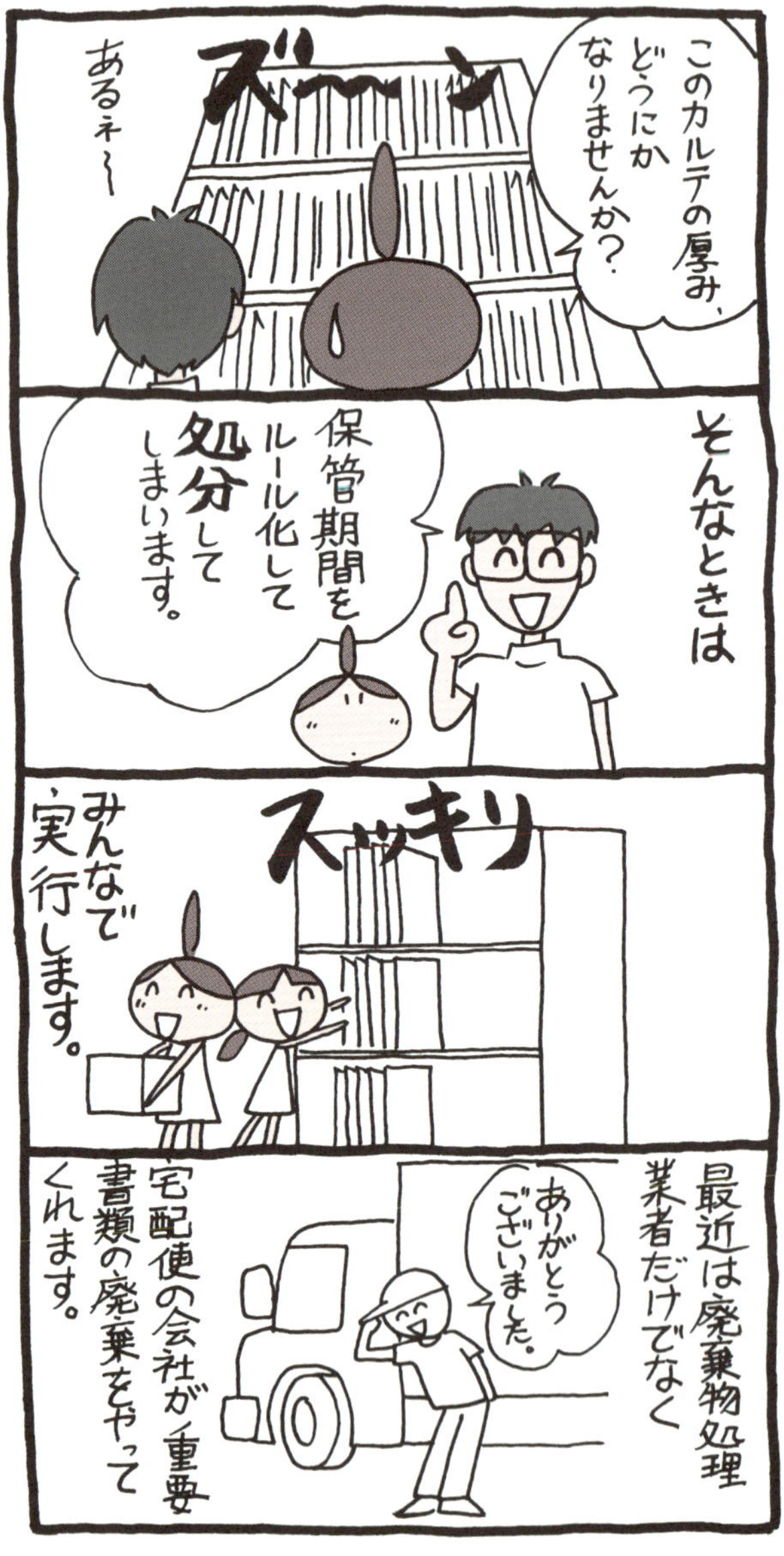
このカルテの厚み、どうにかなりませんか?
ズ〜〜ン
あるネ〜〜
そんなときは
保管期間をルール化して処分してしまいます。
スッキリ
みんなで実行します。
最近は廃棄物処理業者だけでなく
ありがとうございました。
宅配便の会社が重要書類の廃棄をやってくれます。

※保管期間は法令遵守。それより長い期間の保管は大丈夫。ルールを決めたら、全員で守る。

263-01615

こんなことが起こる！

「スタディモデルがあふれている歯科医院」

あるときにお邪魔した歯科医院では、技工室にスタディモデル（模型）が山積みです。

確かに名前と日付が書いてあるのですが、「この患者さんの模型を出して」と言っても、到底出せる状態ではありません。

「いっそのこと、またとり直したほうがいいかもしれんじゃない？」と思うほどです。

「ここは、片付けないといけないですね」と申し上げると、一人のスタッフの方が言いました。

「処分しようとしても、院長はまだ取っといてと言って、処分させてくれないんです。私達がキレイにしようとしてもだめなんです」

「そうですか。それではもう少し置いておかないといけませんね」

そのときには、そのように言いました。

院長室に移って、先生に質問です。

「先生、あの技工室にある模型はいかがされますか」

「まだね、写真に撮ってないんですよ。だから捨ててはいけないと言ってます。でもね、誰か、自主的に写真に撮ってくれると管理しやすくなると思うんですが。そこまでやってくれる人はいませんよ」

「そうですか。でも彼女らは、整理したがっていましたから、写真に撮っていれば、三カ月で模型は処分できるという流れが理解できていないのかもしれません。そのシステムさえ作ってしまえば、先生の負担も軽減されませんか」

「それは、そうです。できますかね」

「できますよ。彼女らにはやる気がありますから」

説明を受けたスタッフのみなさんは、それならばと写真に撮って、一時期保管をして、処分するしっかりとした流れを作っていきました。

状態が安定するまで、確かに半年はかかりましたが、今ではすっきりとした技工室です。

院長は、「うちのスタッフはよくやってくれる」といつも褒めてらっしゃいます。


モノを捨てるのも、難しいことです。

しかし、ルールを決めて、粛々と進めていけば、いつでもすっきりとした診療室を保てます。

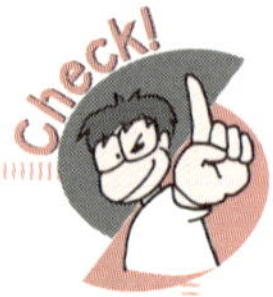

技工室は、物置状態になっている

□ **はい** ↓ 技工室も診療室の一部。活用できればいいですね。

□ **いいえ** ↓ さすが！プロ!!

こんな状態になっていませんか？

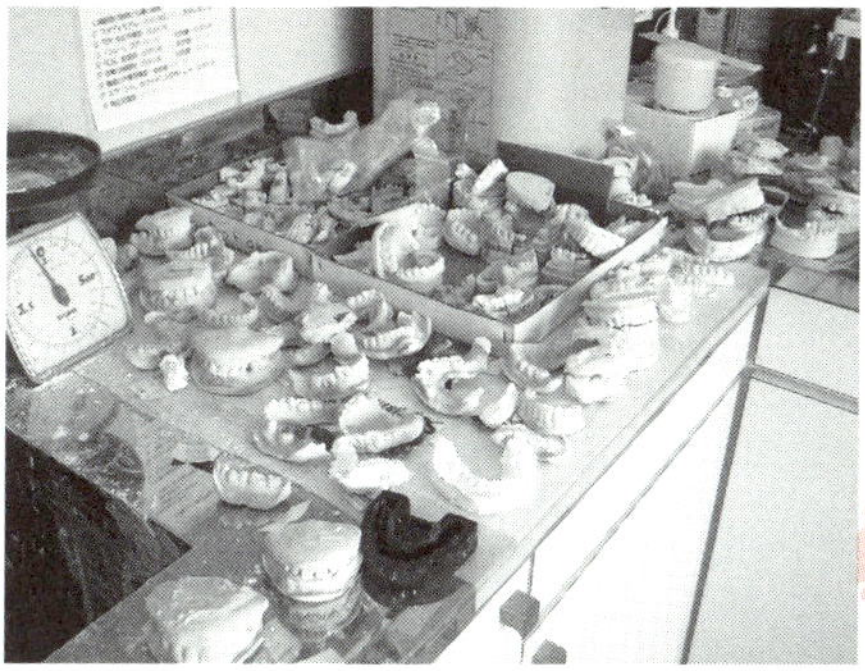

模型であふれかえった
技工室

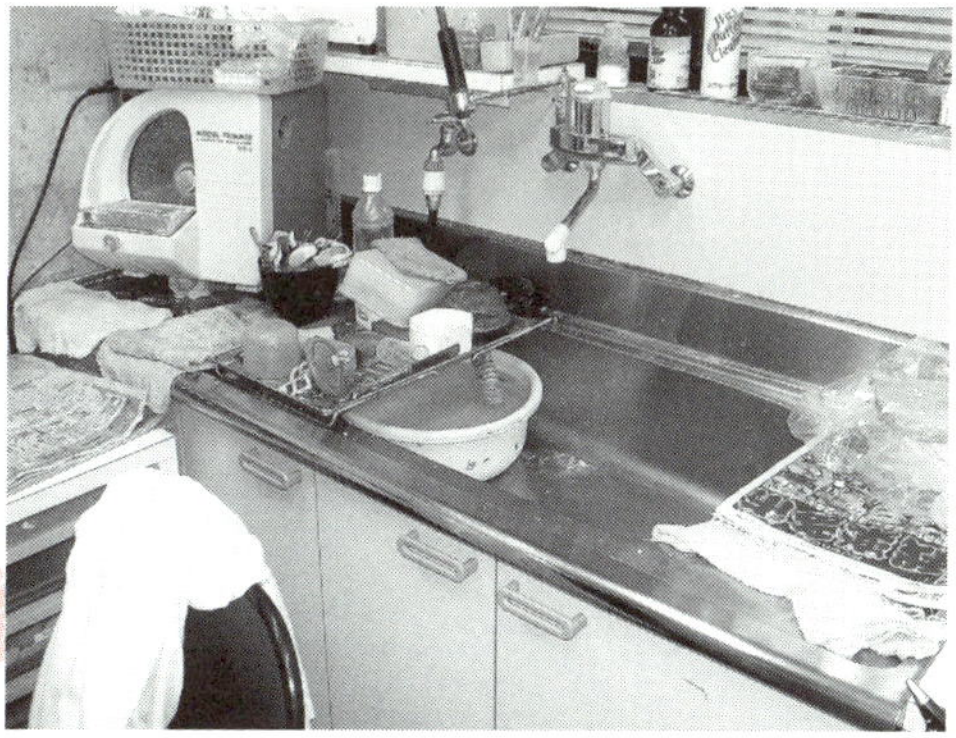

昨日の掃除が不十分なまま
朝を迎える技工室

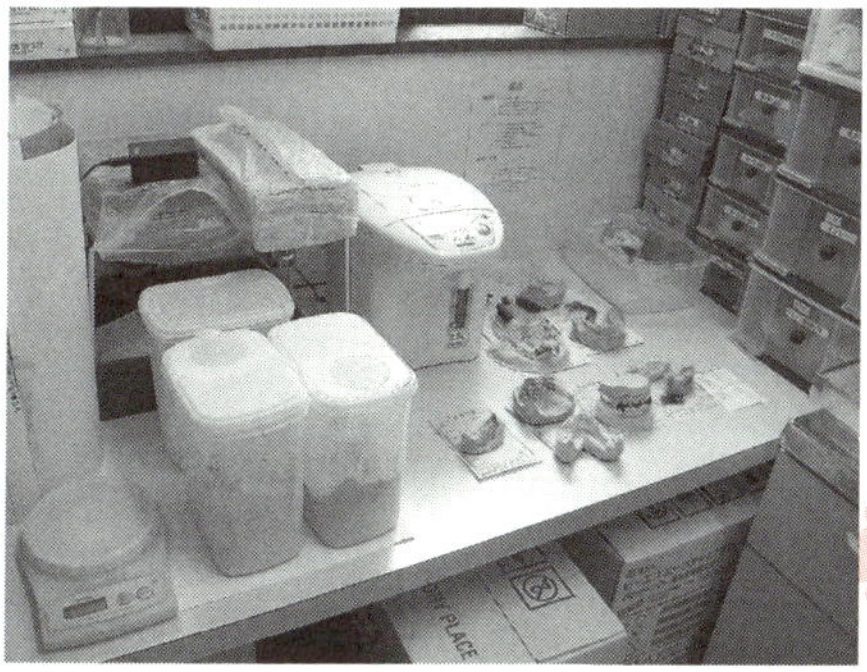

何かあれば技工室へ。
倉庫になっていく技工室

「いつか使う」は、使わないということ

診療室の棚の中を見ていると、結構いろいろなモノが入っています。しかし、奥のほうまでは誰も触らず、手前のほうに置いてあるものだけが使われています。

大掃除のときに初めて全部出してみて、「こんなモノがあったんだ…」と思うことも少なくありません。そんなときにはすでに使用期限が切れている…。という状態。

六カ月から一年間そのまま置いてあるならば、それがいつの段階で使えるのかを明確にして、まとめて管理していきましょう。

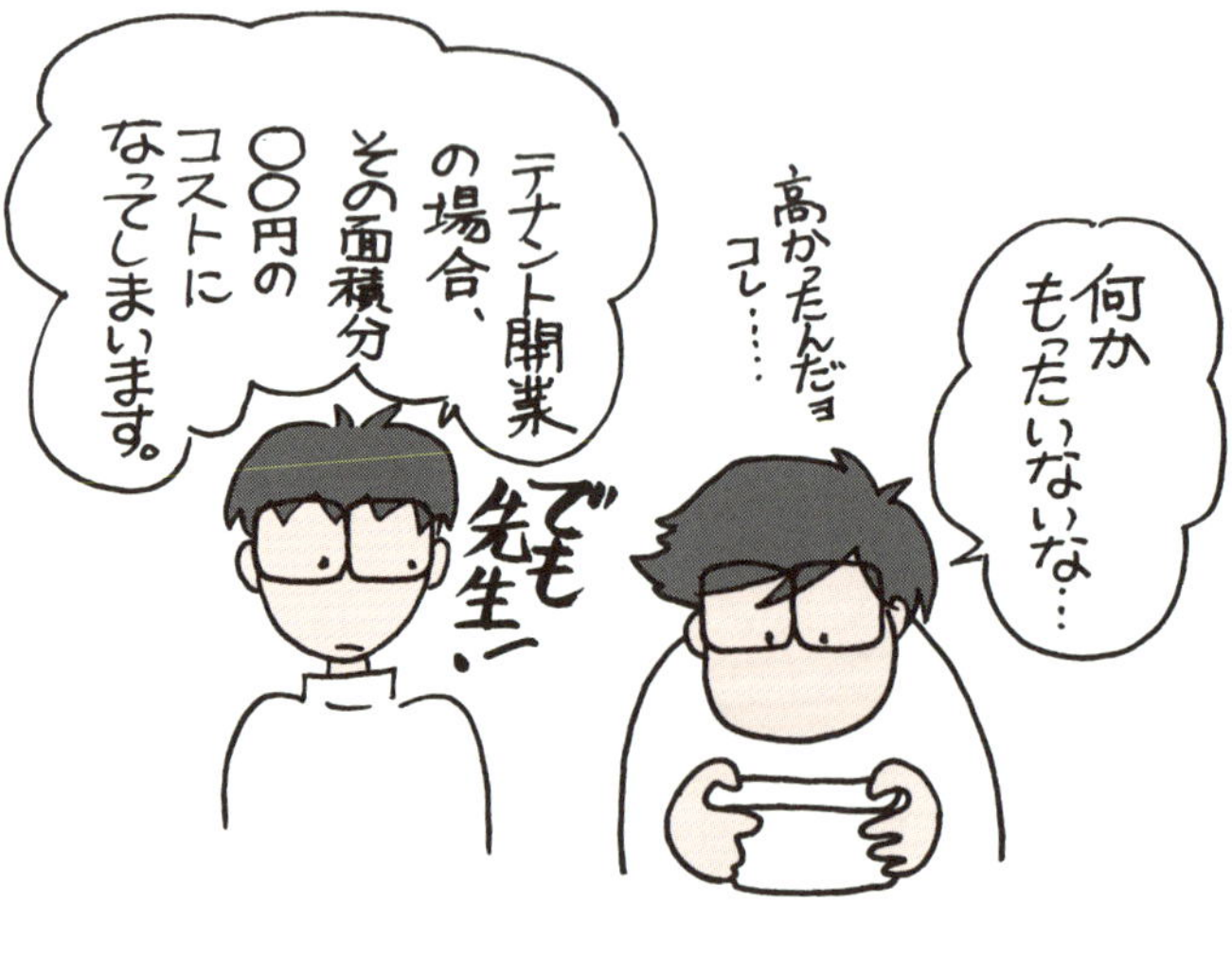
何か もったいないな…
高かったんだョ コレ……
でも先生!
テナント開業の場合、その面積分○○円のコストになってしまいます。

捨てるには
まずマーキング

一度徹底的に、処分するモノを見直そうとなれば、二種類の布のテープを用意してください。

機械、器具、材料、薬品にどんどんテープを識別しながら貼っていきます。

赤
もう使う予定がない。使うことができない。完全に壊れている。使用期限が過ぎている。

黄
めったに使うことがない。すでに新しいタイプの物が入っている。何度も壊れて修理にだしている。

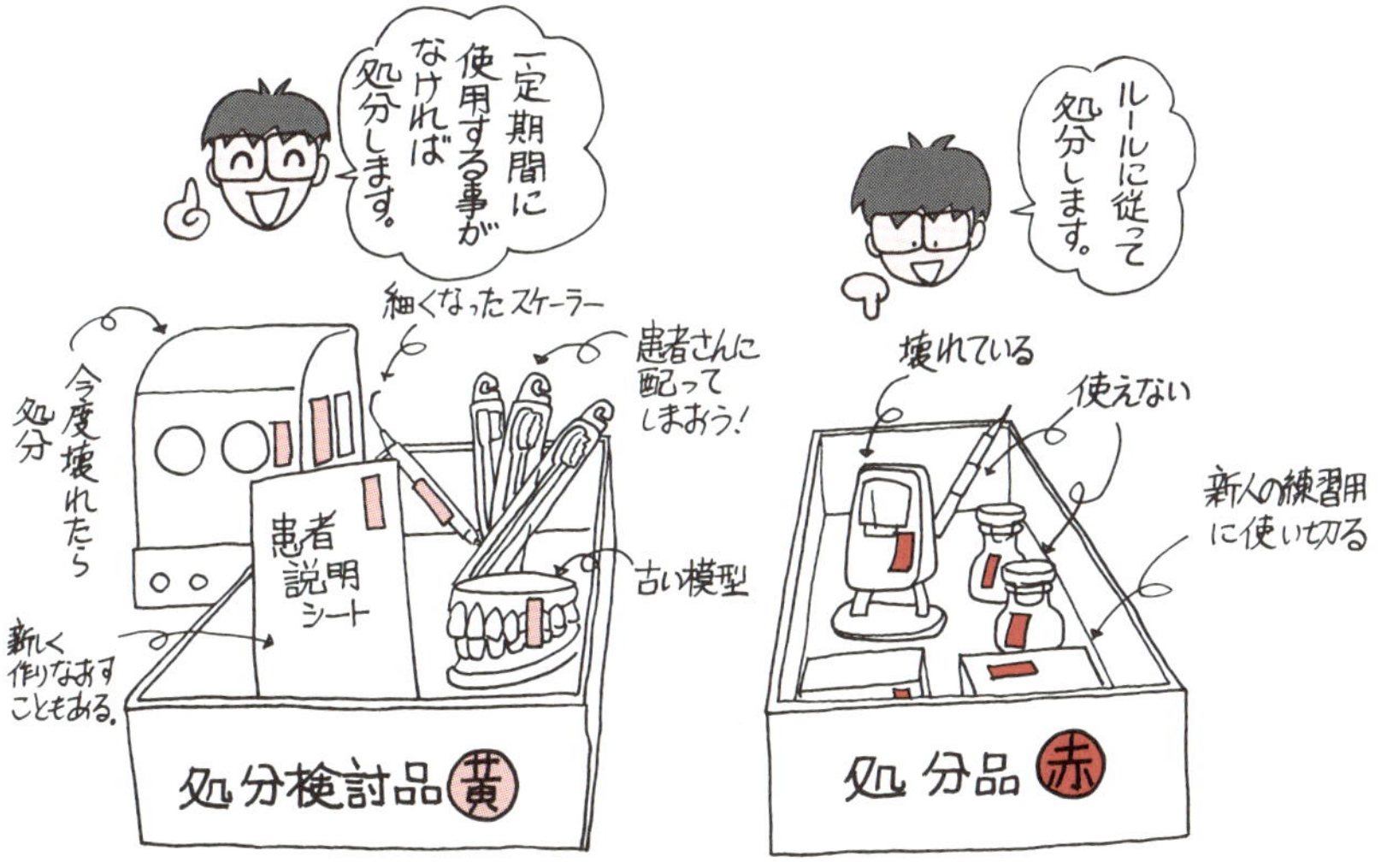
ルールに従って処分します。
壊れている
使えない
新人の練習用に使い切る
処分品 赤
一定期間に使用する事がなければ処分します。
細くなったスケーラー
患者さんに配ってしまおう!
今度壊れたら処分
患者説明シート
新しく作りなおすこともある。
古い模型
処分検討品 黄

263-01615

視える Mi-E-Ru

院長の机の上も整理する

1 「受付は院長の秘書でもある」

全員で５Ｓ活動に取り組み始めると、最後に残るのが、院長のデスク周りということがよくあります。

「僕は、忙しいからできないよ。昨日の夜も遅くまで患者さんのカルテを見たりしていたし…」その言葉を聞き続けると、必ずスタッフの方々のモチベーションは下がります。

一致団結してこそできるのが５Ｓです。しかし、院長の仕事はみなさんの目に触れていない部分がかなりあります。行政との手続き、地元歯科医院総会や同窓会とのお付き合い、地域活動などです。ましてや、家庭においても、奥様が経理全般を担当している場合、請求書や領収書などの書類もどんどん増えてきます。

したがって、スタッフでもできることを話し合い、院長から事務処置を省くシステムを考えます。

受付は秘書として動いてみましょう。

Check!

院長の机の上は、いつも書類で山積み状態になっている。

□ はい ↓ 受付さん、秘書としての活動をしていますか。次のページへ進む。

□ いいえ ↓ 素晴らしい院長!!

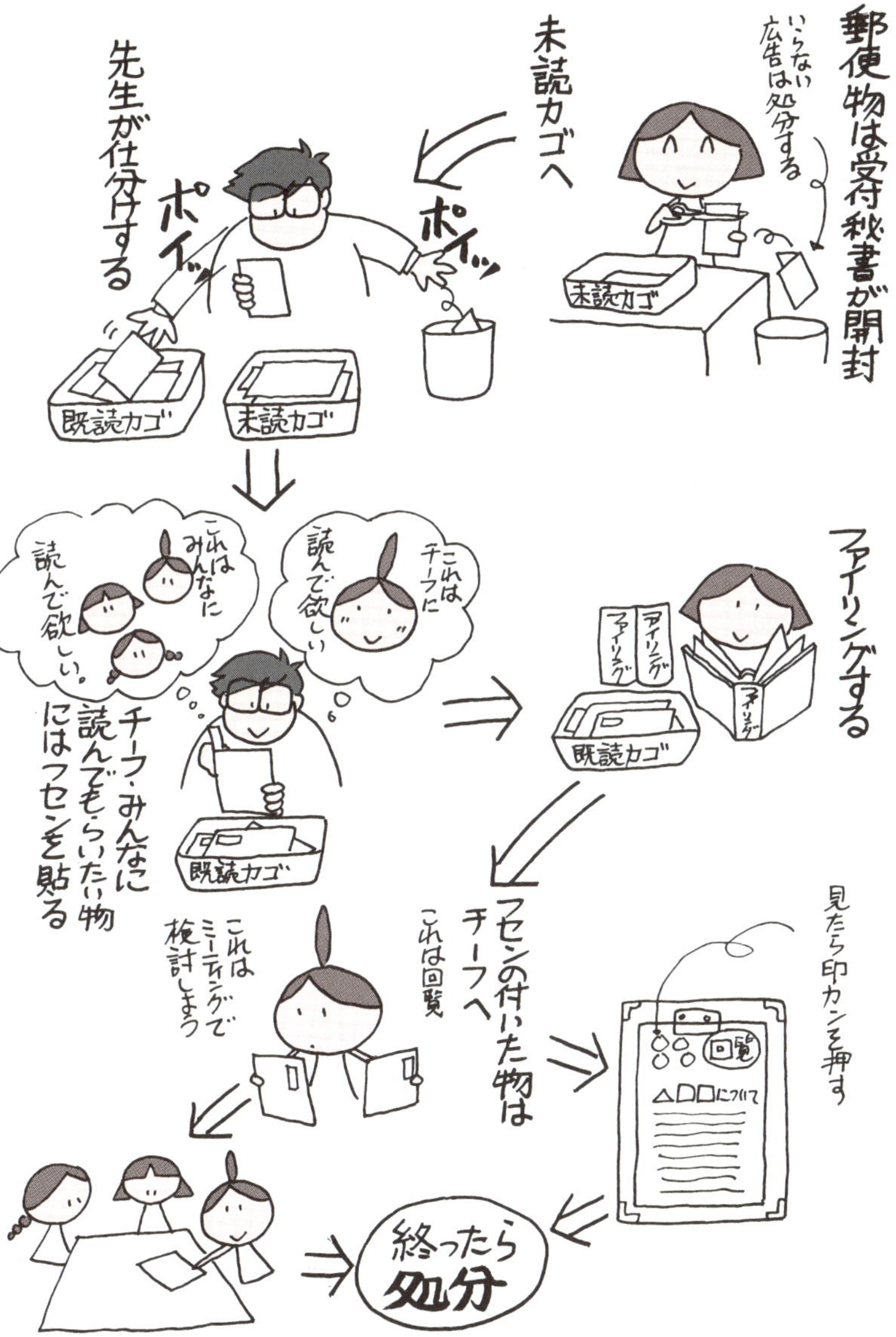
郵便物は受付秘書が開封
いらない広告は処分する
未読カゴ
未読カゴへ
ポイッ
先生が仕分けする
ポイッ
既読カゴ
未読カゴ
これはチーフに読んで欲しい
これはみんなに読んで欲しい。
チーフ・みんなに読んでもらいたい物にはフセンを貼る
既読カゴ
ファイリングする
ファイリング
ファイリング
既読カゴ
フセンの付いた物はチーフへ
これは回覧
これはミーティングで検討しよう
見たら印カンを押す
回覧
△□□について
終ったら処分

263-01615

view《み》える化

第3章

「整頓」ですぐに取り出す

～そうすると仕事が丁寧になる～

視える 5S Mi-E-Ru

整頓すると、必要なモノがすぐ取り出せる

1 安心して、本来の仕事に専念しよう

歯科医院で、整理が進み、ムダなモノが少なくなっていくと、それだけで少し、室内がきれいになったような気がします。

しかし、まだ置かれているモノのルールができていませんので、探す時間がかかりますし、再度すぐにモノが増え出すという混乱が起き始めます。

何気なく使うモノを探したり、どかしたりする動きは、一連の作業の五〇パーセントを占めると言われています。

整理に加えて整頓のできていないストレスは想像以上に大きいのです。

もしも、モノを動かす時間が半分に減れば、診療は、今よりもっとやりやすくなるはずです。さぁ、整頓してみましょう。

整頓すると、探す作業がなくなるので、ムダな動きがなくなり、仕事そのものが丁寧になります。

整頓とは（広辞苑）

よく整った状態にすること
きちんと片付けること

歯科医院では

すべてのスタッフがどこに何があるか理解し瞬時に取り出せること

整頓のポイント

1 引き出しの中をチェック

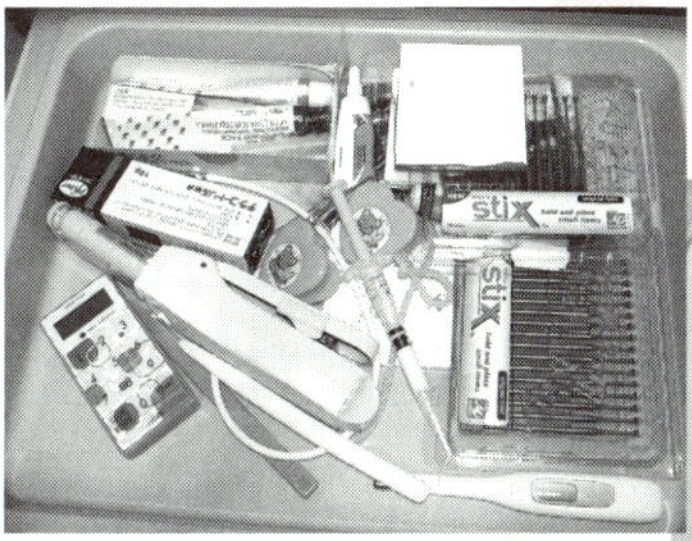

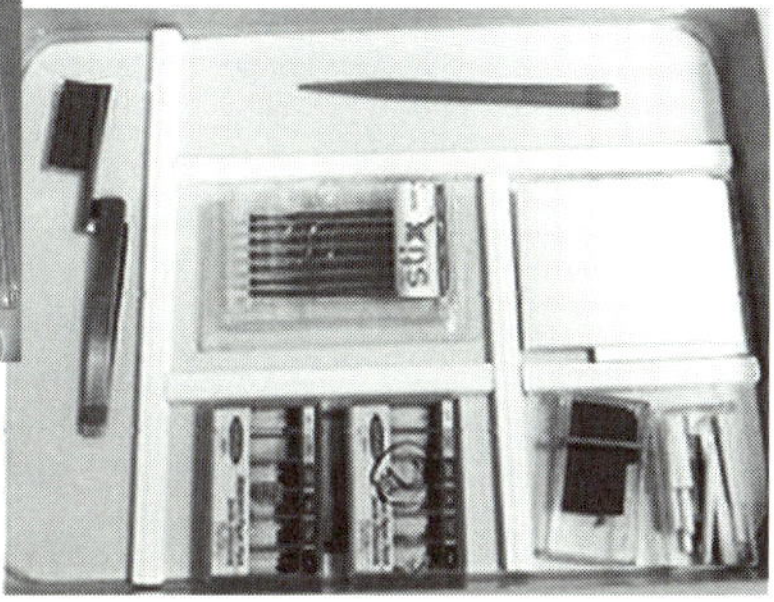

▶引き出しの中に区切りを入れて、物が動かない工夫をする。

2 棚の上をチェック

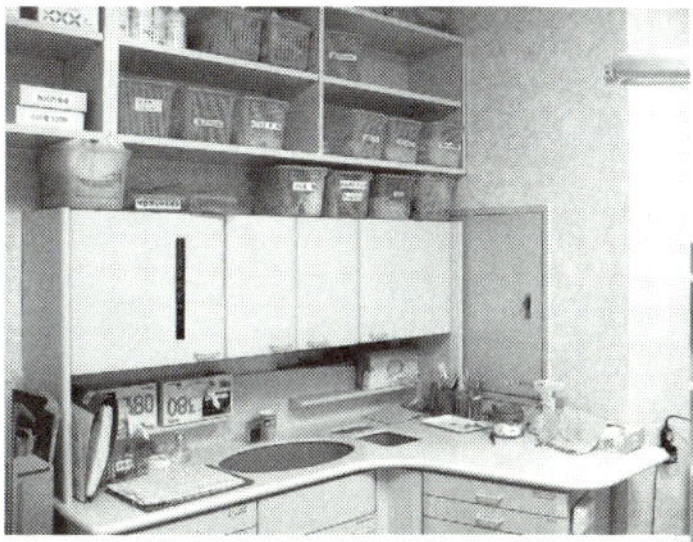

▶棚があると全部入れてしまう。倉庫のようになって圧迫感大。

▶掃除が難しくなるからキャビネットの上は極力置かない。

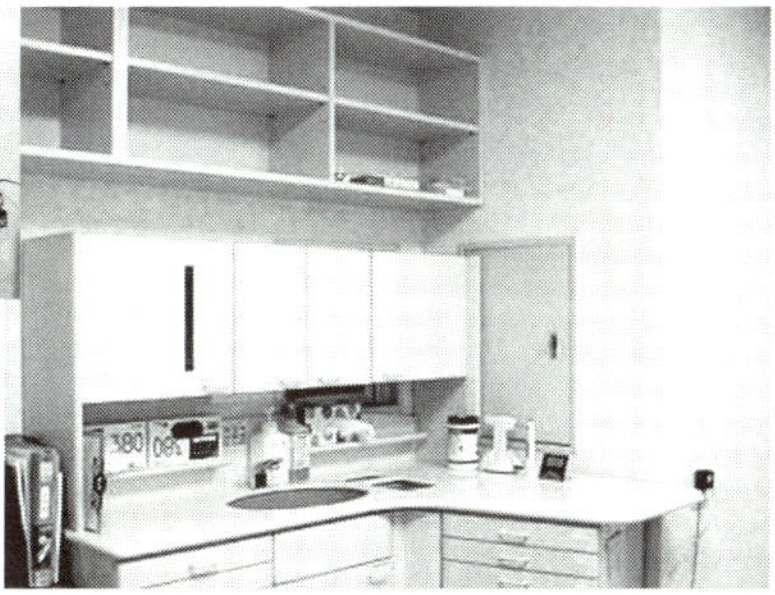

▶なるべく引き出しの中へ入れてしまう。

3 水回りをチェック

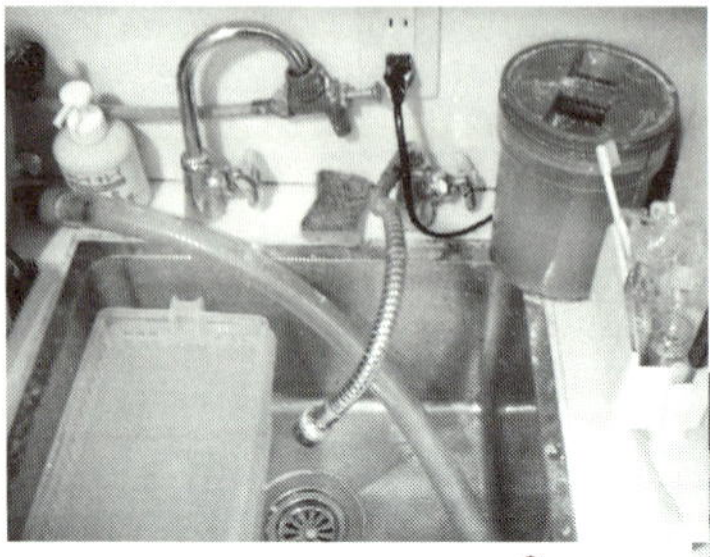

- 掃除ができていないと薬液の管理までも不安定。「いつ変えたの？ この溶解剤」
- 本当に使うものを絞り込んでいくと、余裕ができる。

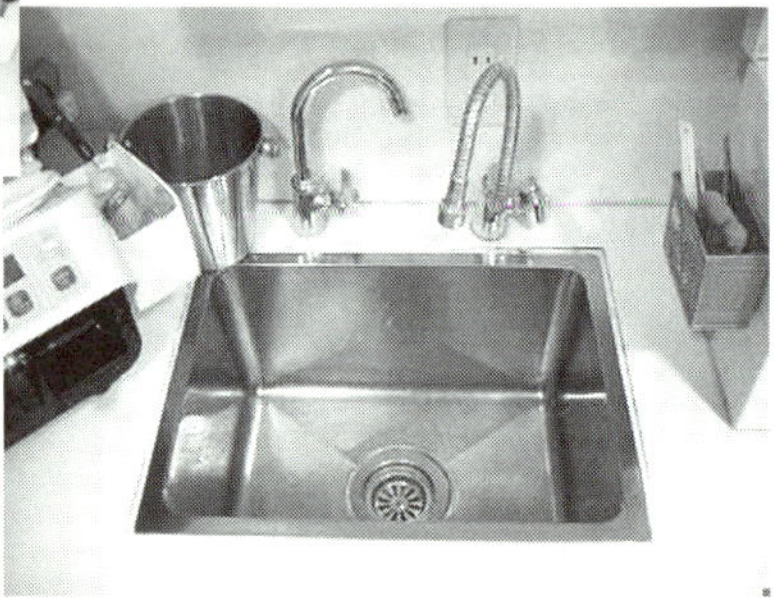

- きれいにしていると汚れている所が見える。

4 消毒コーナーをチェック

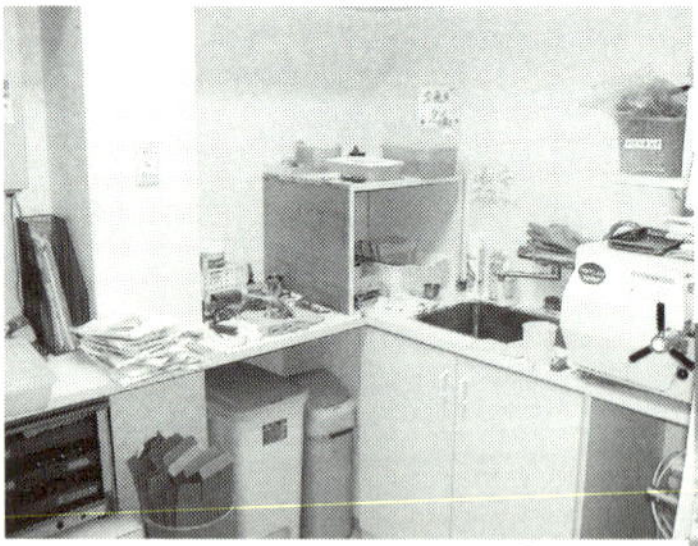

- 動線を考えてみる。
  ゴチャゴチャになる場合は、さらに改善を進めなければならない。
- このころは歯科助手が1週間で辞めていた。「複雑でわからないから…」が、その理由。

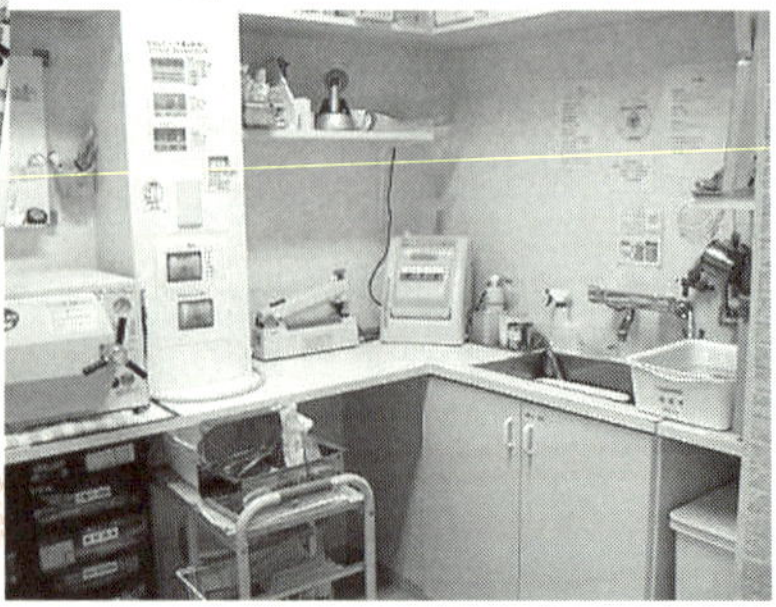

- 清潔域と不潔域は明確に分けて流れを作る。

5 技工コーナーをチェック

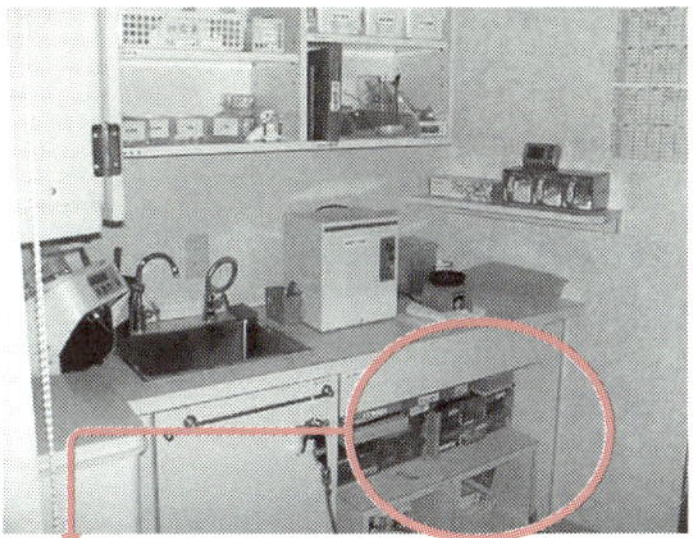

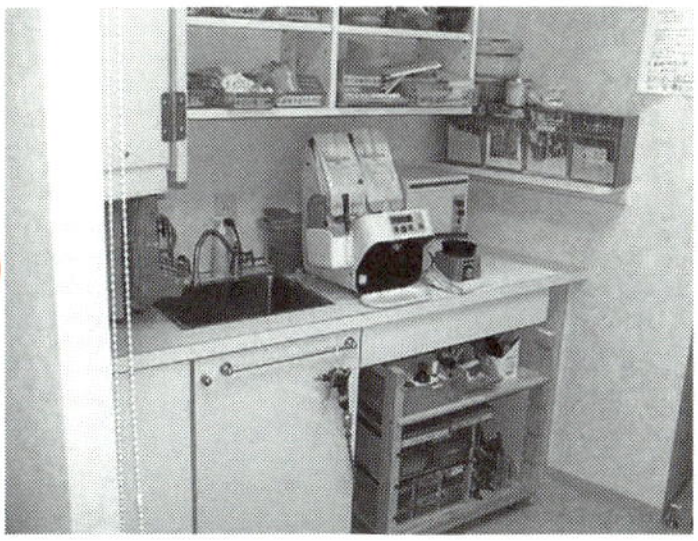

▸棚の中も、少しずつ
整頓が進む。
動かしながら考える。

▸本当に使う物を絞り
込んで置いていくと
余裕が出てくる。

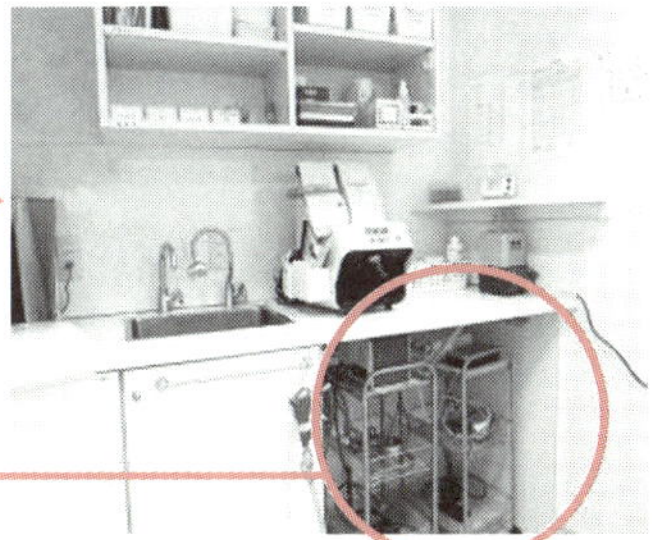

▸すべてのユニットで使うモノを
配置することに成功。スッキリ！

6 消毒の流れをチェック

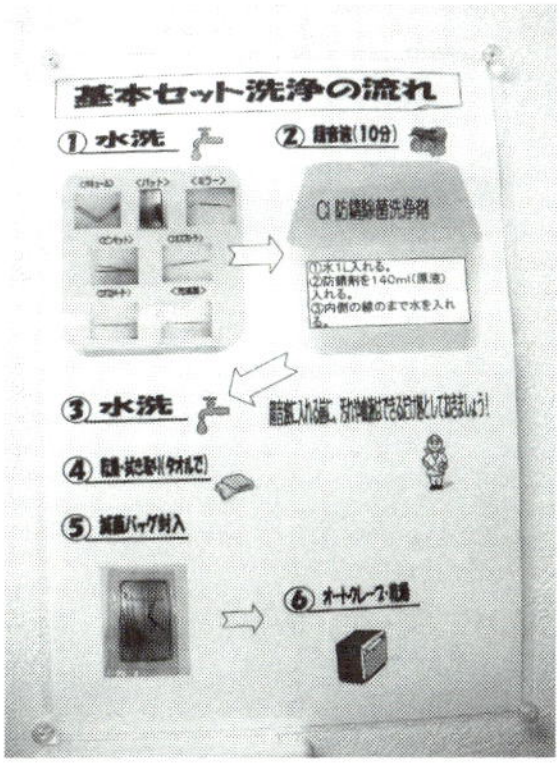

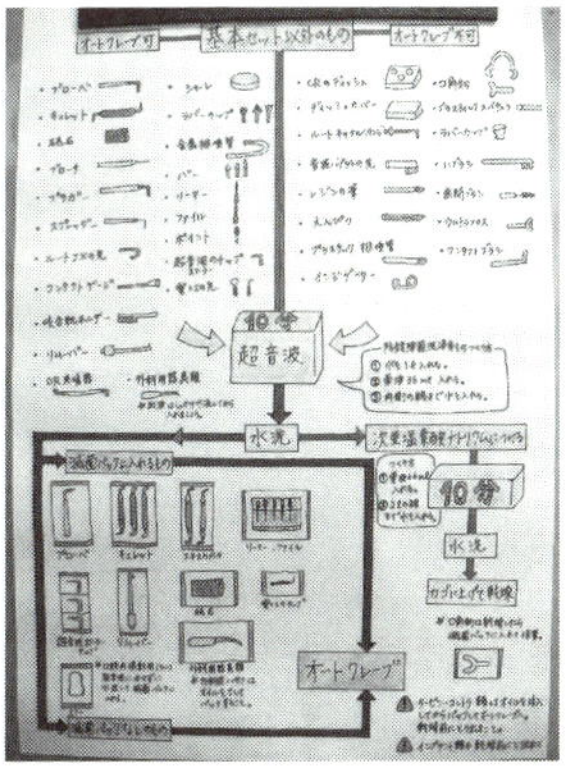

▸整頓できているからマニュアルが書ける。マニュアルがあるので改善が進む。
その繰り返し。

7 小道具をチェック　在庫の管理はここまで進む

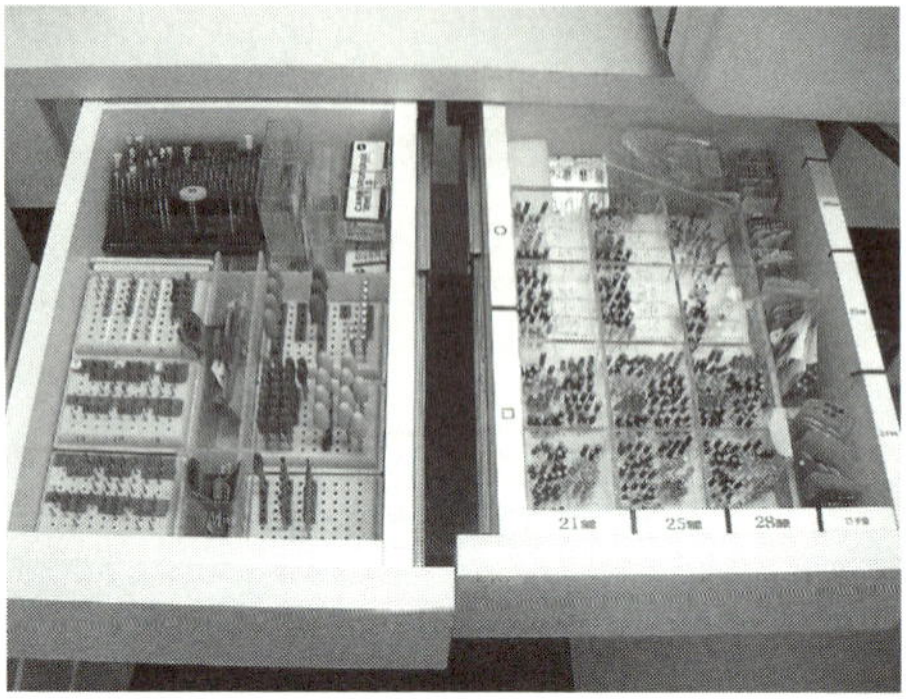

- バーやファイルなどの在庫の小道具。
  視えるように整頓する。
- ファイルやリーマーはいっそのこと箱から出して
  視える状態で管理する。
  そうすると探す必要がなくなる。
- バーは赤いラインまできたら補充の注文をする。

8 滅菌前の器具をチェック

- 消毒台が狭ければ作業台の下を使う。
- 血液溶解剤につけ、流水下で洗った後は、
  滅菌パックに入れて、まずカートの中へ。
  これだけで、消毒カウンターの上は
  すっきりする。ある程度たまったら、
  オートクレーブへ。

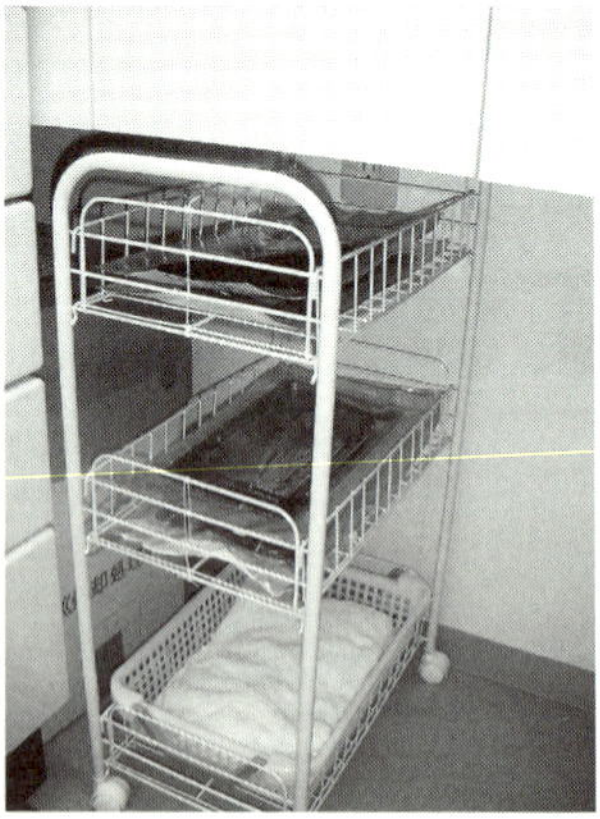

9 狭いからと手を抜いていないかチェック

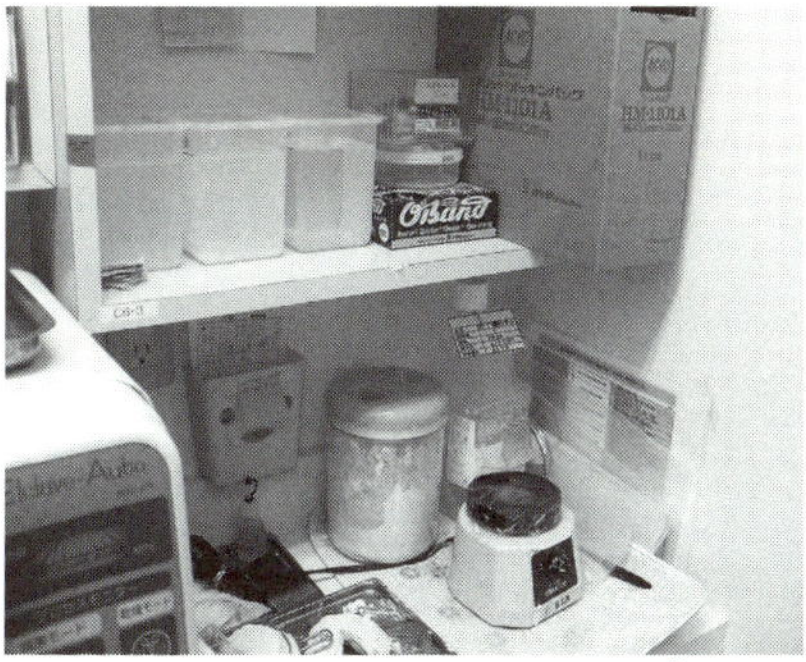

▸石膏の粉がいっぱい
いつも汚れていて当然の体制。

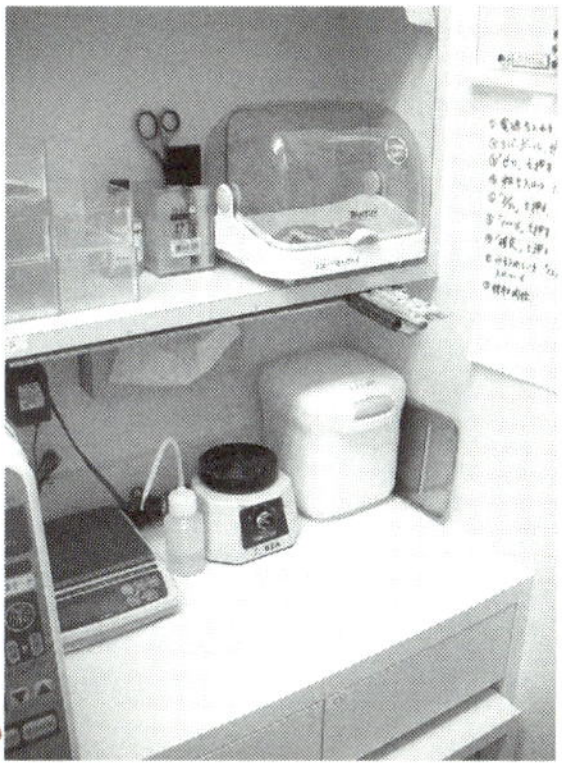

▸いつでも拭き取り清潔の維持。

▸写っている面積。これしかない、技工コーナー。
▸水と石膏の量をきちんと測定して作業。
▸狭くとも、一流の管理を行う。

汚さない。汚れないが基本！

10 模型のチェック

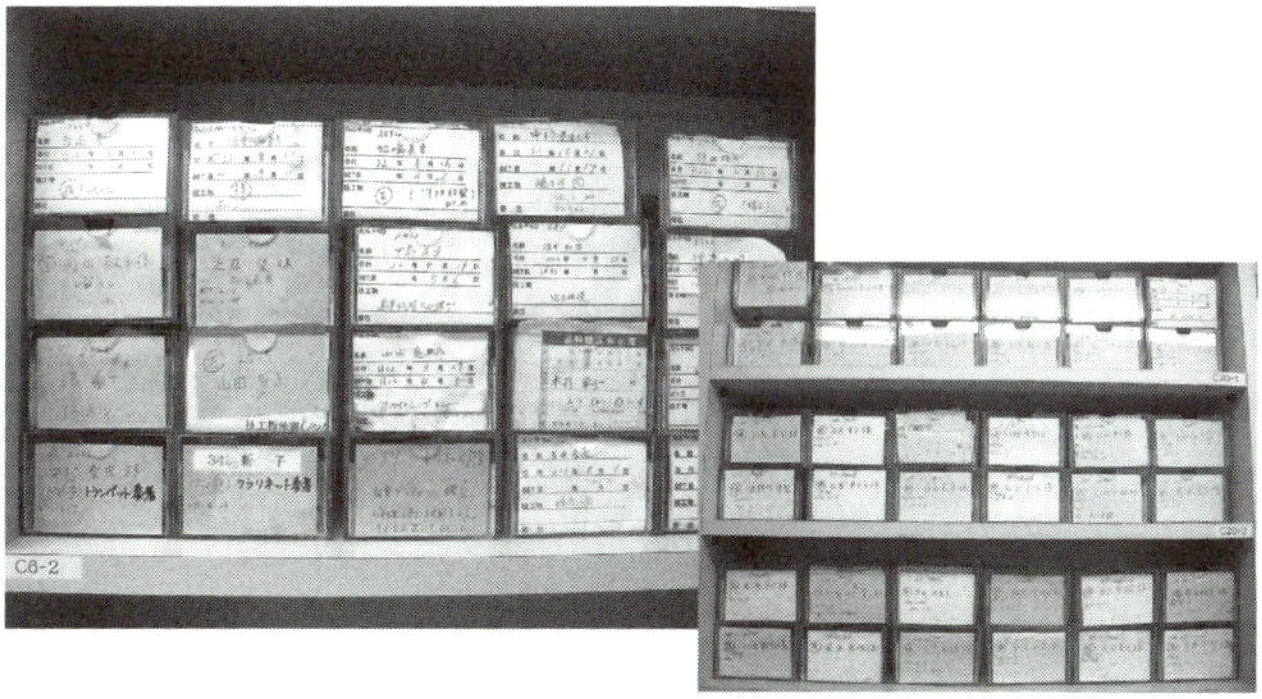

▸患者さんの状況に合わせて、名前シートの色を変える。
▸いつでも取り出せる状態にする。
▸作業は誰もが行おうということで、模型の整頓は勤務医の先生が担当。

11 受付のチェック

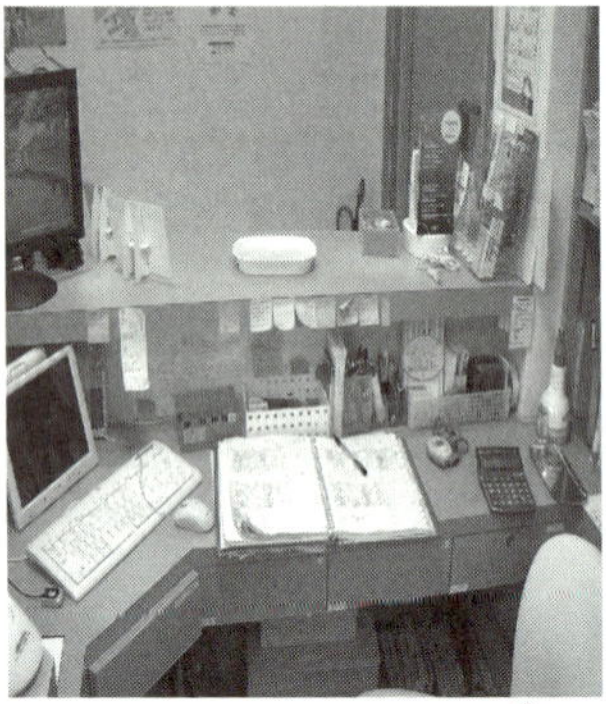

▸付せんに書いてベタベタ貼っても
結局は見ていない。
いっそのこと取り除く。
▸必要な場合は20cmほどのホワイト
ボードにまとめて貼る。

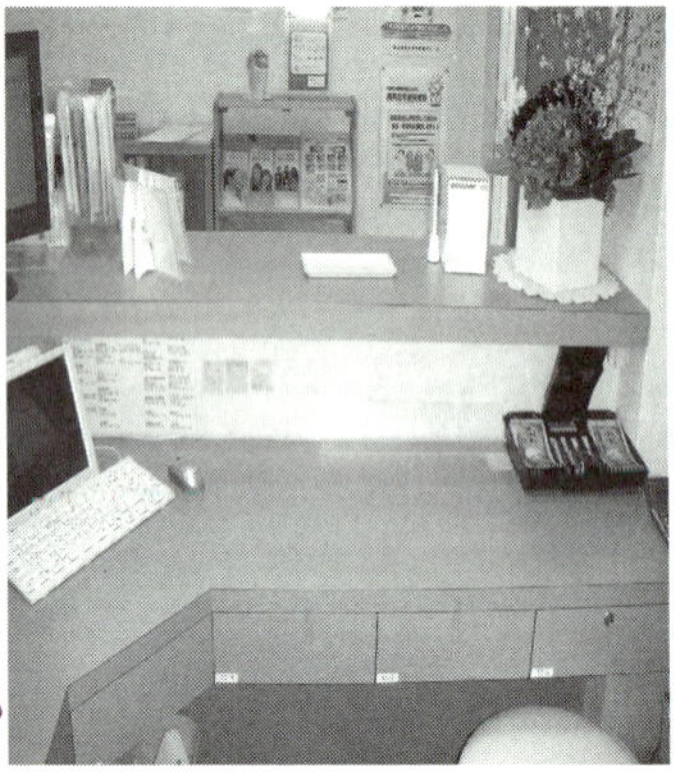

▸余裕の証はカウンターの上の生花。
受付はまさしく医院の花。

▸使う物を整頓して、机の中へ入れる。だから受付の対応に余裕が出る。

12 受付のカルテ棚をチェック

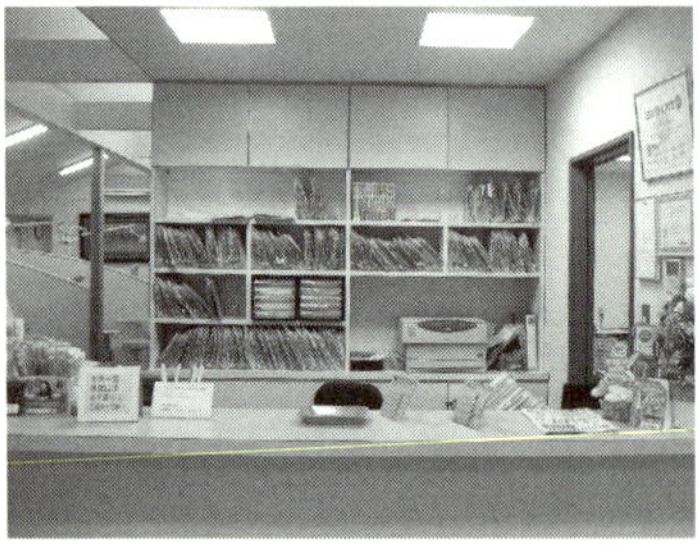

▸患者さんの目にすぐ入るのは、
受付のカルテ棚。
一目で歯科医院の患者さんを
思う姿勢がわかる。

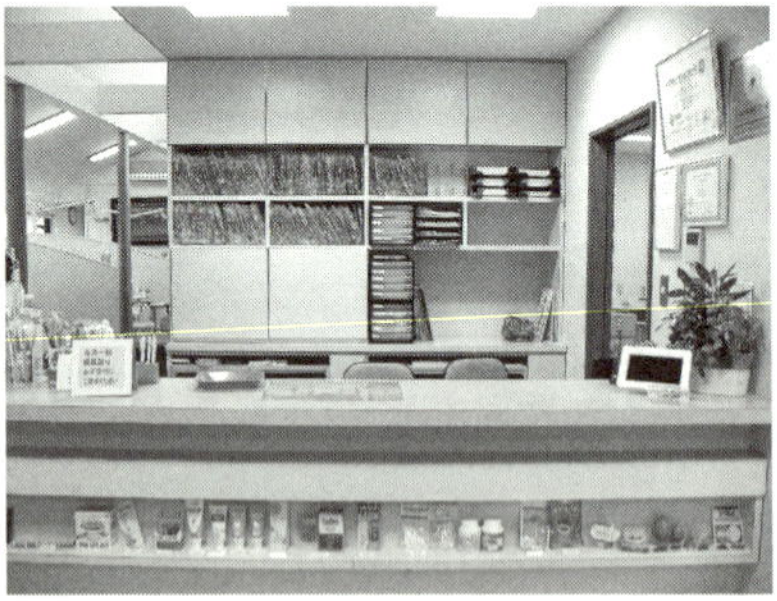

▸カルテを並べるのには、知恵がいる。

263-01615

こんなことが起こる！

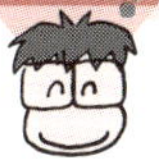

「レストランならありえない」

ある歯科医院でのことです。

院長が嘆きます。

「歯科衛生士が業務記録を診療が終わって書くんですよ。そのため、あのコーナーのカウンターの上には、いつでもカルテが置かれてるでしょ。あそこに置くと、ごちゃごちゃした感じになるので、置いたらだめだと言うのですが直りませんね。言ってもだめです」

結構、仕事のよくできる歯科衛生士さんです。

なのに敏感には動かない。こんなときには、他の業界の普通の状態と置き換えて、相談することにしています。

「あのね、あのコーナー、カルテ置いてあるでしょ」

「ああっ、すみません。いつもまとめて業務記録を書くものですから」

「仕事熱心で、いいね」

「はいっ、がんばってます」

「ちょっと気になることがあるんだけど、いい？」

「何でしょう」

「私達ってサービス業なのね。患者さんに、安心と安全を提供しているんだけど、同じサービス業のレストランを考えてほしいのね。食べているテーブルの横にあるコーナーに、そのレストランの帳簿や

263-01615

事務ファイルなどが束になって置いてあったら、食事もおいしく頂けないでしょ。まず、ここはいいお店だなーって思わないし、人に紹介したいなど到底思えない。そんなレストランなんて見たことないけどね。ここのように、自由診療に強くて、素晴らしい歯科医療を患者さんに提供している歯科医院が、このコーナーに書類があるために、そのイメージを崩してしまうかもしれないって思わない？」

「すみません…。本当にそうですね。片付けます」

それからそのコーナーに物が置かれてあることはありません。

私が行くと「小原さん、ここちゃんとしてます」って、かわいらしいしぐさで言ってきます。

「すごい、すごい。さすが、さすが」

私が言うことは、これだけです。

いつも、「小原さんはどんな厳しい指導をしているのですか」と聞かれますが、やっていることは一つです。改善できていればしっかり褒める。できていなければどのようにしたいのかを聞く。その繰り返し。人は、自分自身が発言し、考え、行動したときのみ、根拠とこだわりを持って次の世代に引き継ぎます。その連鎖が組織の文化を作ります。

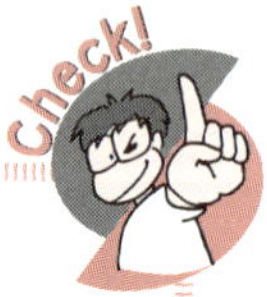

モノが積まれているコーナーがある

□ はい → まず言おう。「ここのコーナーはどのようにしましょうか？」

□ いいえ → ヨシ！しっかりとしたシステムがあるのですね。

263-01615

歯科医院に起こりがちな甘えの構造

もしかしたらズレているかもしれない私達のちょっとした感覚。確認してみましょう。

1 5Sができていなくとも『消毒・滅菌はしているから』と思ってしまう感覚

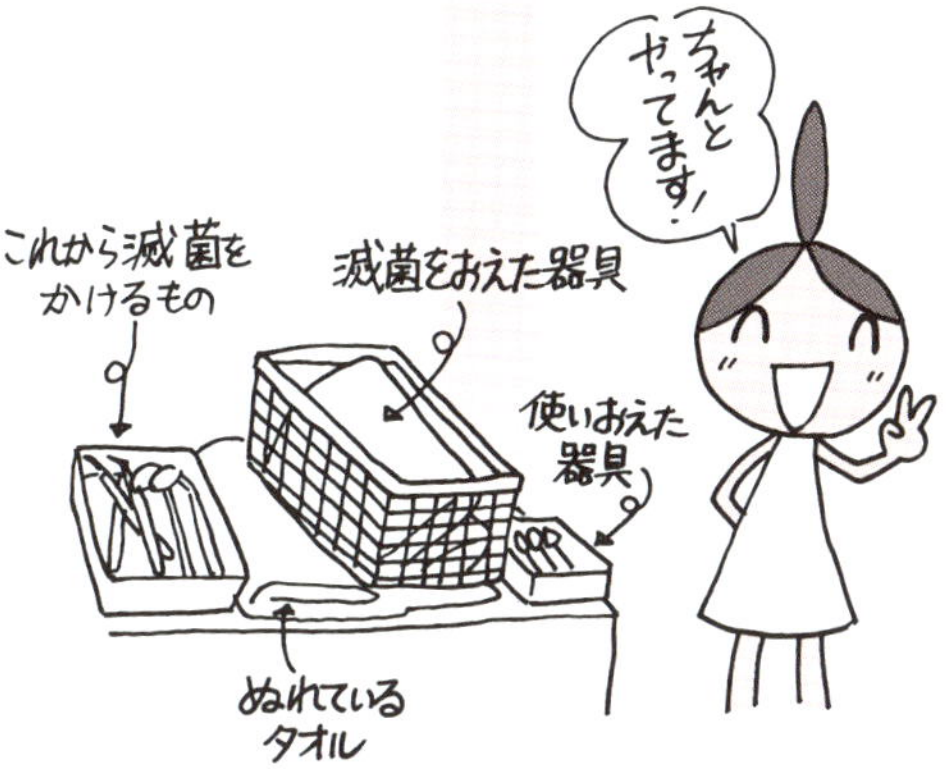
ちゃんとやってます!
これから滅菌をかけるもの
滅菌をおえた器具
使いおえた器具
ぬれているタオル

置いている場所、それでいいの？
家庭でも、ぬれたタオルをずっとは置かない。

2 自分たちは『いい治療』をしていると現状で満足しがちな体制

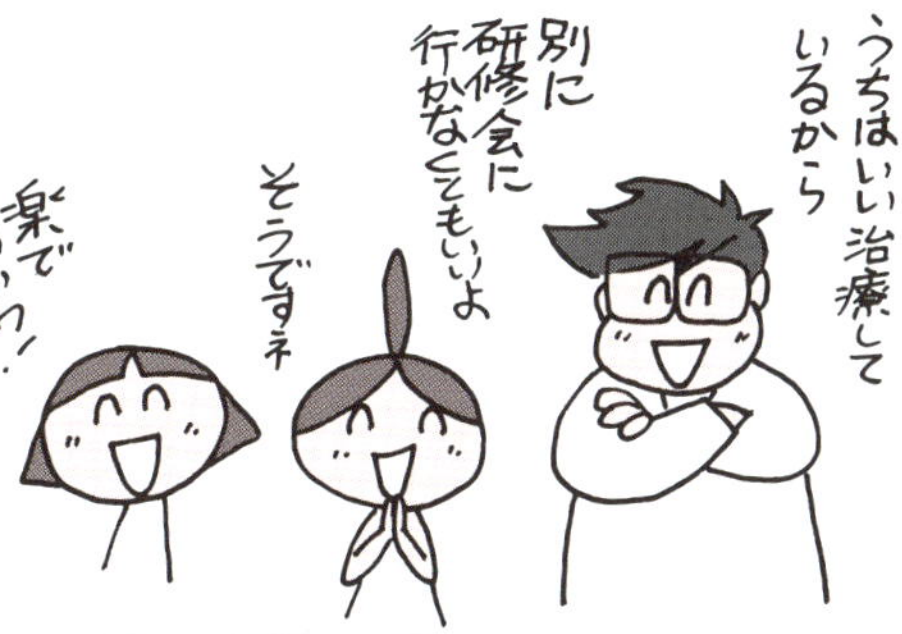
うちはいい治療しているから
別に研修会に行かなくてもいいよ
そうですネ
楽でいいわ!

いいのかな？
社会の変動は、早くて大きい。
歯科医療も進歩する。

263-01615

3 予約の時間に治療が始まらなくてもしょうがないと思ってしまう体質

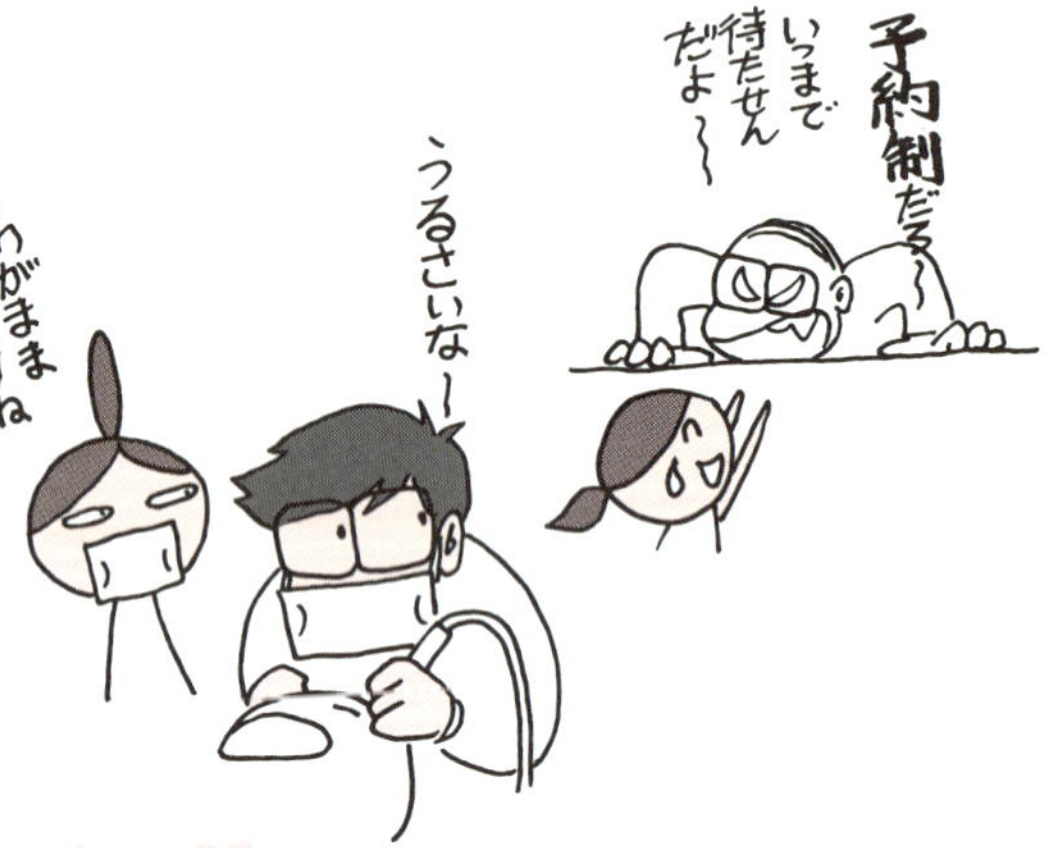
予約制だぞ～
いつまで待たせんだよ～～
うるさいな～
わがままですね

予約は、いったい誰のため？
患者さんにも、貴重な時間。
待たせるだけで悪い体制。

4 クレームを受けても言い訳する姿勢

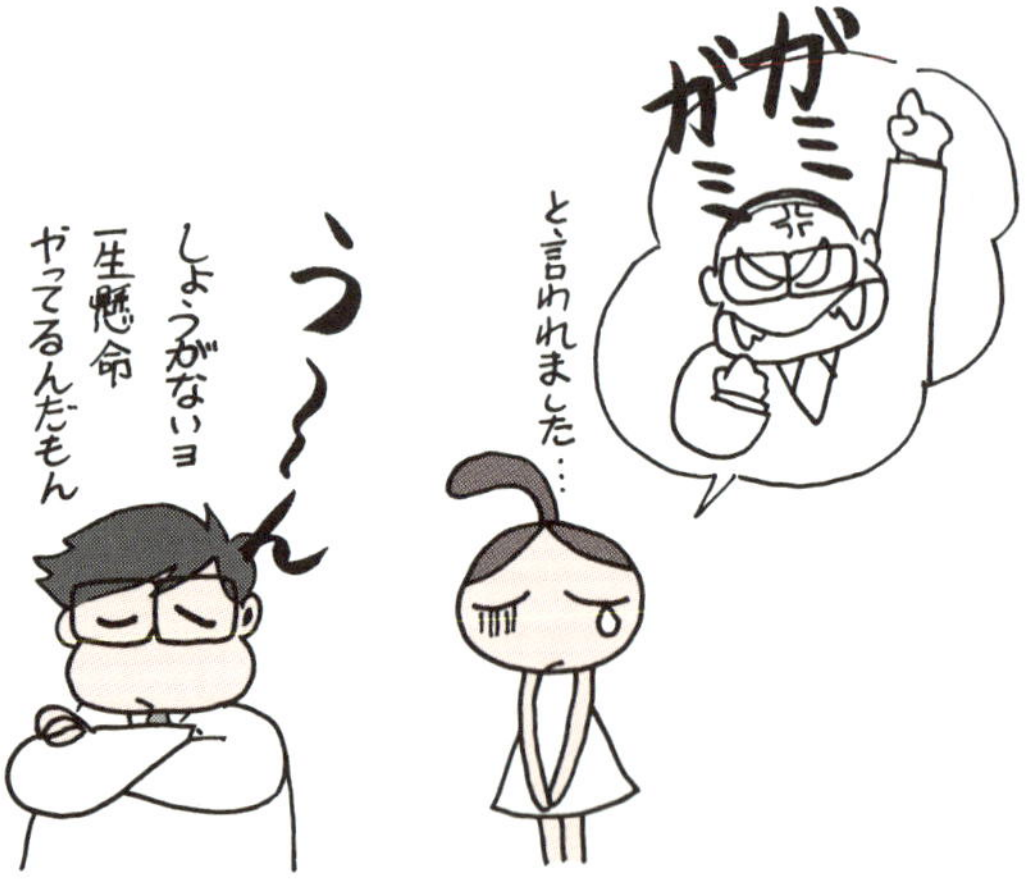
ガミガミ
と言われました…
う～ん
しょうがないヨ
一生懸命やってるんだもん

言い訳せずにクレームを
真摯に受け止め改善へ。

5 新人に対する厳しい体制

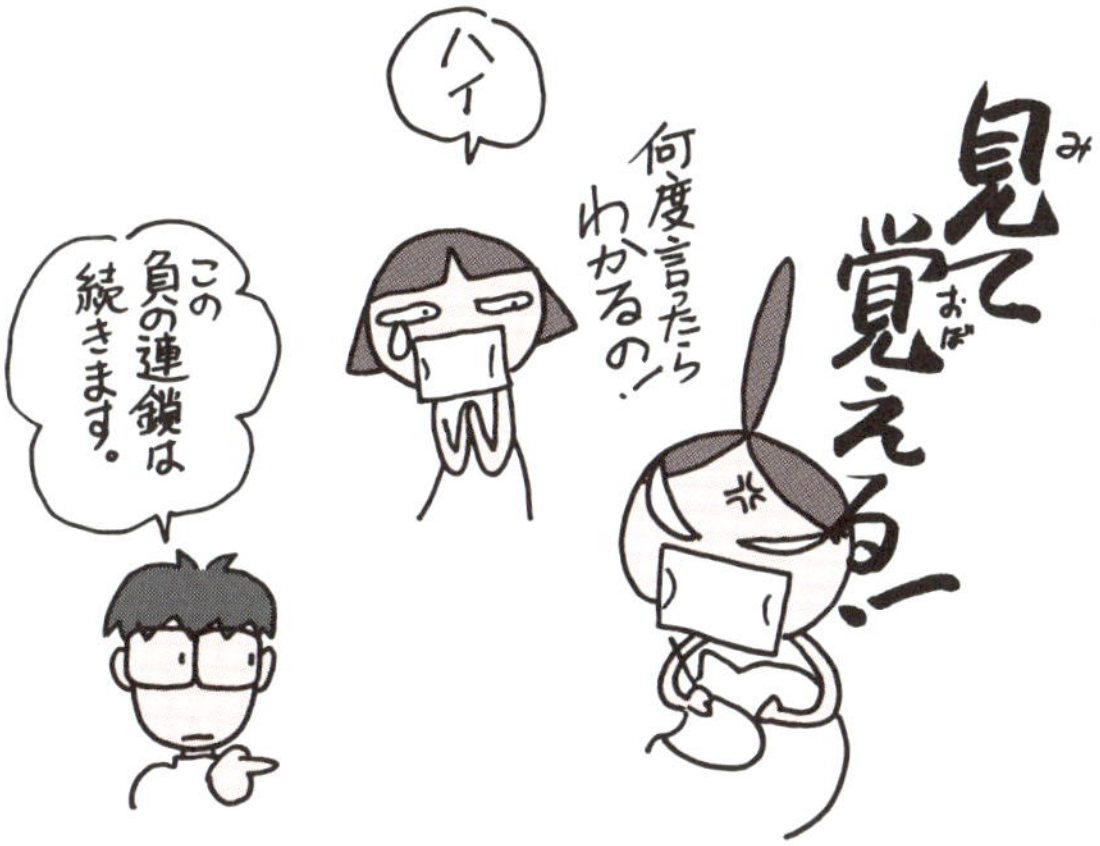
見《み》て覚《おぼ》えるー
何度言ったらわかるの！
ハイ
この負の連鎖は続きます。

誰が見ている聞いている？
患者さんは、不安になる。

6 職種で人間関係の錯覚をしている

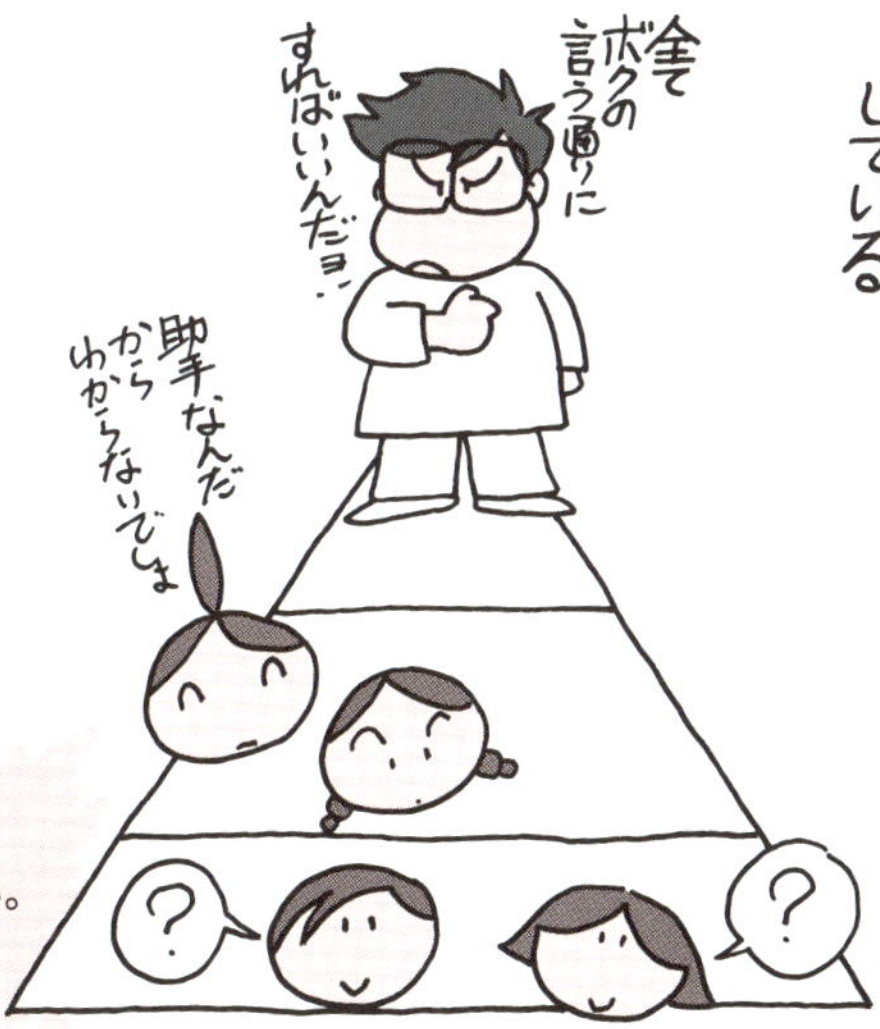
全てボクの言う通りにすればいいんだヨ
助手なんだからわからないでしょ
?
?

担当している人が真のプロ。
院長に受付はできない。
歯科衛生士に治療はできない。
それぞれが自分の担当を
プライドを持ってやっている。

第4章

「清掃」はキレイにする
～やるべきことが視えてきて、がんばる気持ちが芽生えてくる～

清掃とは、仕事にとっての原点 できない組織に発展はない

多くの患者さんをお迎えする歯科医院に見学に入ります。その組織の今後の発展を、瞬時に予測することができます。「患者さんが多くても、徹底して清掃がされており、汚れないように配慮してある歯科医院」当然、余裕がある訳ですから、まだまだ歯科医院の強みを出して、やるべきことがなされます。

もう一つは、「患者さんが多いために、置いてあるものは混乱し、清掃は行き届かず、手あか、埃、鏡の曇り、床にチリや砂。雑誌が破れ、ポスターが色褪せている歯科医院」

言わずといえども、今が精一杯の状態。近隣に歯科医院がもう一件できれば、多くの患者さんを失うことを、誰でも予測できるでしょう。

清掃とは誰かがやってくれるものではなく、まず自分から取り組むこと。

ベテラン、新人、職種に関係はありません。

要は、きれいにする、汚さないための「技術」「知識」「意識」があるかどうかです。一人で広い面積

清掃とは？（広辞苑）

きれいに掃除すること
さっぱりと払い除くこと

↓ 歯科医院では

すべてのスタッフが、歯科医院を大切に思う心で点検しながらスミズミまできれいにして、団結力を養うこと

院長でも例外にあらず！

の清掃はできません。役割分担を明確にして、短い時間で、場合によっては診療をやりながらでも、汚さないための「仕組み」を作ります。それが組織としての「文化」となり、組織の発展へと導きます。

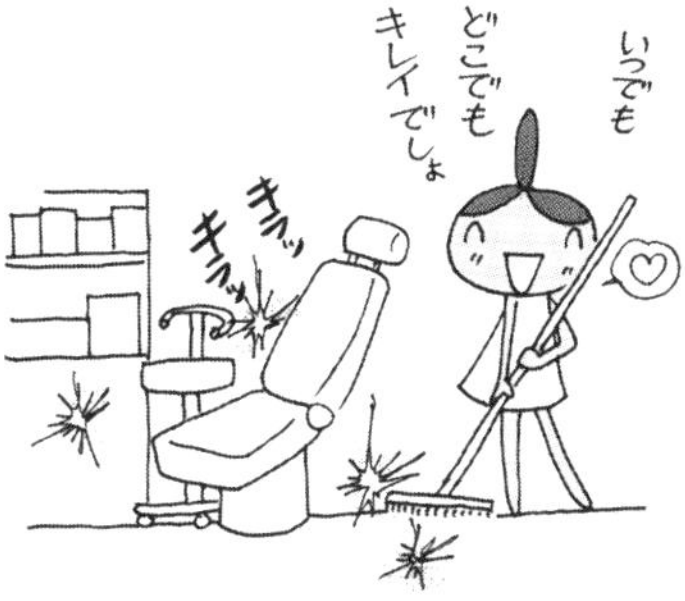
いつでも
どこでも
キレイでしょ
キラッ
キラッ

263-01615

視える Mi-E-Ru

歯科医院での清掃とは

清掃は、職場にやる気を吹き込みます。

埃ひとつない職場には、プライドがあります。

しかし、歯科医院には石膏や印象材のように粉が舞うものもあり、空間の管理が結構難しいのです。

朝の準備、片付けなどをリストにして、誰が行っても状態が落ちない状況を作ってしまいましょう。

しかし、基本は汚れないようにすることです。

さらに、次の行動を引き継ぐスタッフの負担にならないように、片付けながら動く賢い行動が求められます。

また、機械器具の不具合は清掃しながらチェックします。

朝の準備の段階で機械が動くかをすべて確認してください。

普段から「汚れないように」「壊れないように」「傷がつかないように」と配慮した行動がとれるように、そんなことまでミーティングで話し合いながら、システムを作っていきます。

カード式準備チェック表

受付	
ミック　ON	□
パソコン　起動	□
プリンター　起動	□
留守番電話　解除	□
インターフォン　解除	□
クレジット　起動	□
エレベーター　起動	□
待合室　患者さん目線確認	□

ユニット 1・2・3番	
ブラケット　サイドワッテで拭く	□
ブラケット　台紙交換	□
患者用ティッシュの確認	□
基本セットを置く	□
タービンの水　確認	□
ライト　確認	□
3way シリンジ、タービンを拭く	□
バキューム&スピットンに水	□
ケアのゴミ捨て	□

ユニット 3・4・5番	
ブラケット　サイドワッテで拭く	□
ブラケット　台紙交換	□
患者用ティッシュの確認	□
基本セットを置く	□
タービンの水　確認	□
ライト　確認	□
3way シリンジ、タービンを拭く	□
バキューム&スピットンに水	□
ケアのゴミ捨て	□

・それぞれの担当者ごとにチェック表を作成し、責任をもってきれいにする
・朝礼時に見せ合えば確実性アップ

トイレ掃除チェック表

	日			日			日			日			日			日			日			日			日		
	朝	昼	夜	朝	昼	夜	朝	昼	夜	朝	昼	夜	朝	昼	夜	朝	昼	夜	朝	昼	夜	朝	昼	夜	朝	昼	夜
便器の中を洗う																											
便座をふく																											
手すりをふく																											
造花を置いている棚をふく																											
荷物置きの台をふく																											
ベビーシートをふく																											
鏡をふく																											
洗面台をふく																											
床全体をぞうきんでふく																											
便器ブラシケースの中の水を捨てる																											
ペーパータオル&ティッシュの補充																											
ゴミを捨てる																											
トイレの電気を消す																											
担当																											

★いつもトイレを綺麗に使用していただき、ありがとうございます★
○○歯科では、来院してくださる方々が気持ちよく使用していただけるようスタッフ一同、努力しております。

トイレであろうともチェック表を作成し、1日に何度でも美しく保つ努力を行う。
いつも患者さんは喜んでくださいます。

263-01615

こんなことが起こる

「信頼は清潔から」

仕事で北海道に行ったとき、あるホテルに泊まった。

昔は、結構名の通ったホテルだったそうだ。

部屋の状態は心地よく、朝食のときを迎えた。

誘導されて座った場所は、室内の吹き抜けの階段のほうに向いたカウンター席だった。

女性一人の客には、普通いい席を用意するものだ。女性の口コミは、影響力が大きいから。

しかし、このホテルではそのような考えはないようだ。

さて、着席すると自分の目を疑った。

座った私の目線の先には、カウンターの上板が見えるのだが、明らかに埃がうっすら一面にかぶっている。

「そう来るか…」

こんなときには、おおよそ他の部分も同じである。

案の定、コーヒー、ジュース等の自動機の上には、さらに埃が積もっていた。

「この程度のホテルか」と一人ごとを言いながら朝食を取った後、入口に立っているフロントマネージャーを呼んでこの状態を告げた。

さて、タクシーに乗ってからだ。

「このホテルはどういう評判ですか」

「ここはね。昔はいいホテルだったんだけど……でね」
「そうですよね。掃除レベルで引っかかるようなホテルで評判がいいはずはない」
きっと、タクシーの運転手さんの頭にホテルのレベルが再度インプットされた。その日の内に、他の誰かに語られることだろう。
そうやって、組織は口コミによって信頼を失っていくのだ。
気がつかないのは、内部の者のみ。

この出来事を人ごとだと思って読んだあなた。今一度、自分の歯科医院を総点検してほしい。待合室の本棚、受付のカウンター。ユニットのライト、キャビネットの棚の上をそっとなでてみてください。あなたの手に埃がつかないか。

それだけで、歯科医院のレベルがわかります。

一口メモ

アメリカのマーケティングリサーチ研究において、ジョン・グッドマン氏が自身の調査結果を統計化することにより、導き出した数字があります。

不満を感じて実際にクレームを言う人は、実際に不満を感じている人の四パーセントにしかすぎず、また、黙っている人の再利用（来店）率は一〇パーセント程度とされています。

この苦情も言わず来られなくなった方が一番怖いのです。この不満はその場で言われなくても、外に出たとたん口に出て、悪いうわさとなって広がっていくからです。

この黙っていて二度と来られない人のことをサイレントクレーマーと言います。

263-01615

視える

Mi-E-Ru

朝のリセット

朝礼が終わり、診療が始まった。

なのに、ゴミ箱に山盛りのゴミが入っている。

「これはどうしてなんですか?」と聞くと、「押せば小さくなってまだ入るので。入らなくなったら、捨てます」と手でおさえてゴミを小さくした。

消毒室の床には、小さな紙の切れ端がいくつか落ちている。

当然誰も拾わない。

ミーティングのときに発言する。

「ここは組織を愛する気持ちがないのか。ゴミが落ちていようとも、ゴミがあふれていよ

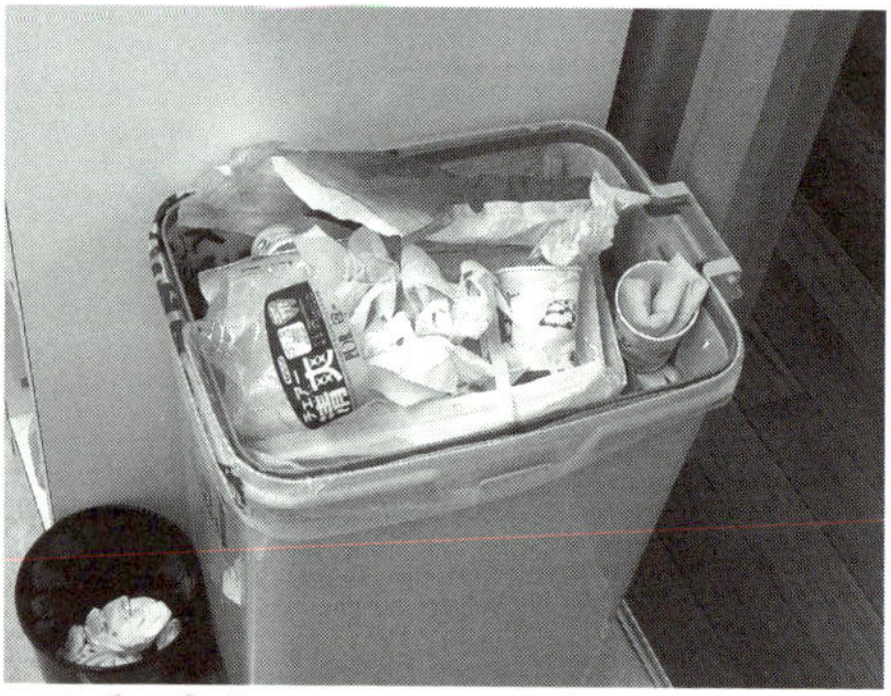

朝の段階でゴミがあれば、いつゴミ捨てがなされるのか。

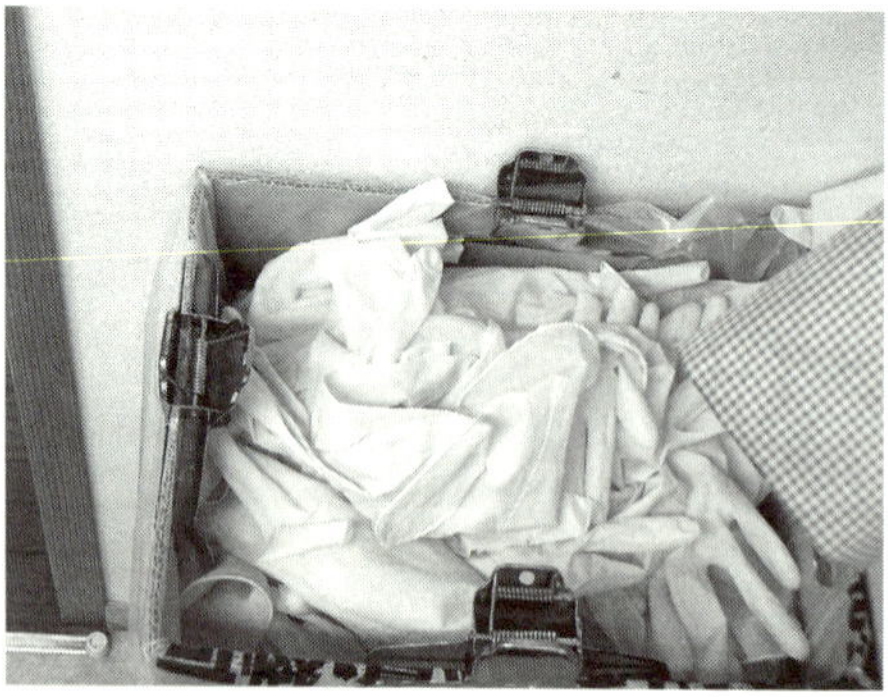

うとも、誰も何とも思わない。いくら患者さんが来てくださっているとしても、患者さんには見えている。消毒室や技工室が直接見えなくても、絶対にいい治療がされているはずがない。恥ずかしいと思いなさい！」

久しぶりに声をだした。

それからは、チーフを中心として、裏の裏まで汚さない努力をする。

やるべきことに気づけば組織は必ず成長する。

一口メモ

ゴミ箱からあふれて入っているゴミを、手や足でおさえて小さくするときに、事故が起きる可能性が大です。決して行ってはいけません。

毎日、帰りにゴミは集め、朝の段階ではスッキリした環境から診療はスタートしましょう。

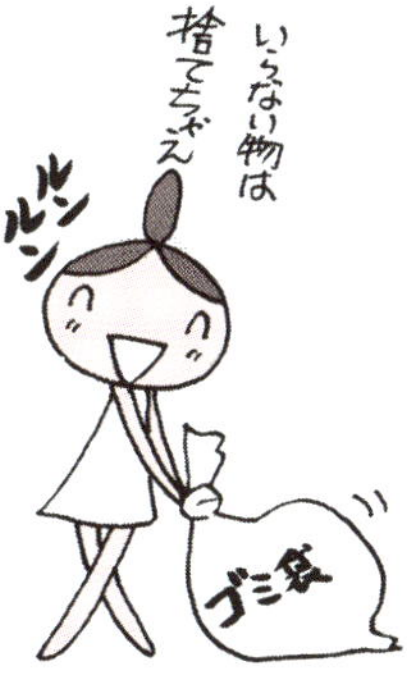

263-01615

掃除機ではなくまずほうきで掃く

一口メモ

「患者さんがいるのに、バタバタと後片付けをする。患者さんがいるのに帰りの用意をするのは感じがよくない」と言われる院長先生がいらっしゃいます。しかしどうでしょうか。

美容室で髪を切ってもらっているときにはT字型ホウキを使って優雅に床に落ちている髪を集めてきれいにされます。それはなんとも自然で美しい動きです。

片付けそのものは、何も悪いことではありません。音を立てながらあせって行動するのではなく、ちょっとした動きの中にきれいにする仕組みを作ってしまうのです。

そうすれば、患者さんには決して悪い動きには見えません。

帰りの片付けは四時を過ぎれば意識し始めてオーケーです。

朝と帰りの清掃だけでなく日中働いている時間にも状態の維持に気を配ろう。プチチェック開始！

● 落ちているゴミを必ず拾う	
● 何げなく、サッと汚れを拭く	
● どこにいても拭けるものを置く	
● 水滴を拭き、乾燥状態を作る	
● 一人、時間ができればさりげなく片付ける	
● ちょっとした空き時間、ムダ話をするのではなく周りに気配りする	

こんなことが起こる

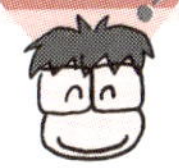

「誰とも目を合わせない歯科衛生士」

ある歯科医院に見学に行ったときのことです。
とても大きな歯科医院です。

「こんにちは」

スタッフの方々は「……」で、軽く会釈。

「こんにちは」

誰に挨拶しても、声が出ません。時には、目も合いません。

時折、「こんにちは」とすがすがしい笑顔で返してこられるのは、若い歯科医師の先生方です。

(どうしたんだろう、ここは)。裏手にまわると、技工室は埃だらけ。石膏の固まりが、処分する箱にいっぱいたまって山盛り状態。水道の三角コーナーにもゴミが山盛りです。

廃棄している量がハンパでない。消毒コーナーには、使い捨てのワッテやガーゼが置いてあり、流しには使い終わった器具が山積みになっています。

受付では、患者さんに電光掲示板で入室して頂くことをお知らせする最新のシステムが入っているけれども、「ここは、人が荒れてるナ～」と感じずにはいられません。

入ってくる患者さんには目も合わせず、「こちらです」「エプロンします」「倒します」まで、マスクしたままで一気に進めます。スゴイナ～！　ここまで徹底しちゃうのか。

患者さんの座ったイスの横に、半分ちぎれかけた紙が貼ってありました。

263-01615

〝ホワイトニング〟の広告。

（誰もしたいって思わないだろうなぁ～…）

歯科医院で一年に一回は院内セミナーを行っているとのこと、しかし歯科衛生士は回転が速くて、すぐに辞めていってしまう…。

みなさん、あなたにもこの歯科医院の未来が、見えるでしょう？


医療は、医療技術だけで成り立っている訳ではありません。互いに、何をしているのかを理解し、認め、感謝し、尊重し合う体制を作ることが大切です。また、５Ｓを通して、歯科医院を愛する心を育てること。そのうえで、私達は「患者さん」に支えられて生きていることを決して忘れてはいけません。

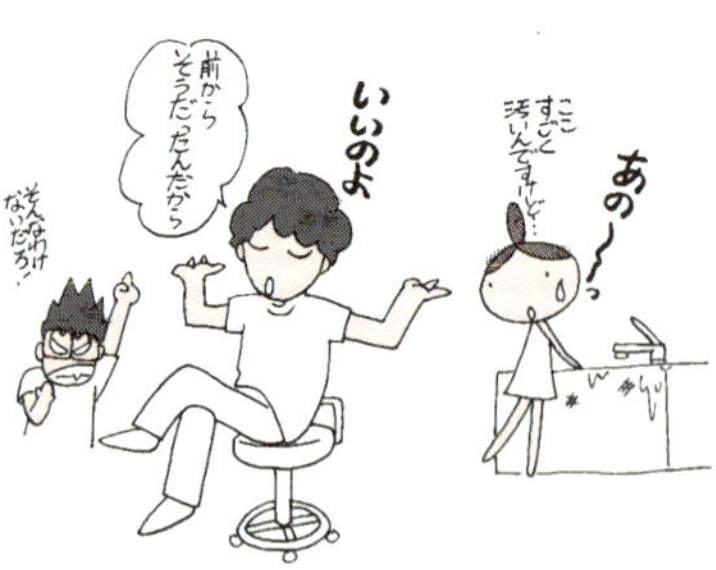
あの～
ここすごく汚いんですけど…
いいのよ
前からそうだったんだから
そんなわけないだろ！

263-01615

第5章

「清潔」は維持すること

～だから安心と安全につながる～

清潔な診療室で、患者さんを迎えたい

1 その思いを胸に…

清潔とは、基本的には3S（整理、整頓、清掃）が維持されていることです。

一日の三分の一を、私達は歯科医院の中で過ごします。ここが、3Sが保たれていない場所であれば、それだけで仕事に対する意識は落ちます。

誰もがすがすがしい歯科医院の中で、気持ちよく仕事がしたいと思っています。もし、この状態ではない歯科医院であれば、自然で美しく機能的な口腔内を、この歯科医院で共に作って行きたいと患者さんは思いません。

清潔には「隅々までもきれいにして保つ」という組織としての姿勢が問われます。

加えて、それには精神的な清らかさも含みます。

清潔とは環境の整備だけではなく、歯科医療人としての潔い姿も求められます。

清潔とは？（広辞苑）

医療では、消毒・滅菌を意味しています
しかし、もっと広く考える

汚れがなくきれいなこと
衛生的なこと
また人格や品行がよく、潔いこと

歯科医院では

医療人としての姿勢を持って、3Sを維持し、最善の歯科医療サービスを提供するだけの環境を作ること

〈医療人としての姿勢〉

髪、化粧、爪、白衣、ナースシューズ、清潔感

〈医療人としての精神〉

奉仕の精神、貢献、思いやり、美しさ、人格

視える Mi-E-Ru

歯科医院での清潔とは

清潔とは、医療人としての姿勢や精神を持って、最善の歯科医療サービスを提供するだけの環境を作ることです。歯科業界にとっては、「消毒・滅菌ができているということ」もありますが、もっと深い意味を示します。

3S（整理・整頓・清掃）のいい状態が崩れず、維持できてこそ価値があります。

ある歯科医院の清潔状態の話です。

こんなことが起こる！

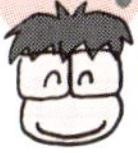

「一〇分で帰れ」

この歯科医院は、最後の患者さんが帰って、一〇分でスタッフが帰ります。私が始めてうかがったとき、片付けをしている彼女らが、早めに着替えにスタッフルームに入った私よりも早く帰ったのには驚きでした。

どうしてそんなに早く片付けが終わるのか。

彼女らは、動くとともに掃除をしています。ちょっとした小タオルがあちらこちらにおいてあり、移動とともに、拭いています。

それは、院長も同じで、「私が一番暇ですからね」と、ホウキで消毒ルームを掃いたり、雑巾でカウンターを拭いています。それに嫌味がありません。本当にみんなが歯科医院を大切にしているのだと感じます。

院長が「ヒマ」という言葉を使われても、実はそんなことはありません。あるコンサルタントから、ここはユニット一台当たりの売上高が取引先で一番であると報告を受けています。なぜ暇に見えるのか。それは、診療に余裕があるからです。い

263-01615

らない動作を極力減らし、診療内容の勉強を積んで、みんながいい治療を目指しています。だからスタッフ全員の動きはいつも優雅で「時間が止まって見えますね」が、見学されるみなさんの感想です。

置いている物品も最少です。「これだけですか」と、物の少なさに驚嘆します。

ずいぶんと物を捨てられました。その最少物品は、カンバン方式の管理方法による最少の在庫数で増えないように管理されています（詳細は第7章）。

加えて、動線は極めて単純。

まず、物を取りに行かなくてもいいように、座って手を伸ばせば届く範囲に置いています。患者さんの治療が終われば、トレーの薬品は拭きとられ、動線の間で、ゴミは処分されますので、消毒槽に行くときには、「これ使ったの?」と聞きたくなるようなきれいな状態で器具は戻ってきます。すぐに水洗され、消毒槽につけられます。消毒ルームに、使った後の器具を置きっぱなしなど誰もしません。それは、その人の行動が中途半端になってしまうと、次の人に迷惑がかかるとわかっているからです。たった一、二秒の手抜きが診療の流れを止めてしまうことを知っています。

四時半には少しずつ、帰れる体制が取られていきます。六時を過ぎれば、ほぼ最後の患者さんの消毒だけが残っているのみです。

患者さんの帰りに合わせて、掃除機を使いモップで拭いてすべてが終了します。

極めてスムーズ。その対応に感動さえ覚えます。最後の患者さんが診療室を出られると、今では五分でスタッフのみなさんは帰ります。

私は、この診療所ができるのだからできないはずはないと、他の歯科医院でも提案します。

「最後の患者さんが帰られて、まず一〇分で帰れる体制を作ろう」

文化は、引き継がれ、発展していく

前述の歯科医院を見学した別の歯科医院のスタッフの方が、そのノウハウを持ち帰り、自分の診療室の消毒コーナーのシステムをきれいに組み直しました。

写真は、整理・整頓・清掃の体制作りを維持して、清潔の状態を作った消毒室の改善前後の写真です。

それまで診療が終わって四〇分かかっていた片付けを一〇分で終了できる体制に変化させました。当然、毎日ストップウォッチを用いて、状態の維持をチェックしています。次のような改善が行われました。

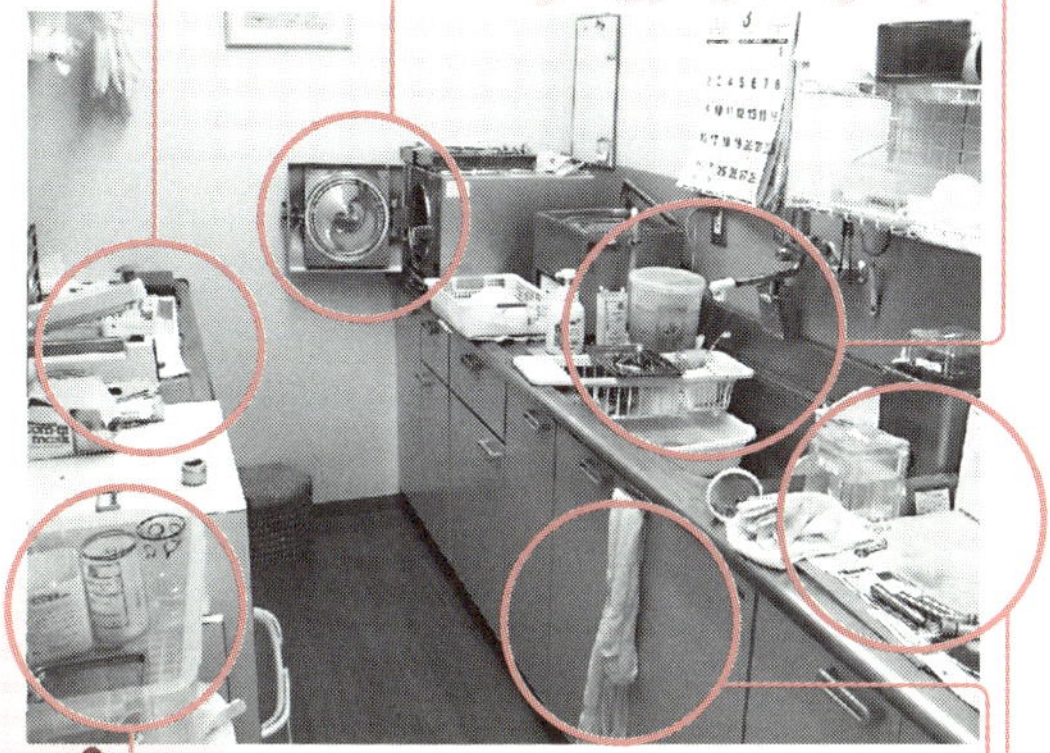
①とりあえずここに置いておくコーナー
②清潔と不潔な物が混在しているコーナー
③汚れるからと広告紙を敷いていたコーナー
④誰がどこでやってくれているのかわかりにくい状態
⑤なぜか大きく開けっぱなしのオートクレーブ
⑥全体が崩れているので当然タオルのズレは直す気持ちにはならない

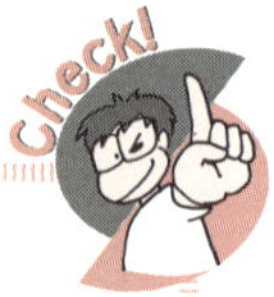

最後の患者さんが出られて、一〇分で帰れる体制になっているか。

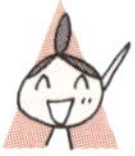

□ はい → スゴイですね。維持しましょう。

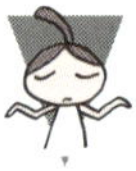

□ いいえ → やることいっぱいあるぞ～。がんばろう！

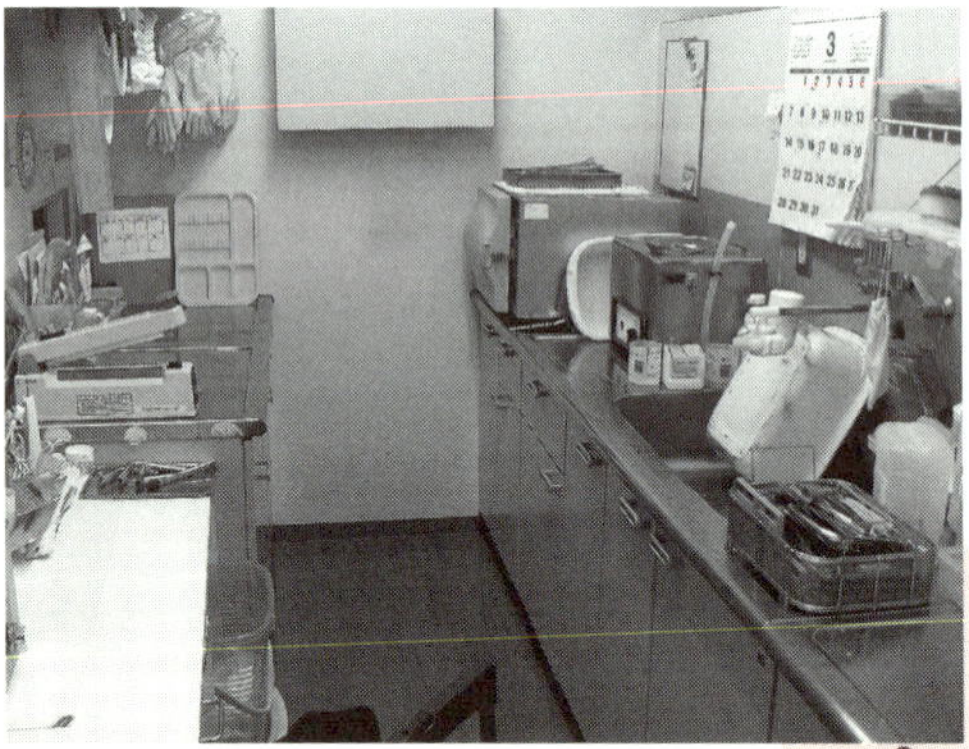

263-01615

消毒室の改善を進めるためにとられた方法

1 とりあえず置くコーナーの排除

今までは患者数が多いため、バットの中に、フッ素や研磨材がついている状態でもとりあえず置いておくというコーナーを設けていました。時間をおくということは、乾燥して取れにくい状態を作ります。水洗に時間がかかり、その作業中に事故が起きる可能性も増大します。

↓ユニットから基本セットを引く段階で、バットの中の薬品は拭きとられ、ゴミは消毒コーナーに入れるまでの動線の中で排除されます。

2 清潔域の明瞭化

清潔なものを置く場所に赤いテープを貼って清潔域を明瞭化しました。これで「ちょと置いておく」的な混乱はなくなりました。

3 汚れる所を拭ける状態にする

印象材の粉がよく落ちてしまうコーナー。紙を敷いてしまえば清掃は、まずできません。紙を取り除き、いつでも拭きとる体制に変えました。乾燥状態を保つことが消毒コーナーの基本です。

263-01615

4 作業工程を単純化する

消毒シンクから、超音波洗浄器具を滅菌パックに入れて、オートクレーブに入れるまでの流れをスムーズに組み立て直しました。誰かが、流れの途中に逆らうものを入れてしまうから、動きが止まってしまうのです。だから器具は出しっぱなしにはしません。

単純化して、誰にでも作業行程がわかるようにしています。

消毒コーナーの流れは、要は次の作業を行う人に迷惑をかけないようにする。これのみです。

自分の行動に責任を持とう!

すべてにわたって、改善を繰り返すこの歯科医院では、地元の患者さんに愛され、この三年の間に大きく変化しました。今では、一日に八〇人程の患者さんを受け入れています。スタッフの増員、増改築などが進みましたが、大きな混乱なく対応しています。こうして、一つの歯科医院で確立されているシステムは、見学をすることで、次の歯科医院にも応用されていきます。

「清潔」とは、『大辞林』によると「汚れがないこと。衛生的であること。人柄や行いが清らかで、うそやごまかしなどがないこと」とあります。清潔を突き詰めていくと、いつでも、美しく職場を保とうとする組織としての文化を感じることになります。

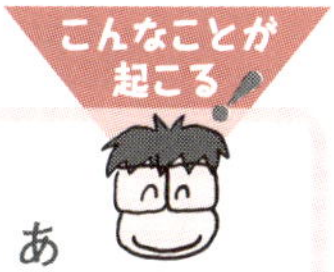

「清潔感のあるスタッフに変わりたい」

ある所に、黒いルーズソックス、派手な化粧、茶髪の方々がいる歯科医院がありました。その院長は「個性を大切にしている」と言われていました。しかし、そのとき、私は「個性は必要ありません」と断言しました。

「小原さん、小原さんは、スタッフに個性はいらないと言うけれども、必要なんじゃないかと思うんですよ。どうしていらんのですか？」先生からの質問です。

「そうですか。どういうところで感じられるんですか？」

「患者さんがネ、あの歯科衛生士さんがいいですネって褒められることがあるでしょ。あれは、彼女の個性だと思うんやけども」

「なるほど。他のメンバーとは一味違う対応をされている、ということですネ」

「そうやネ」

「先生、質問してもよろしいですか？　飛行機に乗ったときに、キャビンアテンダントの方の中で、彼女ちょっと違うよネっていう化粧の人います？」

「おらへんよネ」

「あの人、髪の色すごいよネって人います？」

「おらんネ」

「個性という言葉、必要ですか。先生が使われてる個性っていう日本語の意味が違っているのかもしれません。辞書で調べてみると『個性は、その人個人にしかない性格、性質』なんですヨ。歯科医院という組織の中で、統一したものを持っていない今の状態で、個別の特徴は必要ですか？必要なのは組織として個別の能力をいかに発揮できる体制をとるかではないでしょうか。おもてなしの行き届いた有名なホテルにはマニュアルがないと思われますか。すべてのマニュアルを頭に入れたうえでさらなる能力を求める。これが先生の言われている個性なのだと思います。しかし、すべての段階で、個性という言葉を使うと、歯科医院がそれぞれのスタッフの方々の思いにある個性で、動いてしまうかもしれませんネ。それが、爪の長さや髪型、髪の色、けばけばしい化粧、だらしない白衣の着方だったりする訳です。言葉の意味をきちっと伝えて、そのうえで、それぞれを認めて、伸ばしてさしあげる。それがリーダーの役割だと思いますが」

「そうやネ。今のままでは、スタッフの濃い化粧さえも直せんもんな…」

言葉の意味を確認し合い、組織としてのルールを決めれば、スタッフの方々の方向性は必ず一致するはずです。

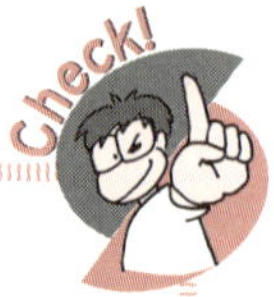

服装や化粧のことで注意を受けたことがある

□ はい → 素直に聞けたかな？ 言われるうちが花。思い出してみましょう。

□ いいえ → 自己チェックしてみよう。

医療人としての姿勢

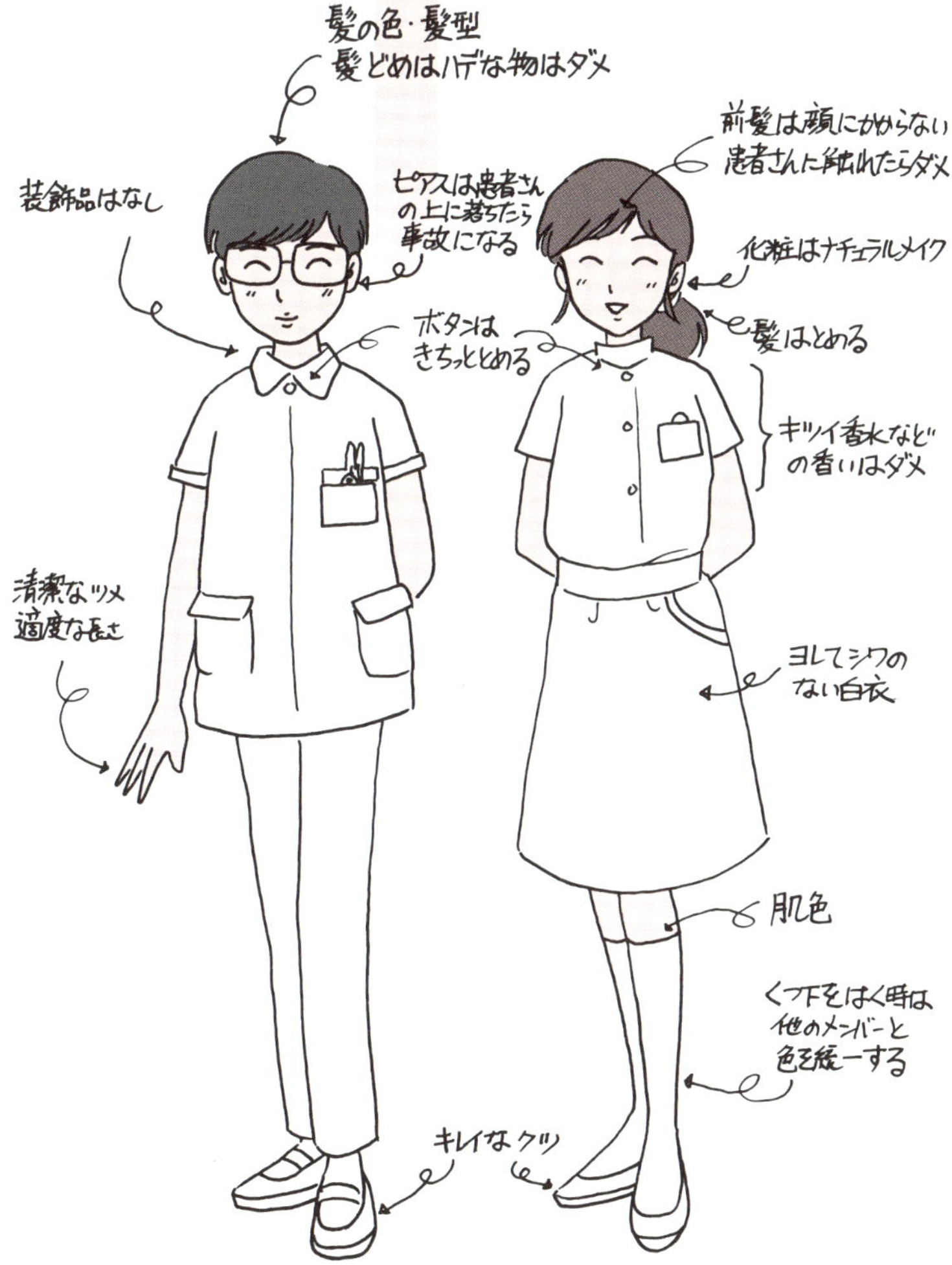

263-01615

視える Mi-E-Ru

あなたがまず、できていますか?

新人の育成プランを立てるとき、まずは〝身だしなみチェック〟から取り組みます。しかし、ベテランや中堅クラスの中間管理職ができていない場合、いくら新人育成で説明しても、直すことはできません。

まずは、いつでも、自己チェックして、状態が落ちていないかを確認しましょう。

■身だしなみチェックリスト

職場に出る前には，下記のことができているかどうか必ず鏡を見てチェックしましょう.
◇医療の場にふさわしい健康的で清潔な身だしなみを心がけましょう.

		業務開始前のチェック項目	チェック欄
身体の清潔	1	職場に出る前には必ず鏡を見て，チェックする習慣がついている.	
	2	毎日入浴し，いつも清潔であるよう心がけている.	
服装	3	白衣は常に清潔に保たれている。(NG：しみ，よごれ，シワが目立つ)	
	4	ほころび，ボタンの取れ等はない.	
	5	ボタンをきちんと留めている.	
	6	名札は所定の位置に付けられている.	
	7	胸ポケットに２本以上ペンを挿していない.（挿している場合はシンプルなものであること）	
手	8	常に清潔に保たれている.	
	9	爪は短く均一に切られている.（手の平から見えない程度）	
	10	マニキュアを付けない.	
頭髪	11	頭髪は常に清潔にし，フケやカユミ，寝癖がないよう注意している.	
	12	不自然な色に染めていない.（日本ヘアカラー協会の基準LEVEL8以下）	
	13	前髪やサイドの髪はすっきりとまとめている.	
	14	肩より長い髪は，名札を隠さないように後ろですっきりとまとめている.	
	15	髪留めは，黒・茶・紺のシンプルなものを使用している.	
その他	16	アクセサリーはすべてはずしている.	
	17	メガネは常に手入れされている.	
	18	香水等，香りの強いものは使用していない.	
顔	19	鼻毛・産毛は処理されてる.	
	20	歯は毎食後磨いている.	
	21	にんにくなどの臭気の強い物は他人に不快を与えない程度に控えている.	
	22	ニキビ・吹き出物は治療に努めている.	
	23	制服に合う，明るく健康的なメイクをしている.（NG：ノーメイク，不健康そうに見えるメイク，付けマツゲ，ラメの強いアイシャドー，黒いフチの上下の強いアイライン，マスカラがダマになっている）	
ストッキング	24	ナチュラルカラーのストッキングを履いており，伝線，タルミはない.（NG：カラーストッキング，柄タイツ，網タイツ，なま足，ルーズソックス）	
靴	25	良く手入れされている.	
	26	事故が起きないような，先端が隠れたプレーンな靴である.	

263-01615

こんなことが起こる!

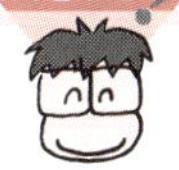

「それでも化粧を直すのは難しい…」

化粧には人の生きるこだわりが出るものです。

ある歯科医院に行くたびに「彼女の化粧はどうして、あんなに厚めなのだろう?」…と不思議に思うスタッフがいました。

彼女はすでに、歯科医療には魅力を感じていなかったようです。

「私は、アパレルにいきたいのです。同じような考えで働いている人達では、これくらいの化粧は普通です」

彼女の返答には、力が入ります。すでに、半年後には、退職すると院長に伝えていました。

とても優秀な女性です。

大きく変革が進む中で、歯科衛生士としての仕事のやりがいを感じ始めていました。

担当している歯周病の患者さんのデータが明らかに改善しています。

また骨の再生も。

院長は、私にレントゲンをみせながら、「小原さん、これね、彼女の担当の患者さんなのよ。ネっ、イイデショ。彼女がんばっているでしょ」と嬉しそうな顔をされます。

「アラ、ホントデスネ。スゴイスゴイ。◯◯さん、やったネ。腕上がってるネ」

彼女もまんざらでもない様子でした。そのうち彼女が言いました。

「歯科衛生士としての仕事が好きになりました。院長！勤めさせてください」

263-01615

もうすでに、代わりのスタッフが入局しています。院長は、チーフを呼んで相談しました。

「どうじゃろうか。やる気が出てきて、ここに残りたいと言っているメンバーを残すのは。しかし、もうすでに代わりの人、雇っているしナ…」

「先生、彼女のお給料位は、私達が一生懸命働けば、なんとでもなります。残してやってください」

院長は嬉しくて嬉しくて、しかたがなかったそうです。

さて、残った彼女です。

やる気は出ても、まだまだポリシーを持った厚めの化粧です。

歯科医院は安定していますので、多くの見学者の受け入れをしています。当然彼女にも、コメントを求められ、担当部分について自信を持って答えています。

しかし、残念なことに、見学に入られた歯科医院の方々が、口をそろえて言われます。

「あの、化粧の濃いスタッフの人がね～…」

名前でなくて、形容詞を使います。

あるとき、彼女を呼んで言いました。「素晴らしい仕事をして、みなさんが認めてらっしゃるのに、あなたの化粧で、あなたは名前を呼んでもらえない。そんな、自分を打ち消すような容姿が大切？　ナチュラルメークで、自分のよいところをしっかり見てもらって、認めてもらったほうが、あなたの人生は、より豊かになるのではないの？」

彼女は、聞きながら、大粒の涙を流しました。

それから、しばらくして、チーフから電話が入りました。

「小原さん、彼女、化粧を変えてきました。まだ迷いはあるようですが、大丈夫です。でも来られたときに、化粧いいネって言わないであげてください。きっと、泣きますから。自分の中で納得するまで、ちょっと時間がかかるはずです。でもネ、ちょっとナチュラルすぎかもしれません（笑）」

一段と組織がまとまったと感じた瞬間でした。
見た目を直せと言うことはたやすい。
しかし、人には、こだわりがあるのです。
だから、じっくりと、焦らず、取り組めばいいのではと思います。
お互いのプロ意識を高めるために…。

一口メモ

この度は、化粧についての話でした。全員が同じ姿勢で取り組んだとき、歯科医院としての明確な基準ができてきます。
だから、それ以降に入ってくる新人は、最初からそれが普通のことになります。

263-01615

第6章

「躾」は、組織の本質
～できないことを恥と思うこと～

躾を見れば組織の体質がわかる

1 「躾」は当たり前のことが当然のこととしてできること

歯科医院に見学に行く。

挨拶をしない、返事をしない、笑顔を見せない、感謝しない、すぐ行動しない…。ないないづくしの所があります。

こんなときには、「この人は…」と思うと同時に、「この歯科医院は…」と感じます。

大人社会で生活するためには、コミュニケーションは重要であり、その基本となる対応ができるというのが「躾」です。

自分と関係する方々に、嫌な思いをさせず、気持ちよく接する。

この当たり前のことを普通に行なうことが躾です。

できるまでは、何度も何度も繰り返し指導します。

躾とは？（広辞苑）

礼儀作法を身につけさせること
（礼儀とは…
社会生活の秩序を保つために人が守るべき行動様式）
（作法とは…
立ち振る舞い、動作の正しい方式）

↓ 歯科医院では

当たり前のことを当然のこととしてできること

組織としての文化そのもの。

躾とは、常識ではない

躾は、自然とできるものではありません。

誰かが、教育したり、指導することでできるようになります。

また、できるようになるまで、強制的に守って頂くこともあります。

何も言われなくても、組織の中で普通に、価値感や教え方が同じ方向に向くようにする。まさしく、躾は文化です。

また、組織としての管理能力が問われる所なのです。

したがって、「近頃の新人は…」と嘆く人は、自分自身の価値だけでなく、歯科医院という組織そのものの価値を下げていることに気づきましょう。

躾の基本は挨拶、報告、連絡、相談です。

簡単なことかもしれません。しかしそれでもできない状況に落ち入れば、理念に戻って、5Sに取り組めばいいのです。理念とは、院長が「使命」として取り組んでいるのだから、誰もここには反論できないはずです。

チームとして同じ価値観を持ち、認識し、よりよい組織としての行動がとれる体制を作っていく。それが組織文化であり、ここまでくれば組織は簡単には崩れません。

組織としての文化なのですから、一日二日で成り立つものではありません。地道に取り組んでいきましょう。

文化のある組織には、お互いを認め、感謝し、尊重する姿勢があります。「ありがとう」のあふれる組織に成長させましょう。

263-01615

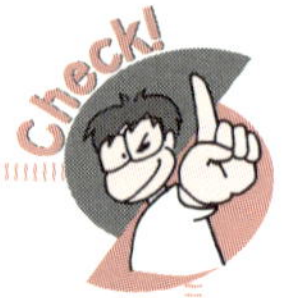
Check!

ありがとうを
一日十回以上言っている

□ はい ↓
人生が豊かですね。

□ いいえ ↓
ハイのかわりに「ありがとう」を言ってみよう。
あなたの周りが変化します。

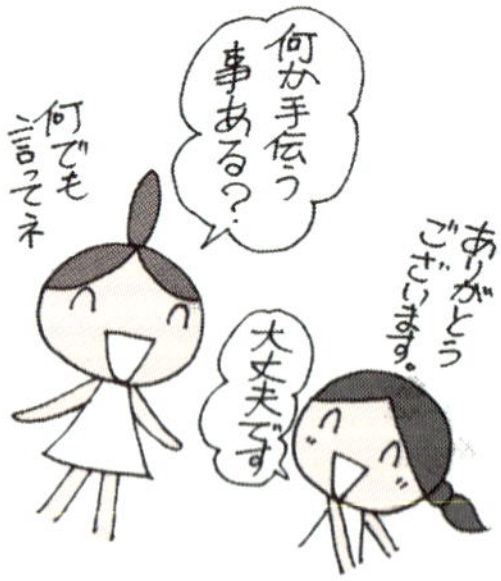
ありがとうございます。
大丈夫です。
何か手伝う事ある？
何でも言ってネ

263-01615

報告・連絡・相談の基本

報告・連絡・相談は、一般社会では「ホウレンソウ」と言って、日常的に使われています。情報をいかに、スムーズに伝えていくかは、日々の小さなルールによって成り立っています。ここで、ホウレンソウを意識してみましょう。

5Sは、行うことが大切なのではなく、継続することに価値があります。

ホウレンソウの意味を確認してみます。(広辞苑より一部抜粋)

報告：与えられた仕事の進行状況・結果を述べること。またその内容

連絡：相手に通報すること、意思を通じ合うこと

相談：疑問や不明瞭な点を解決するアドバイスを請うこと、互いに意見を話し合うこと結果がでたら報告すること

互いが仕事をするうえで、報告がなければ問題は視えず、連絡がなければ連携が取れず、相談がなければ改善や方向性が見いだせないという状況を作ります。

やっているようで、やれていない。だから問題が出てきます。

263-01615

1 報告のポイント

1 できるだけ早くを原則とする

失敗したと思うことほどすぐに報告。そのままにしていたら状況はドンドン悪くなる。

2 タイミングを確認する

「先生（チーフ）、今よろしいですか」と聞いてから話し出す。

3 事実を報告する

話がわからなくなるので、言い訳を先に言わない。

4 問われることを意識する

「それに対して、どのようにしたいのか」と聞かれる場合がある。自分としての意思を話せるようにしておく。

5 中間報告を意識する

大きな仕事は、すべて終わってからでなく途中で状況報告する。

2 連絡のポイント

1 右から左に伝えるのではない

どうしてこうなっているかという状況を把握し、根拠を述べられるようにする。

2 言葉は省略しない

例の件…。あとでね…。あいまいさが混乱を招く。

3 誠意を持って対応する

「ありがとう」という言葉が互いに自然に出る対応を心掛ける。謝るときには真摯に頭を下げる

4 連絡には種類がある

緊急連絡。重要な連絡。通常の連絡。使い分ける。

5 連絡には鮮度がある

あとでと考えると忘れがちになる。

263-01615

3 相談のポイント

1 時間を頂くと考える

「チョットといいですか」という軽い言い方でよいのか考えて発言する。

2 最初に何についての相談かを述べる

相談内容は最初に明確にしておく。

3 最終決断は自分にある結果で

「…さんが言ったから、こうしました」はない。

4 問題が解決したときには感謝の言葉を発する

「おかげで…できました」その言葉で、相談を受けたほうも安心する。

ホウレンソウでの情報共有

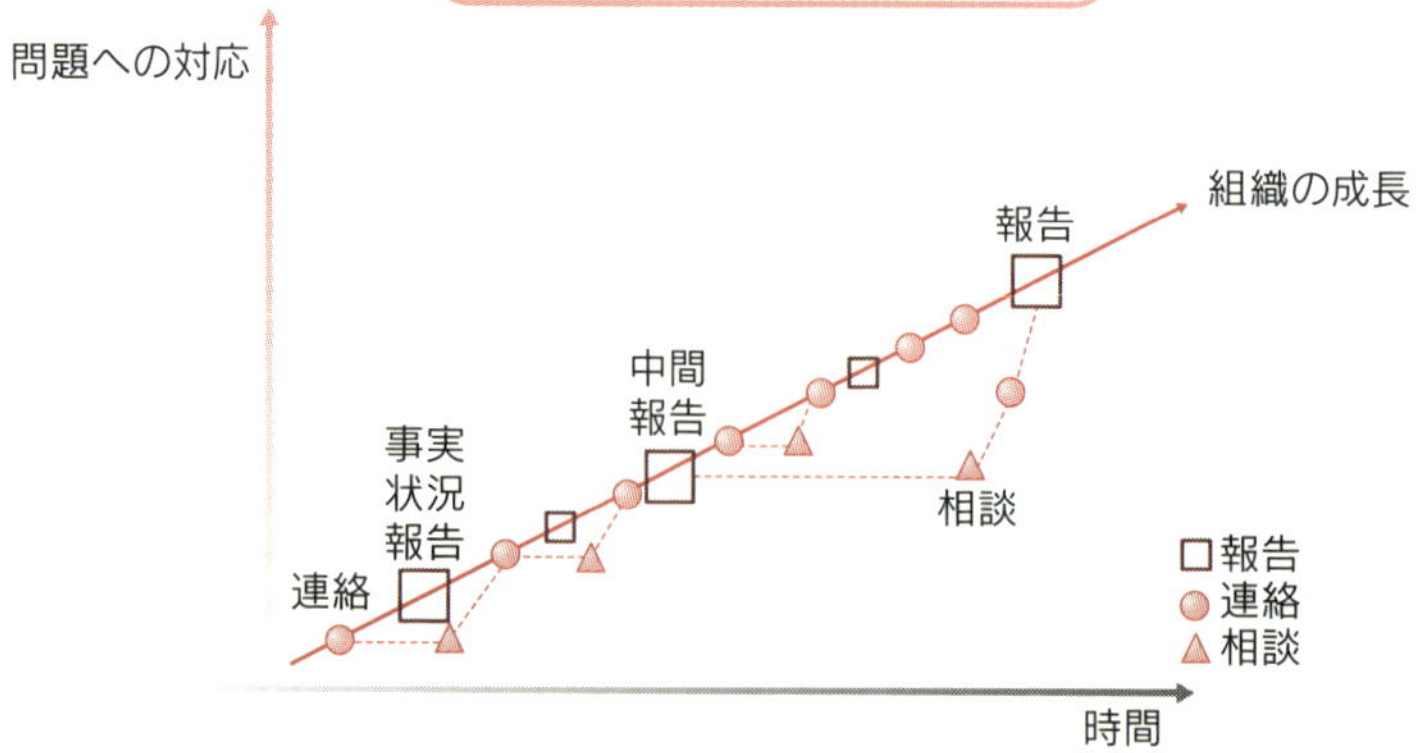

問題への対応
組織の成長
報告
中間
報告
事実
状況
報告
連絡
相談
□報告
○連絡
△相談
時間

5 自分一人で抱え込まない

職場はチームワークで成り立つ。悩んでいることがあれば、必ず聞いてくれる人がいる。

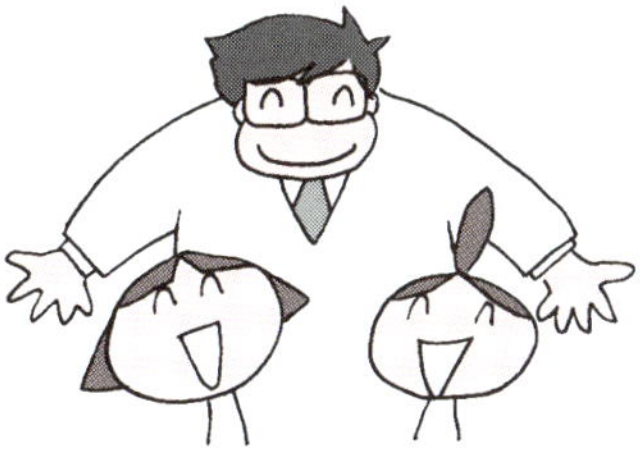

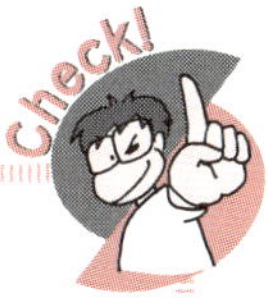

ホウレンソウを意識したことがあるか

□ はい ↓ スムーズな対応ができているでしょう。

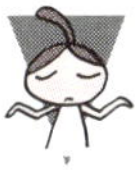

□ いいえ ↓ 人とのトラブルがあるかもしれない。意識してやってみよう!!

263-01615

こんなことが起こる!

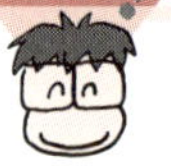

「ホウレンソウにも質がある」

ある歯科医院での話です。

院長が受付の対応について、不満を言われました。

「昨日、ホームページの会社に、原稿でファックスを送っておいてと言ったのに、報告がないんだヨネ」

「そうですか。そのことを言われましたか?」

「言ったヨ。そしたら、先生送りました。報告しないですみません。先生が忙しくされていたので報告できませんでしたと言っていたヨ。本当に困るんだよナ。前にも電話しといてって言ったのに報告がないときがあったから」

「そうですか。それは不安でしたネ。ところで先生、ホームページは、先生が全部担当されているのですか」

「そうだよ」

「先生がされる必要がありますか? スタッフの中からホームページ担当者を決めて、更新や訂正を定期的にすると決めることができれば、ミーティングで情報確認するだけですべておまかになることができます。そうすれば、電話一本、ファックス一本の報告がないなどのお嘆きはなくなります。彼女らも、任されてる仕事をプロジェクトリーダーとして、自分の意志で歯科医院を代表して他団体と交渉される立場に変わります」

「確かに、報告してくれと言ってる内容が、小さすぎるな」

「ハイ、彼女らは、単なる先生のお手伝いではありませんから」

「わかった。その通りや。今日のミーティングで担当者を決めて権限を委譲しよう」

院長の顔がパッと晴れました。

トラブルのあった報告から改善点が見つかりました。

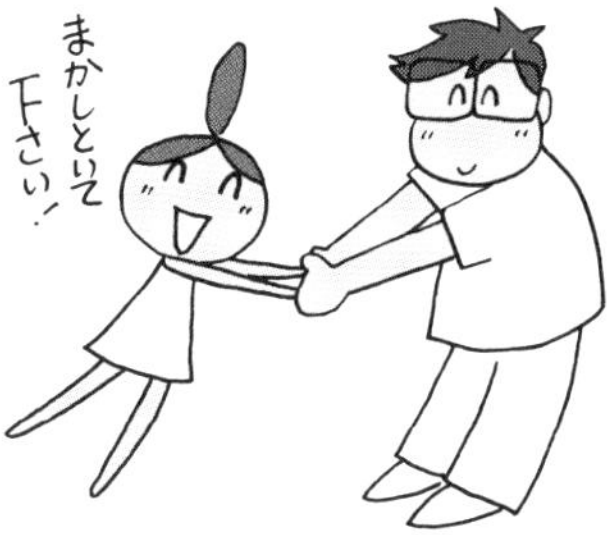

263-01615

視える Mi-E-Ru

患者さんとの約束を守る

組織の中だけのルールを言っても成長なし。患者さんとのルールも守ろう。

1 予約時間を守ろう

予約は、誰のためにあるのでしょうか?

院長は、よく言われます。「それは、自分達がちゃんとした医療を提供するため」だと。

しかし、患者さんにとっては、どうなのでしょうか。

「大切な時間をとって、わざわざ行ってるのに、時間どおりに治療が始まらない」

それは、大きな不満として残ります。

予約は、その患者さんのためにもあるのです。必ず守るべきものです。それが、組織としてのプロ意識です。

歯科医院のみなさんで話をしていると、必ず、急患対応についての話が出てきます。

予約をしている患者さんを待たせて、急に来られた方を診る。そのことで、全体の予約が全部ずれてしまう。これでいいのでしょうか。

では一つの例で考えてみましょう。

ある大切なお客様と会食に行こうとレストランに予約を十九時に入れたとします。

行ってみると、まだ前のお客様がその場におられ、会食をされていました。

「十九時に予約していたでしょ」と言うと、

「すみません。どうしても大事な方の接待だからと、十八時に急なお客様が来られました。私どもと致しましても、ご贔屓《ひいき》いただいているお客様だったので申し訳ございません。あと一〇分待って頂けますでしょうか？」と言われたとします。

あなただったらどうしますか？

「そんなに大切な客だったら、しかたない、お互い様だ」と思えますか？


それと同じことが歯科医院にも言えるのではないかと思うのです。

「痛みのある患者さんを待たせるのか」と院長は言われます。確かにそうです。

それでは、どれくらいの痛みの方からすぐに入って頂くのでしょうか。

受付で、また診療室の中で、誰もが混乱なく対応できるルールを作る必要があるのでしょう。

それは、ちゃんとミーティングで話し合い、マニュアル化して徹底していく努力がいるのです。

患者さんに「遅れずにお越しください」「当日のキャンセルはできるだけないようにお願いいたします」と言う前に、自分達がまず、最低のルールである「時間を守る」という約束を果たしているかを考えなければなりません。

263-01615

2 予約時間を守るためにやるべきこと

1　理念を自分の中に刻み込む

2　予約を守ることが、いかに大切なことかを話し合い、意識統一する

3　状況把握、原因究明を行う

- どのくらいの患者さんに
- どれくらい待たせているのか
- 原因は何か
- クレームになっていないか
- 反対に遅れてくる患者さんはどのくらいか
- 理由は何か
- キャンセル率はどれくらいか

4　対応策を練って、実行する

①自分達が何をすべきか
- 時間の意識と価値を意識統一
- 時間５分前に終了する体制作り
- 時間内に終わる技術の修得（院内セミナーの実施、継続したトレーニング、院外セミナーへの参加）

②患者さんへの協力をお願いする
- 予約時間厳守のお願い
- 強化目的のお知らせ（キャンペーン）
- パンフレットの作成
- ホームページへの掲載

予約時間を守って診療をしようと決めるだけでなく、現状を把握し、原因を考え、その対応策を練って実行することが基本となります。

躾として出てきた時間厳守の考えが、組織の仕組みを作っていきます。

仕事は一人ではできない。すべてのスタッフの協力でなりたちます。

こんなことが起こる

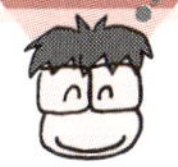

「予約時間を守る姿勢　受付の時間を厳守する」

ある歯科医院へ見学のドクターが入られました。

待合室には、何人かの患者さんが待っています。時計が四時を示したとき、

「どうぞお入りください。お待たせ致しました。今日はいかがですか…」

と、軽快な会話が、各ユニットで交わされていました。

「ここは、時間どおりに入ってもらっても、お待たせしましたって言うんやネ」

「そうですネ。時間より早く来て頂いているので、そう言ってるようですヨ」

「スゴイナ～。待たせることないんだ」

「ほとんどお待たせすることはないようです。時間の感覚は、みなさん徹底されてますので。次の患者さんの五分前には終了されてます」

「ほんまなんや」

「何がですか」

「予定どおりにやってるって」

「そうみたいですヨ」

見学に入られた方々が、いつも驚いています。

予約は誰のための予約なのか。患者さんにも、医療側にも、とても大切な時間なのです。互いに守る体制にしています。

263-01615

さて、受付でのちょっと驚きのシーンが二つ。

「ごめんなさい。まだやってくれます？」

「大丈夫ですヨ。走って来られたんですか？」

「そうよ。五分も遅れちゃって。診てもらえなかったら、次は随分先になっちゃうでしょ」

「ありがとうございます。お気遣い頂きまして。どうぞお入りください」

「五分遅れただけで、患者さんがあんなに焦られるんや～」

見学ドクターの驚きの声。

別日。

「ごめんなさい。遅れちゃった。もうダメでしょ」

どうも、二〇分遅れて来られたようです。

「申し訳ございませんが、今から入って頂くと、次の予約時間の患者さんの処置を行うことが難しくなってしまいますので、予約をお取り直し頂いてもよろしいでしょうか」

見ていた私が「う～ん、そうなるんだ～」と唸りました。

「二〇分遅れたら断るんだ」

「ハイ。申し訳ないのですが、入って頂くと、その後々の患者さんすべてに迷惑がかかります。その代わり、私達が、時間どおりに診察を行うことを守っているので、患者さんにご理解頂いていることだと思ってます」

「なるほど」

だから患者さんは予約どおりに来られるんですネ。

次は急患の患者さんへの対応です。

私がお邪魔している半日の中で三人の患者さんの電話が鳴りました。

しかし、予約簿はもう一杯で入ることはできません。

「大変申し訳ございません。今日は予約が立て込んでおりまして、お越し頂きましても相当な時間をお待ち頂くことになります。◯月◯日の◯時ごろでしたらお待ち頂くことなしに予約をお取りできるのですが、いかがいたしましょうか」と、伺っています。決定は患者さんご自身の言葉で語って頂きます。

この、急患をお断りすることに対しては、賛否両論だと思います。

しかし、院長が言われます。

「今では、歯科医院の理念に賛同し、システムを理解してくださる方が患者さんになっている。急患の患者さんの痛みにもいろいろあるので考えて対処するが、今来てくださっている方々との約束を破ってまで、急患の患者さんをみることはできない」

本当の意味での予約って、診察に対する志を感じます。

263-01615

美しい立居振舞

1 朝礼の大切さ

いつの間にか、朝の診療が始まってしまう歯科医院。

結構多いようですが、朝はみなさんの顔を合わせて、互いに身だしなみや体調、一日の流れを確認し合い、声を出して挨拶して診療に望むことは、とても大切です。（朝礼の方法の詳細は、『歯科医院の活性化』一九〇～一九二頁）

そのときの、お辞儀の方法を知っておくと、朝礼はビシッと締まります。

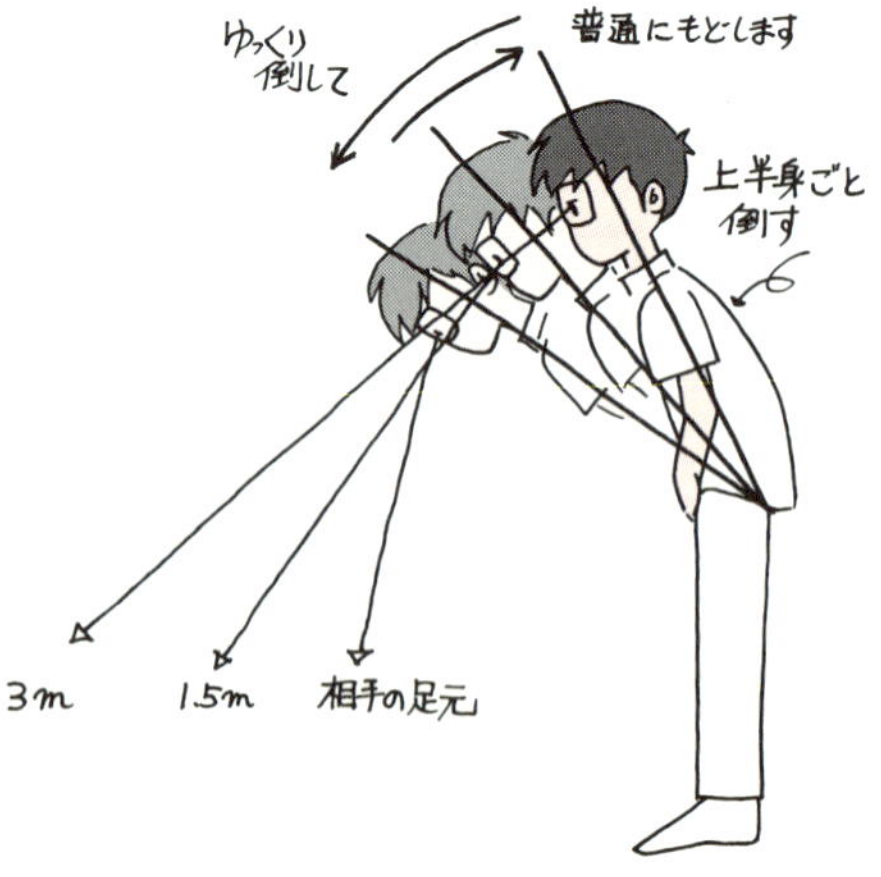
ゆっくり倒して
普通にもどします
上半身ごと倒す
3m
1.5m
相手の足元

お辞儀の種類		頭の下げる角度
●日常の挨拶	会釈……「こんにちは」「失礼します」	15° ⇩ 3m先を見る
●少しあらたまった	敬礼……「お願い致します」「朝礼時のおはようございます」	30° ⇩ 1.5m先を見る
●敬意を表す	最敬礼…「ありがとうございます」	45° ⇩ 相手の足元を見る

会釈ならば言葉とお時儀が同時に行われる、同事礼で充分です。

しかし、朝一番の朝礼ならば敬礼で引きしめましょう。語先後礼を行います。

しっかり相手の目を見て、挨拶をして、その後に、お辞儀をします。

心のこもったお辞儀は、礼儀や知性、元気、信頼感までも伝えてくれます

2 危ない言葉を使わない

ある歯科医院では、戦略会議は、四時間で終了（他の歯科医院では平均して六時間かかる）。

さすが、いつもチームワークがいい歯科医院ならではの会議進行でした。

さて、ちょっと気になったのは、自分と違う意見が出てきたときの対応方法。

「言っている意味がわからないです」という言葉が出ました。

もちろん、マンツーマンなら気心知れた間柄ではよし。しかし、全体の中では、なかなか解釈が難しい言葉です。

ましてや、院長に対してだったら、これは人格を疑われます。

こんなときには、

「私は……と解釈していましたが、違う意味もあるのですか」

「私は……と思っていたのですが、思い違いをしている部分があるのかもしれません。そうなのでしょうか」

と次の相手の言葉を引き出す発言を意識して行います。

スタッフが全員いる会議の中での発言は特にですね。

263-01615

そうすると、私がいつも必要か？と問うているコーチングが、まんざら「必要なし」でもないということになります。

自分でいろいろな基礎的な勉強を積むことが教養。年をとってくると、教えてくれる人がいなくなるので、自分で地道に勉強します。

一生勉強。この姿勢がなくなったとき、人として、成長はありません。

自分のために、組織のために、患者さんのためにコツコツとがんばりましょう。

3 院長としての姿勢

こんなことが起こる！

この歯科医院には八時二〇分にはお伺いする。

すでに院長は、歯科医院の窓を開け、すがすがしい空気を診療室にいれている。

タクシーから降りると、玄関のドアを開け、「小原さん、おはようございます。今日もよろしくお願い致します」と丁寧に挨拶される。

玄関のポーチには、花が絶えず植えられていて、「僕が休日に奥さんと二人でやっているんですけどネ。イイデショ」といつでも言われる。

当然、毎日花は、歯科医院の顔として誇らしく咲いている。

「いつ見てもいいですネ～」素晴らしいリーダーシップをとられる院長は、こんな余裕と優

263-01615

しさが滲み出る。患者さんにわからない訳がない。今では県下でも最も大きな歯科医院に成長している。

あるとき、先生から急に電話があった。

「イヤ、急にネ、キャンセルされた患者さんがいたんですけど、その間にスタッフが、駐車場の草取りをしてくれてたんですよ。診療室の中だけでなく、少しの時間ができたら、外にまで気を配ってくれている姿勢が嬉しくてネ」

そんな連絡を受けると、私まで、嬉しくなる。当然院長は、患者さんにもスタッフの行動を話しているだろう。院長の優しさをみなさんが認めているから、共に成長できている。

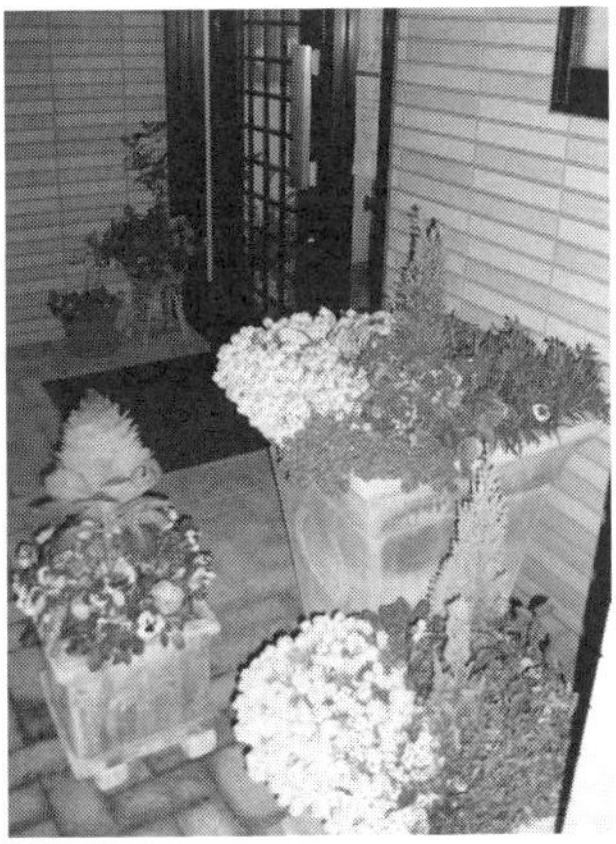

263-01615

第7章

在庫管理をシステム化
～カンバン方式を導入する～

カンバン方式での在庫管理

1 歯科医院を快適な空間にするための基本

患者さんは、何を求めて歯科医院に来ているのでしょうか。

高度な治療、審美治療、確実な治療・予防・管理…ｅｔｃ。

しかし、その歯科医院の第一印象は、最初に診療室に入る段階で決まってしまいます。それは患者さんの視線にあります。

玄関に上がっている砂。傘立ての水受けの汚れ。スリッパの黒ずみ。ゴチャゴチャといろいろなものが置いてある待合室、本棚に置いてある端が破れた週刊誌。トイレットペーパーの切れ端の落ちているトイレ。そして、患者さんの顔を見ずに淡々と仕事をする受付。診療室に入るまでの短い時間でも、患者さんは治療の質以前の「歯科医院としての医療に対する姿勢」を感じ取ります。

患者さんが見ていたものは五つ。

まさしく「整理・整頓・清掃・清潔・躾」です。

診療室の患者さんが見えるところだけの環境を考えても、歯科医院の質は感じ取れますので、内部の状態となればおのずと知れたところです。

在庫の管理は、内部の状態を整える仕事です。

５Ｓの基本が成り立って初めてできることですので、今までの応用編として考えてみましょう。

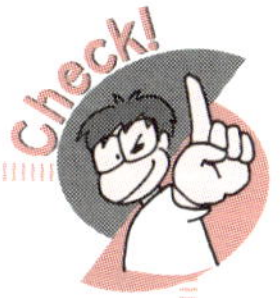

現在、棚の中に何が入っているかをすべて把握しているスタッフがいる

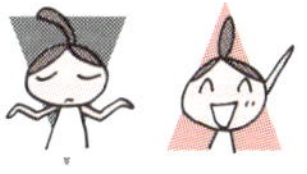

□はい ↓ すごいですね。それを誰もが理解し、視える状態にしていきましょう。

□いいえ ↓ みんなで取り組みましょう。

2 在庫管理は、誰もが参加して作り上げるシステム

どこに何があるのか、本当のところは誰も知らない診療所があります。

また、いろいろなものがあふれかえって、何を捨てたらいいのかわからない所があります。

これらの診療室では、掃除が行き届かず、埃が舞っていて、次のような会話が飛び交っています。

「この状態は、院長がまだ捨てないでと言うからこうなるのです」

「いつの間にか物が購入されているんです」

「購入しておいてと言ったのに、誰も発注してなかったから予定の処置ができなかったんだぞ」

「あのとき、片付けしろと言ったのにしていない…」

「この前、これって来てた物品ヨネ。モー二重に注文してたんだわ」

結局、見た目の荒れた診療室は、人との関係も健全ではないのです。

この状態は、スタッフの「歯科医院に対する愛着のなさ」を現わしています。

私たちは、患者さんに対して歯科医療を行っています。この部分の研修はそれぞれが専門職として受けて

263-01615

きました。

それでは、歯科医院の仕事をシステム化する勉強はどのようにしてきたのでしょうか。今まで受けてきたことがないという場合がほとんどです。

現在行っている「片付け、掃除レベル」は家庭で受けた教育の延長線上なので、暗黙の了解です。声が大きい人の方法、もしくは昔からやっていたなどの理由で実践されがちです。

一つひとつの物品を確実に扱うことで、「仕事がわかりやすくなる」「使いやすくなる」「動きやすくなる」「運びやすくなる」という結果が出てきます。

これには、専門とする職種はありませんので、誰もが積極的に作業に加わり確実な成果を生み出すことができます。スタッフ全員が同じ目標を持って在庫を取り扱うことで、互いが成長できる体制にしていきましょう。

3 在庫管理をすることで、歯科医院を安定させる

歯科医院の経営状況を安定するためには、二つの考えがあります。

「収入を伸ばす」・「支出をおさえる」です。

この収入と支出についての詳細は、『輝く華の歯科衛生士 ―これからの歯科医院経営をチームで考える―』にまとめていますので、ポイントだけを説明しましょう。

収入は左の部分です。

支出は右側の変動費と固定費です。

変動費は、材料や技工所などの外注費をさしています。患者さんが増えると支出が増える部分です。

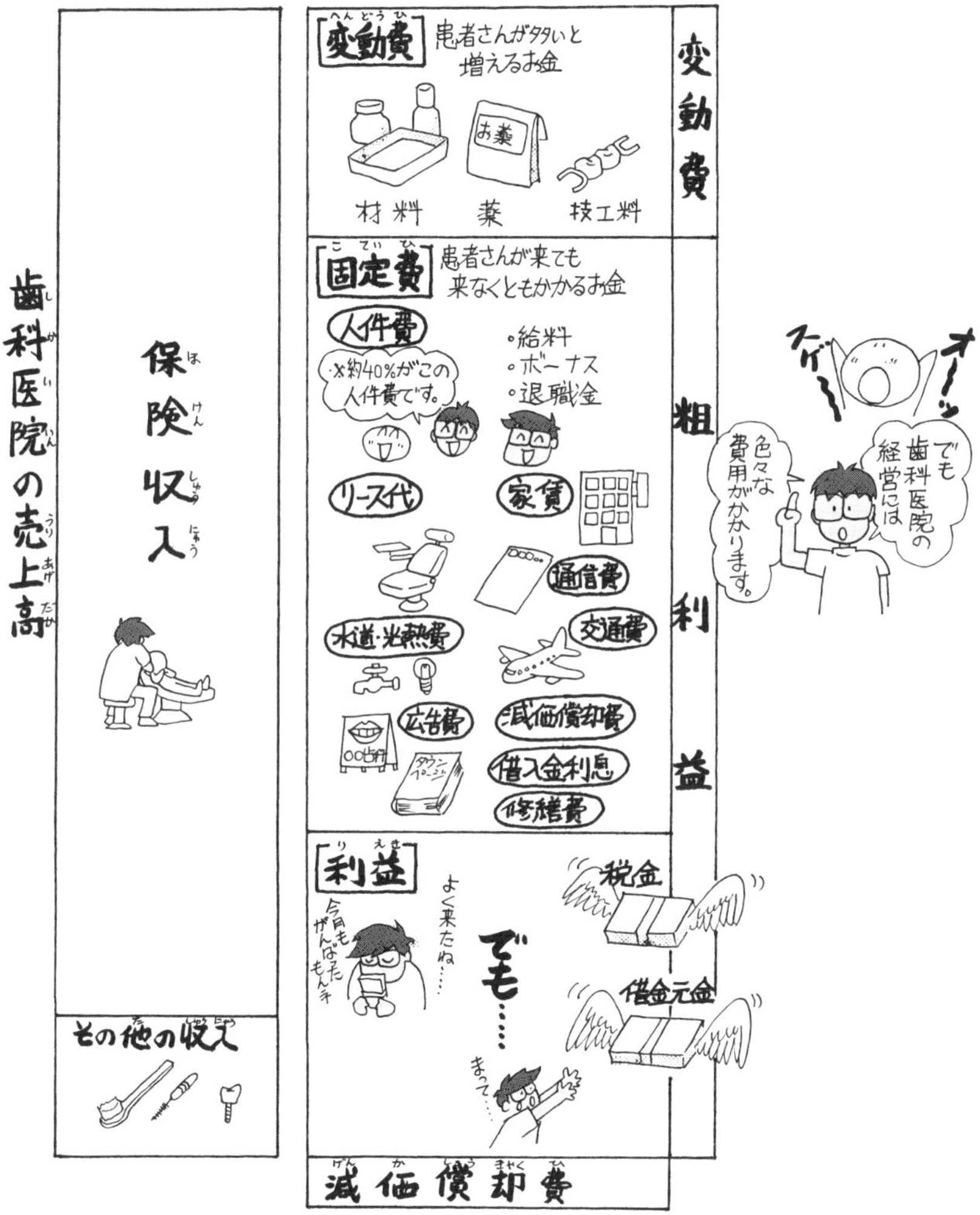

歯《し》科《か》医《い》院《いん》の売《うり》上《あげ》高《だか》
保《ほ》険《けん》収《しゅう》入《にゅう》
その他《た》の収《しゅう》入《にゅう》
変動費《へんどうひ》
患者さんが多いと増えるお金
お薬
材料
薬
技工料
固定費《こていひ》
患者さんが来ても来なくともかかるお金
人件費
※約40%がこの人件費です。
・給料
・ボーナス
・退職金
リース代
家賃
通信費
水道・光熱費
交通費
広告費
○○歯科
タウンページ
減価償却費
借入金利息
修繕費
利益《りえき》
今日もがんばったもんネ
よく来たね……
でも……
まって……
税金
借金元金
変動費
粗利益
減価《げんか》償《しょう》却《きゃく》費《ひ》
スゲー
オーッ
でも歯科医院の経営には
色々な費用がかかります。

263-01615

固定費は、歯科医院の運営をする部分です。人件費、家賃、通信費、交通費、リース代、原価償却費、借入金利息、修繕費などを示します。患者さんが多くても少なくてもかかる支出です。

したがって、私達が特に気をつけて取り扱うべきものは、変動費なのです。

本当に必要な物を必要数で管理していきましょう。

4 プロジェクトリーダーに権限委譲

あなたが、院長から在庫管理についてのプロジェクトリーダーとしての指名を受けた場合、すべてを自分一人でやろうなどとは思ってはいけません。

これは、長期間、じっくり取り組むプロジェクトです。

全体が動くように、指令塔としての役割をするのがあなたの仕事です。

それでは、ひとつずつやっていきましょう。

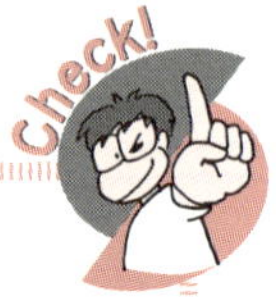

プロジェクトリーダーと言われて気が重い

□ はい ↓ 大丈夫。少しずつ進めていこう。次のページをめくってください。

□ いいえ ↓ よし、すごい。ドンドン進めていこう。

さあやってみよう 在庫管理

1 在庫管理への取り組み

実は、在庫の管理をしていない歯科医院などありません。一年に一回は、棚卸をして文書化しています。

今あるものを使って「改善」から始めましょう。

ポイントは、三つです。

- 意識する。
- 現状を把握する。
- 視える状態にする。

2 さあ始めよう!! どのような流れで取り組むのか

みなさんがコツコツと作業を進めていくことが一つのプロジェクトを成功させます。

この在庫管理は、現在お付き合いしているディーラーさんとの関係作りでもあります。

歯科医院は、多くの関係団体や個人の支えがあるからこそ、その機能を果たすことができます。

さあ、一致団結してやってみましょう。

流れに合わせて、八つの段階を示しました。（図）

263-01615

在庫管理にあたって必要となるもの

第１段階　情報の共有
院長の理念
問題点の抽出
情報の共有
目標の設定
意識統一
[現在やっていることのマニュアル化（尊重）]
権限委譲と責任
第２段階　準備
院長の決断
開始時期の決定
スタッフの自覚
作業の流れの確認
書類作成の整備（棚卸時の書類による）
第３段階　物品の整理
処分品の基準設定
処分対処業者の選定
処分日の設定
作業計画
処分品の分別
処分

第４段階　物品の整頓
カンバン方式の導入
置き場所を決める
在庫量を決める
価格を確認する
購入先を決める
カンバンをつける
発注までの流れを作る
いつでもコスト意識を持つ
第５段階　清掃
掃除しやすい配置
動線を確認する
動線を短くする
第６段階　清潔
整理・整頓の維持を確認
整理・整頓の維持による更なる改善
第７段階　躾
次の人の動きを思いやる対応
第８段階　独自性
歯科医院としての独自性

263-01615

▼第1段階は、情報の共有

診療室の棚の中にある材料。実は、相当な場所をとっています。街中の歯科医院では、空間に高いテナント料や管理料を支払っています。その在庫が置いてある空間にもお金が発生していることを知っておいてください。したがって、在庫は最小限で管理することが基本です。少し安いから、またキャンペーン中だからと必要以上に購入すると、場所を占領したり実際にはそれほど使わなかったり、分けて在庫管理をしたために、どこに入ってしまったかがわからなくなったりします。

最少数での管理を確実に行い、大切に物を取り扱いましょう。

そのために、時にはブレーンストーミングを行い、現状の問題を把握するといいでしょう。一気に情報はスタッフ全員のものとなり、目標が明確になってきます。

（ブレーンストーミングの方法は、『歯科医院の活性化』P一一六〜一二二に明記）

在庫管理にあたって必要となるもの

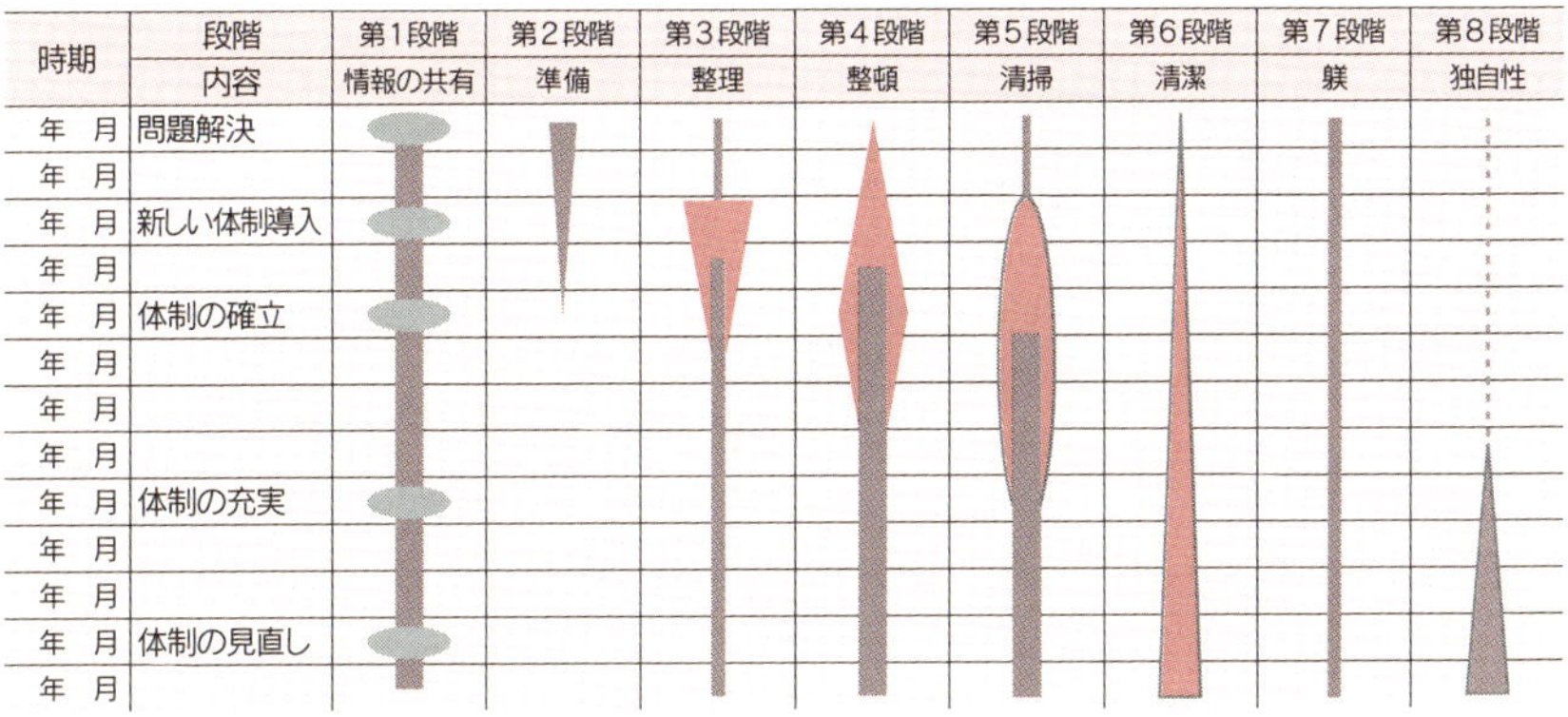
時期
段階
内容
第1段階
情報の共有
第2段階
準備
第3段階
整理
第4段階
整頓
第5段階
清掃
第6段階
清潔
第7段階
躾
第8段階
独自性
年　月 問題解決
年　月
年　月 新しい体制導入
年　月
年　月 体制の確立
年　月
年　月
年　月
年　月 体制の充実
年　月
年　月
年　月 体制の見直し
年　月

263-01615

▼第2段階は在庫管理のための準備です。

まずは、在庫管理をやろうと院長は宣言されてください。

そして、みなさんとミーティングで話し合いましょう。

誰が、いつから、どのように、何をするのかを決めていきます。

誰もが参加できるように、コーナーや棚ごとに担当者を決めれば、役割は明確になります。

毎年行っている棚卸の一欄を用意しましょう。ここに、歯科医院に存在する、すべての在庫が載っています（はずです）。

もし、なければ大丈夫。作ればいいだけのことです。

▼第3段階　物品の整理

下図は、棚卸の表に合わせて、使用頻度をチェックするための欄を加えたものです。

処分の規定を明確にしてみます。

頻繁に使って消費しているもの、一年に一回以上は使用しているもの。一年以上使わなかったものに分けてチェックしてみます。

そうすることで、処分するリストが作れます。一番右の不使用がその欄になります。

○○歯科医院の在庫状況

No	品名	個数	単価	合計	頻繁	使用	不使用

そのときすぐに破棄しなくても、器材には使用期限があるでしょうから自ずと処分という方向に動きます。もったいないと思うかもしれませんがそのリストがあるだけで、歯科医院の目指す方向性が見えてきます。

使用期限の切れた物は、「処分」です。これは社会の常識であり法令遵守です。

さて、機械器具を整理したいと思っているものも視える化していきましょう。目印をつけていきます。

色布テープを用意してください。

赤 もう使う予定がない。使うことができない。完全に壊れている。使用期限が過ぎている。

黄 めったに使うことがない。すでに新しいタイプの物が入っている。何度も壊れて修理にだしている。

というように、直接誰が見てもわかるようにしておきます。

そうすると、ミーティング時に処分する物の話し合いができます（詳細は、五五頁「整理　捨てるにはまずマーキング」）。

第4段階　物品の整頓

① 置き場所を決める

いろいろなところに在庫を分散してしまうと、どこに入ってしまっているかわからない状態ができます。

在庫は、集中して管理するようにしましょう。

棚の位置に表示を入れます。たとえば「A棚-左-1」です。これは、Aの棚の左の一番上の棚に置くと

263-01615

いうルールです。

その場合、どこに何が入っているかの見取り図がいります。

マニュアルに在庫や現在使用中の物がどこにあるかを明記しておきましょう（詳細は、『マニュアル作りで仕事を視える化』一一〇頁）。

② カンバンを作る

さあ、これからが新しい作業です。在庫、状況をまとめた表を元に、左記のカードを在庫の数だけ用意しましょう。少し上部には余裕を入れて、パンチで穴をあけてゴムを通しておきます。このカードは、表面をシーリングして、品名・在庫量・価格・購入先・置く場所を油性ペンで書き込みます。

品名	○○○○		
在庫量	1		
発注量	1		
価格	1,000円		
購入先	A社		
置場所	A棚2-2		
発注日	●年◆月	年 月	年 月

品名

棚卸で出した表と同じ名称で書き込みます。

在庫量

使用頻度によって違いますが、在庫は最少数が基本です。特別な理由がない場合、1と記入します。

価格

価格は、購入価格を書きます。

購入先

安くてもよい品が基本です。

しかし、単純に価格を比較するのではなく、普段から機械器具類の修理やメインテナンスをお願いしたり、相談に乗ってくださるディーラーさんならば、その存在を心強く思っている方もあるでしょう。

購入先は総合力で判断して決定していきます。

置き場所

在庫をどこに置くかを決めれば、棚や場所の記号番号を記入しておきます。

購入日

発注日も記入することで、何カ月でその物品が消費されるのかという発注サイクルがわかるようになります。

③在庫にカンバンをつける

さあ、在庫にカンバンをゴムでつけていきましょう。

最少数ですから、在庫1つであれば単品に。また在庫2つであればその2つをまとめてカンバンをつけていきます。

棚に納める場合は、できるだけ重ねずに、カンバンが視えるように配置します。

カンバンの裏にはシート状のマグネットをつけておきます。

④注文する段階での流れを作る

注文時

もし、材料がなくなって、ゴムを外して在庫を取り出すことがあれば（保管している最少数を切ったということ）、カンバンを誰もが見えるボードの左に張り出します。

263-01615

次頁の注文ボードは、発注したことを示すホワイトボードです。

ディーラーさんに事前に次のことをお願いしておきます。

「左欄で注文したことを確認されたら、右の注文済みにカンバンの移動をお願いします」

通信販売で購入する場合は、発注したスタッフが右側に移動させます。

受け取り時

注文していた物品が届いたら、カンバンをゴムでくくって、在庫管理をしている元の棚に戻します。

⑤いつでもコスト意識を持つ

多くの場合、スタッフのみなさんが材料や器材の価格を意識している場合は、少ないでしょう。

目に見える場所に価格を示していると、「こんなに高価な物なんだ」という感覚を持つことができます。

上記のカンバンを作る時間がない場合、油性マジックで箱に値段を書いておくだけでも意識が違ってきます。

注文ボード

<table>
<tr><th></th><th>注文</th><th>注文済み</th></tr>
<tr><td>A社</td><td>
<table>
<tr><td>品名</td><td colspan="3">○○○○</td></tr>
<tr><td>在庫量</td><td colspan="3">1</td></tr>
<tr><td>発注量</td><td colspan="3">1</td></tr>
<tr><td>価格</td><td colspan="3">1,000円</td></tr>
<tr><td>購入先</td><td colspan="3">A社</td></tr>
<tr><td>置場所</td><td colspan="3">A棚2-2</td></tr>
<tr><td>発注日</td><td>□年◆月</td><td>年　月</td><td>年　月</td></tr>
</table>
</td><td></td></tr>
<tr><td>B社</td><td></td><td>
<table>
<tr><td>品名</td><td colspan="3">△△△</td></tr>
<tr><td>在庫量</td><td colspan="3">1</td></tr>
<tr><td>発注量</td><td colspan="3">1</td></tr>
<tr><td>価格</td><td colspan="3">1,500円</td></tr>
<tr><td>購入先</td><td colspan="3">B社</td></tr>
<tr><td>置場所</td><td colspan="3">A棚2-1</td></tr>
<tr><td>発注日</td><td>□年○月</td><td>年　月</td><td>年　月</td></tr>
</table>
</td></tr>
<tr><td>C社
通販</td><td>
<table>
<tr><td>品名</td><td colspan="3">■■■■</td></tr>
<tr><td>在庫量</td><td colspan="3">1</td></tr>
<tr><td>発注量</td><td colspan="3">1</td></tr>
<tr><td>価格</td><td colspan="3">2,000円</td></tr>
<tr><td>購入先</td><td colspan="3">C社</td></tr>
<tr><td>置場所</td><td colspan="3">A棚2-3</td></tr>
<tr><td>発注日</td><td>□年◎月</td><td>年　月</td><td>年　月</td></tr>
</table>
</td><td></td></tr>
</table>

第5段階　流れに合わせて配置する「清掃」

在庫は、なるべく分散させずに一カ所にまとめるほうが管理しやすくなります。その場合、ちょっとした工夫でその部分の清掃も楽になります。たとえば、お盆を下にしく、籠に入れる。これだけでも効率的な掃除ができ管理も簡単です。清掃は、きれいにしながら点検するですから、使用期限もチェックしてください。

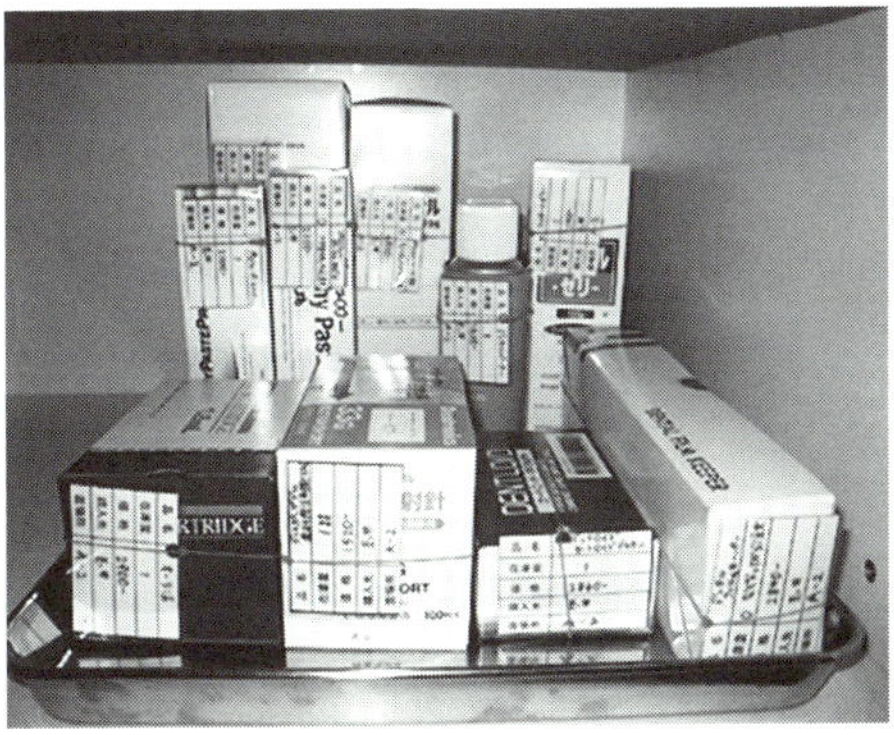

下にお盆をしいて、引き出し感覚にする。

第6段階　整理整頓の維持「清潔」

歯科医院でのちょっとしたことを改善し続けることは、大変なことです。しかし、それよりもっと労力がかかるのは、現状を維持して安定させることです。

人は、少しでも納得していないことならば、すぐに元に戻そうとしてしまいます。

「前のほうがやりやすかった」と。

しかし、それは慣れている人のやりやすさであり、すべてのスタッフの理解上でシステム化されたやりやすさとは違います。

第7段階　次の人の動きを思いやる姿勢「躾」

自分がしなくても、誰かがしてくれると感じたとたんに、きれいにシステム化された流れは止まってしまい、逆行し始めます。

誰がしてくれるものでもなく、それぞれの意識で改善は進むのです。

システム化された在庫管理は、自分の次の行動を引き継いでくれる人に対しての配慮、感謝の気持ちの成果です。

▼第8段階　本当に必要なものを買う「独自性」

在庫管理は、最終的に支出を抑えるかというと、実は大きく数字が変わることがありません。

なぜならば、システム化された歯科医院では、新しく購入すべき物がいつでも話し合われていくからです。歯科医院の強みが発揮できる分野での投資が始まっていきますのです。

歯科ディーラーから

在庫管理を日々行っている歯科ディーラーの立場から、歯科医院との新しいお付き合いについて提案させていただきます。

弊社の在庫量は、歯科医院の何十倍、何百倍もあり、売れ筋商品だけでも八、〇〇〇～一〇、〇〇〇程になります。二十年前ならば四、〇〇〇～五、〇〇〇ほどの管理でしたので扱う商品は急増しています。歯科医療の発展のためによい商品が開発されてきましたので当然のことですが、在庫だけで数千万円の管理をしています。

使用期限はさまざまで、商品の品質管理はもちろん、欠品をなくし、在庫量を増やさないためにコンピュータによる在庫管理システムを採用しています。歯科医院で在庫管理が大変なように、弊社にとっても在庫管理は経営上大変重要な課題です。

私共では、品質が落ちることなく歯科医院に商品を提供するために、メーカーからの物品受け入れをクール宅急便で行うことも多く、また商品の保管は大型冷蔵庫での管理です。社員がお届けする時点においても車の中では保冷庫を使っています。歯科医院にお届けするまでの品質管理は、いかにコストがかかろうとも当然の社会的責任と考えているからです。レベルの高い歯科医療を歯科医院で提供するためには、品質管理のされた商品をお届けすることが基本です。

さて、歯科医院の皆さんにはディーラーをもっと身近に感じて頂きたいと考えています。私共は、確かに商品というモノをお届けする仕事をしておりますが、実は合わせて歯科医院に役に立つ情報をお伝えする仕事を持っています。

それは、新商品や研修などの情報ですが、歯科医院で新しく行う治療に適応した商品の紹介だったり、現在お困りになっていらっしゃる事項に合わせた研修だったりと、身近にいるからこその情報なのです。

多くのモノが開発されて行くなかで、ムダなモノが残らない、もったいない体制にしないための在庫管理や情報の連携は、身近にいるディーラーだからこそできると自負しています。

歯科医院はよりよい治療を行うことで、地域に貢献でき、多くの患者さんをお迎えすることになり繁栄します。それが、まわりまわって私共の発展につながります。

互いに志高く、ｗｉｎ－ｗｉｎの関係でお付き合いできればと考えております。

株式会社リンケージ藤波
代表取締役　藤波安勇

263-01615

視える化

第8章

5Sの応用
～5Sができると組織が変わる～

5Sは簡単
しかし、一番難しい。
それは組織としての文化だから。

問題を敏感に感じ取れる組織になろう。
１カ月に、１回のミーティング。
ヒヤリハットやクレームを、普通に語れる体制に。
文字にして、
掲示して、
心に止めて話し合う。
互いの仕事を認め合い
感謝し合って尊重する。
そんな普段の意識があって
組織は一つにまとまっていく。

やったネ紹介

1 テーマ

使う所に視えるように貼る

橋本歯科クリニック
チーフ
正岡麻由香さん

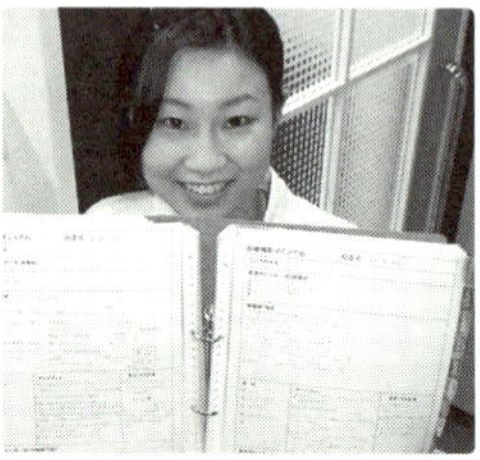

几帳面なチーフ。
だからみんなを信頼して仕事を託すまで。
苦しかった。自覚して行動するようになって一皮むけた。スゴイナー。

こんなことがありました

私達の歯科医院は、学生実習を受け入れている歯科医院です。あるとき、ベテランのスタッフが退職し、現場の混乱が起きました。「何をしたらいいのかがわからない」なんとか日々の診療はできるにしても、短期で交代してしまう学生指導までは手が回りません。

みんなが、同じレベルで今やっていることを、まずはスタッフ間で理解しよう。

それから、やるべきことをまとめていこう。

そして学生と一緒に成長しよう。

消毒コーナでの流れ

わかりやすく掲示してある。

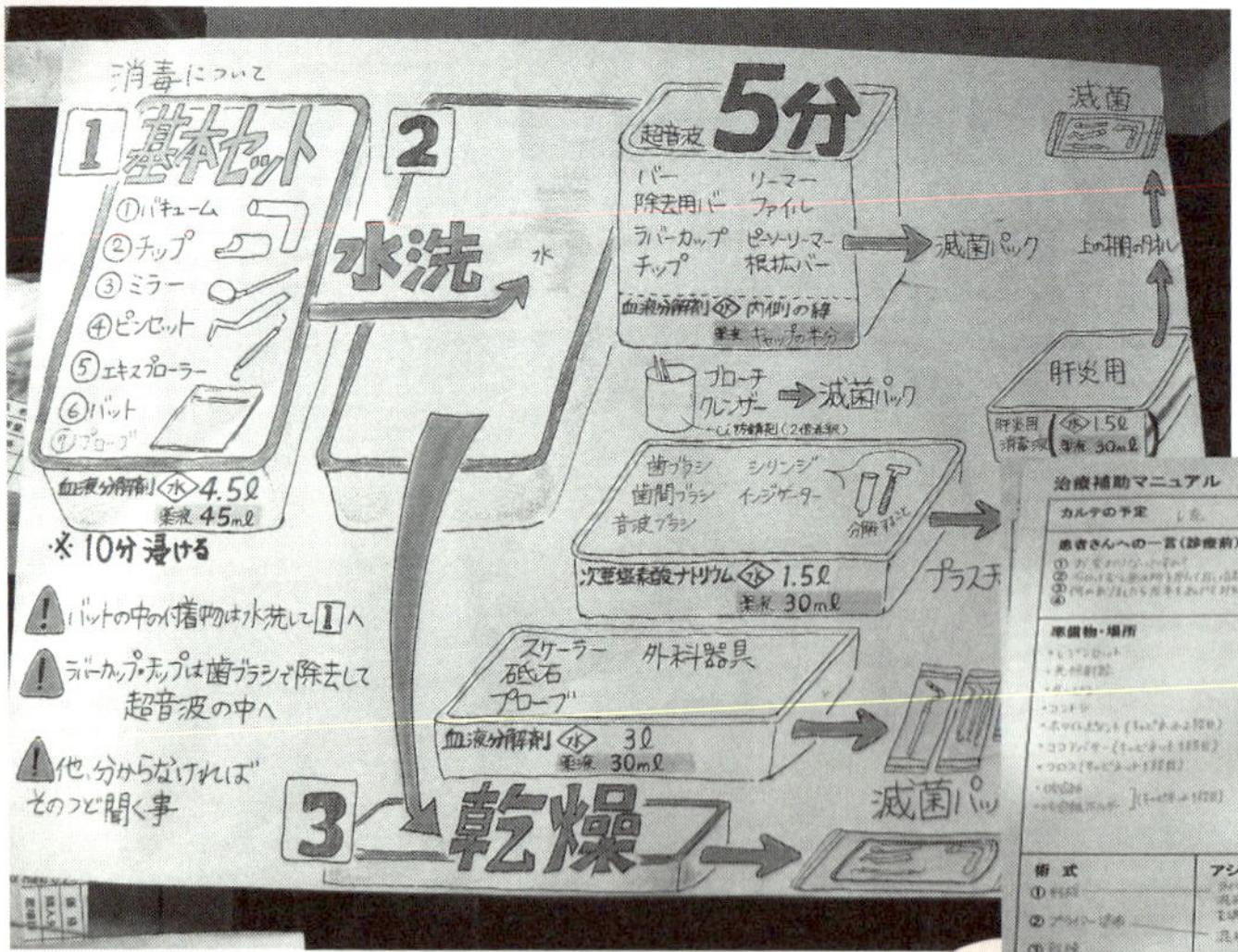

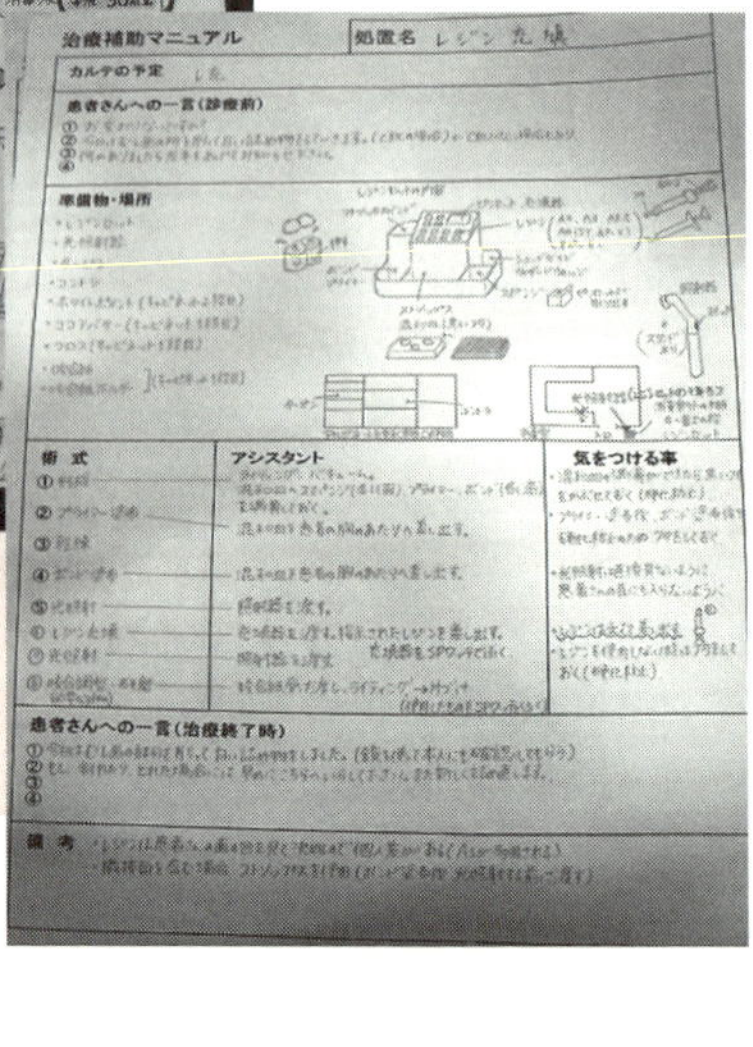

学生と一緒に作成したマニュアル

ページによっては学生のほうがわかりやすい。
図やイラストはふんだん。

はじめは、スタッフだけで作成し始めたマニュアル作りは、学生にも参加してもらい、理解しやすい図や写真がふんだんに入るものに変化していったのでした。

ココが問題

①スタッフごとに言うことが違う。
②思った以上に学生がわかっていない。
③学生指導までは手が回らない。

対策

解決のポイント

①マニュアルは基本重視…使用説明書から読む。
②図・写真をふんだんに使う。
③学生にもスタッフと同じようにマニュアル作りから参加してもらう。

学生が言います。
橋本歯科クリニックは一日いればどう動けばいいのかわかります。
それは
・業務を単純
・物品を縮小
・目標を明確化しているからです。
最高の褒め言葉は「ありがとう」。

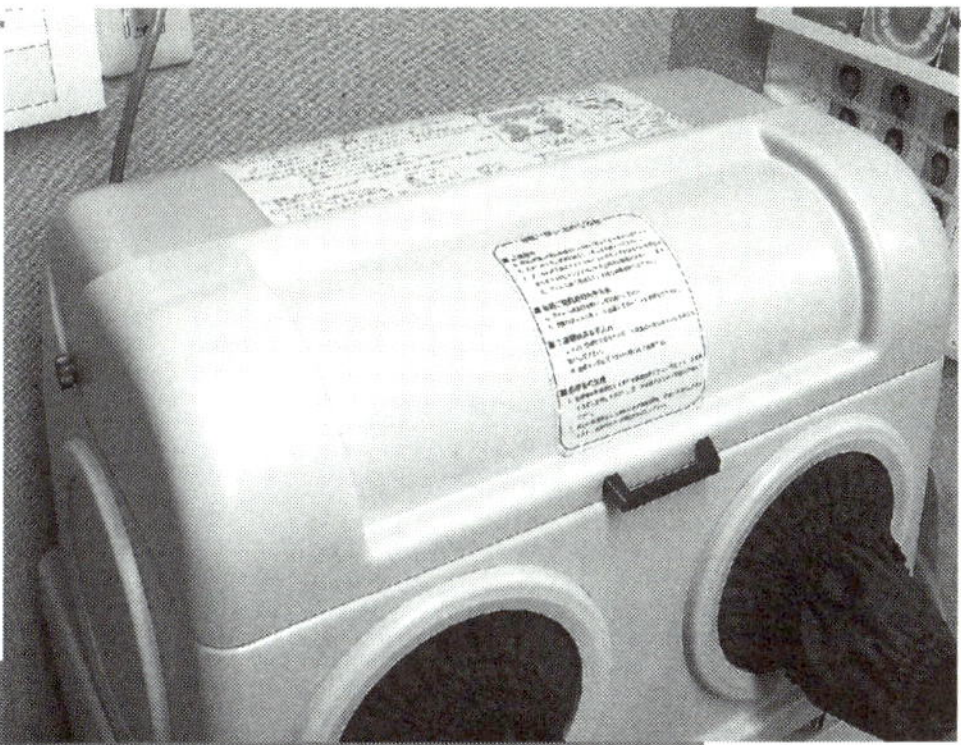

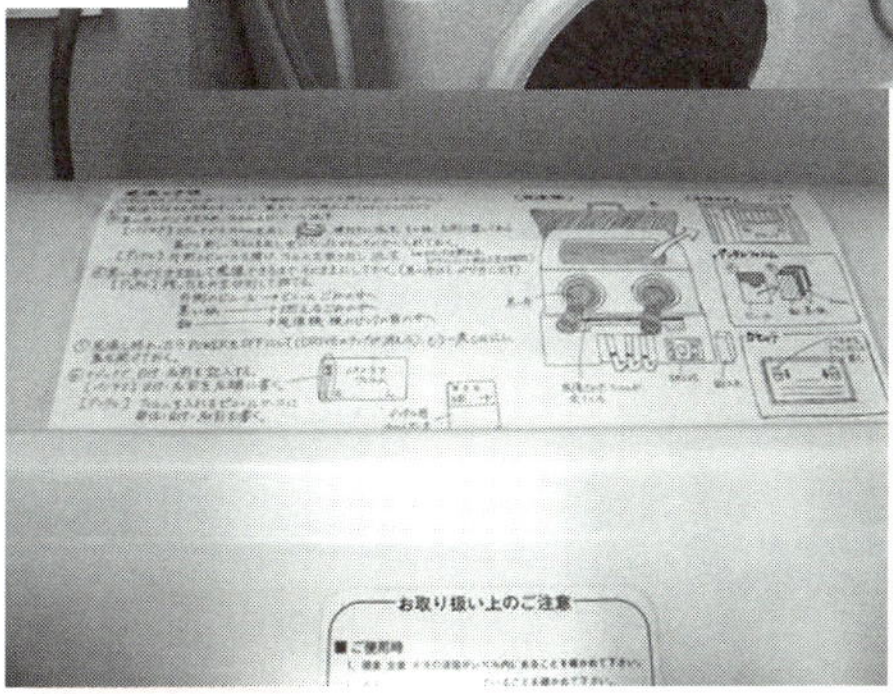

自現機の上にも学生作成の使用法を貼っています。

263-01615

やったネ紹介 2 テーマ

在庫の意識を変える…在庫量の縮小

こんなことがありました

街の中心にある橋本歯科クリニックは、ビルのテナントでの開業のため、空間をお金で買っています。だから、狭い空間をいかに活用するか、スムーズな診療体制にするかがポイントです。

すっきりとしていると思った消毒・技工室もじっくり見てみると何年も使わないものが山積みでした。ひとつひとつの材料に、小さなカンバンをつけて在庫管理を始めました。いつでも値段を見ながら、適量を意識しての診療です。コスト意識を持つことで新しいプロとしての顔

橋本歯科クリニック
段原皓乃さん

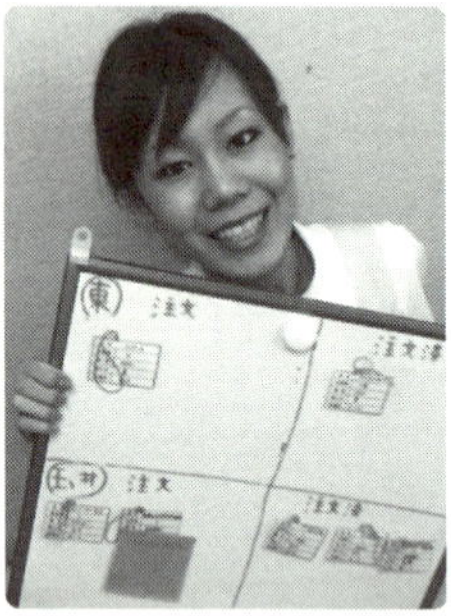

一度は、ＤＨをやめると言った。
本当の意味での仕事のおもしろさを知った。
今では本物のプロ！

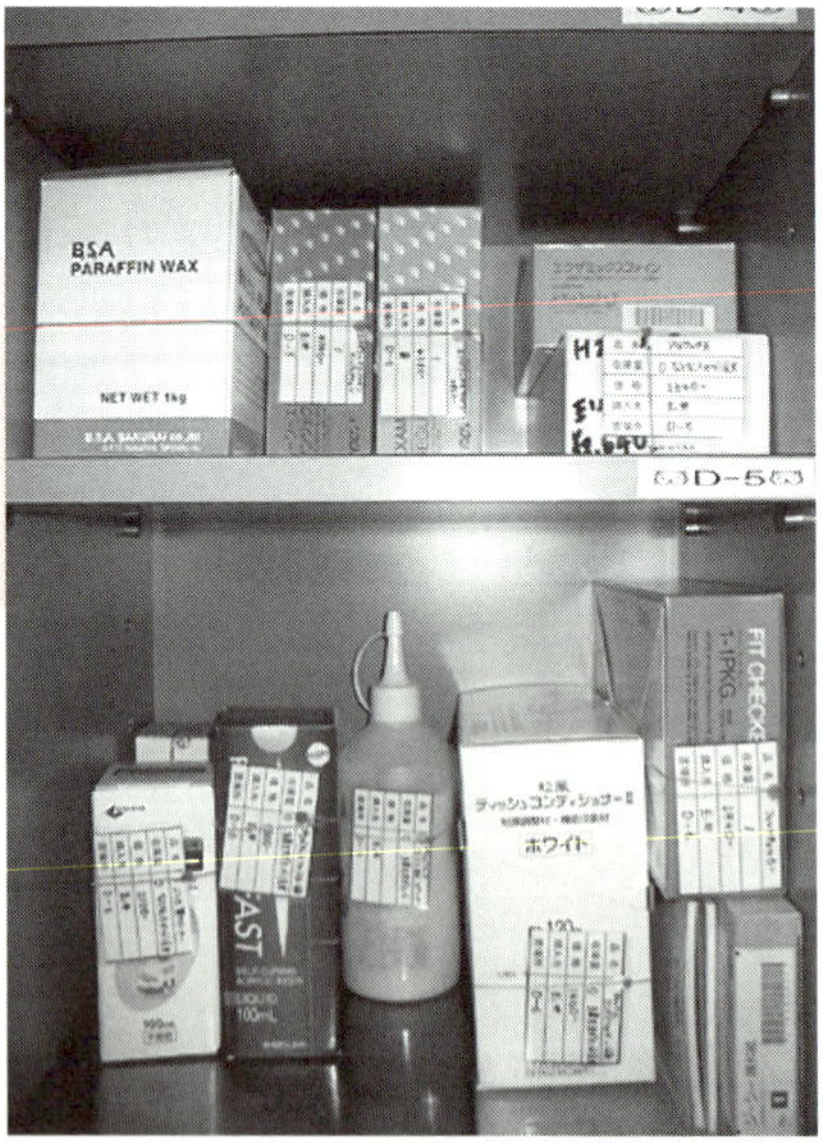

◀在庫をもたない消毒品には現在使用中のものでも直接カンバンをつける。
だからカンバンにはビニールコーティングをしてしまいます。

基本はすべての人が価格がわかっていること
使うたびに大切に使おうって思いますから。

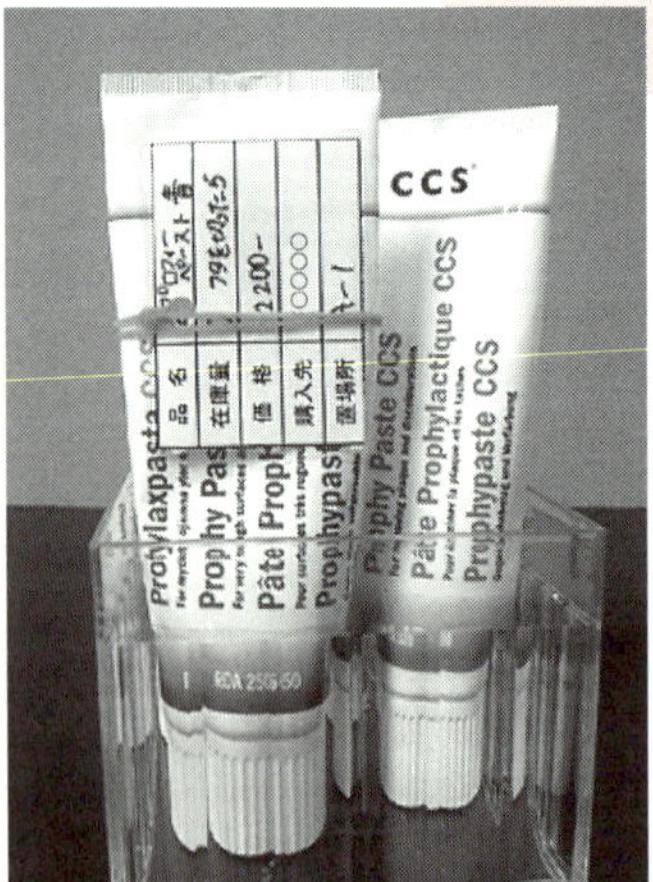

になりました。

対策

ココが問題

①注文を忘れるときがある。
②バーゲン中に買いすぎて場所を取る。
③価格がわかっていない。

解決のポイント

①カンバン方式を導入する。
②見積をとって価格を調査する。
③すべての材料に価格を掲げる。

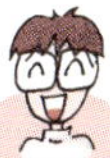

毎日コツコツとカードをつけていく作業は派手ではないけれども、歯科医院を確実に変化させていきます。すばらしい!!

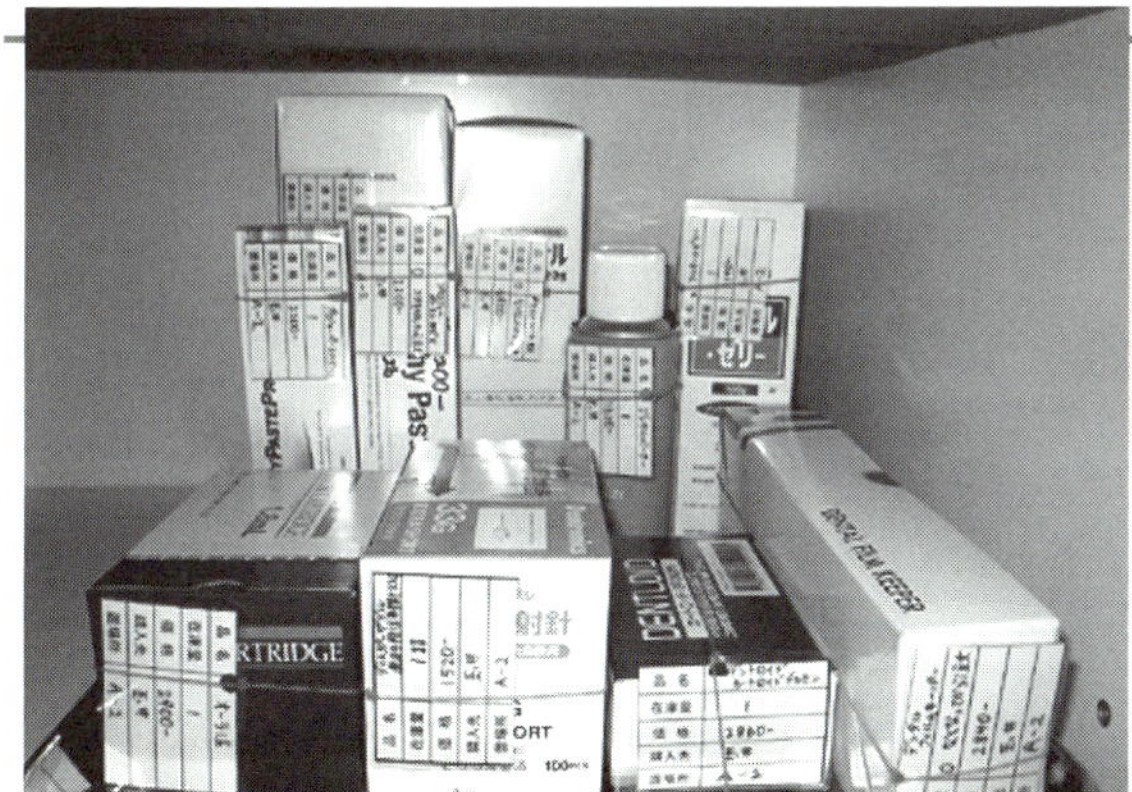

棚を開けてもカンバンが見えるように並べています。探すことにも時間はかけません。

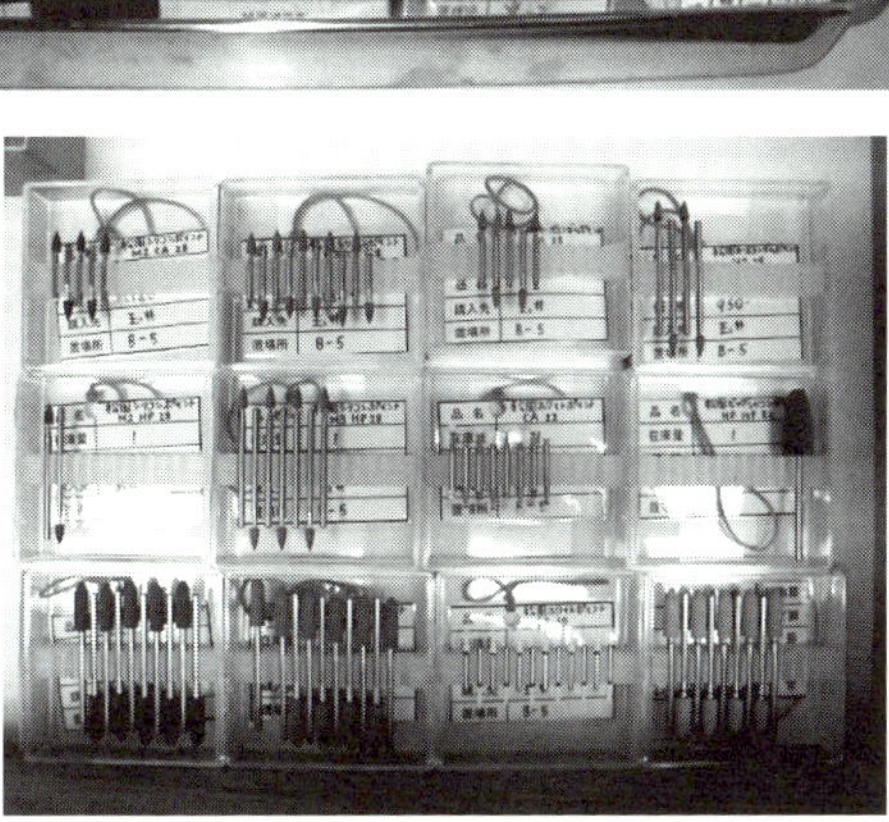

◀バー管理の引き出し。小さいものも確認して管理している。

やったネ紹介
3
テーマ

学生指導から視える化を進める

橋本歯科クリニック
下津めぐみさん

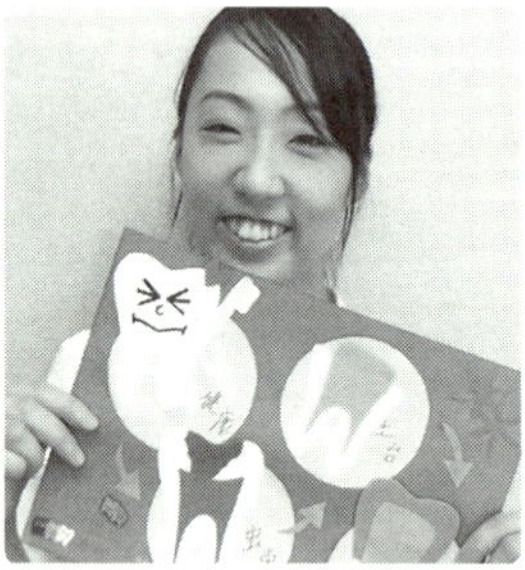

創造力が豊かなアイデアマン。
その発想には驚かされる。

こんなことがありました

橋本歯科では、三人の学生さんが実習に来ています。三台のユニットしかありませんので受け入れる人数としては限界です。学生を余分な人材と考えるのではなく、歯科医療に共に携わる仲間として、一緒に成長したいと考えました。

当院では、マニュアルがありますので、どこまで教えるかをいつも視える状態にしています。橋本歯科の強みを確実に学生さんにも伝えていく。

だから学生さんが言うのです。「橋本歯科は一日いれば全体が把握できます」。その一言で

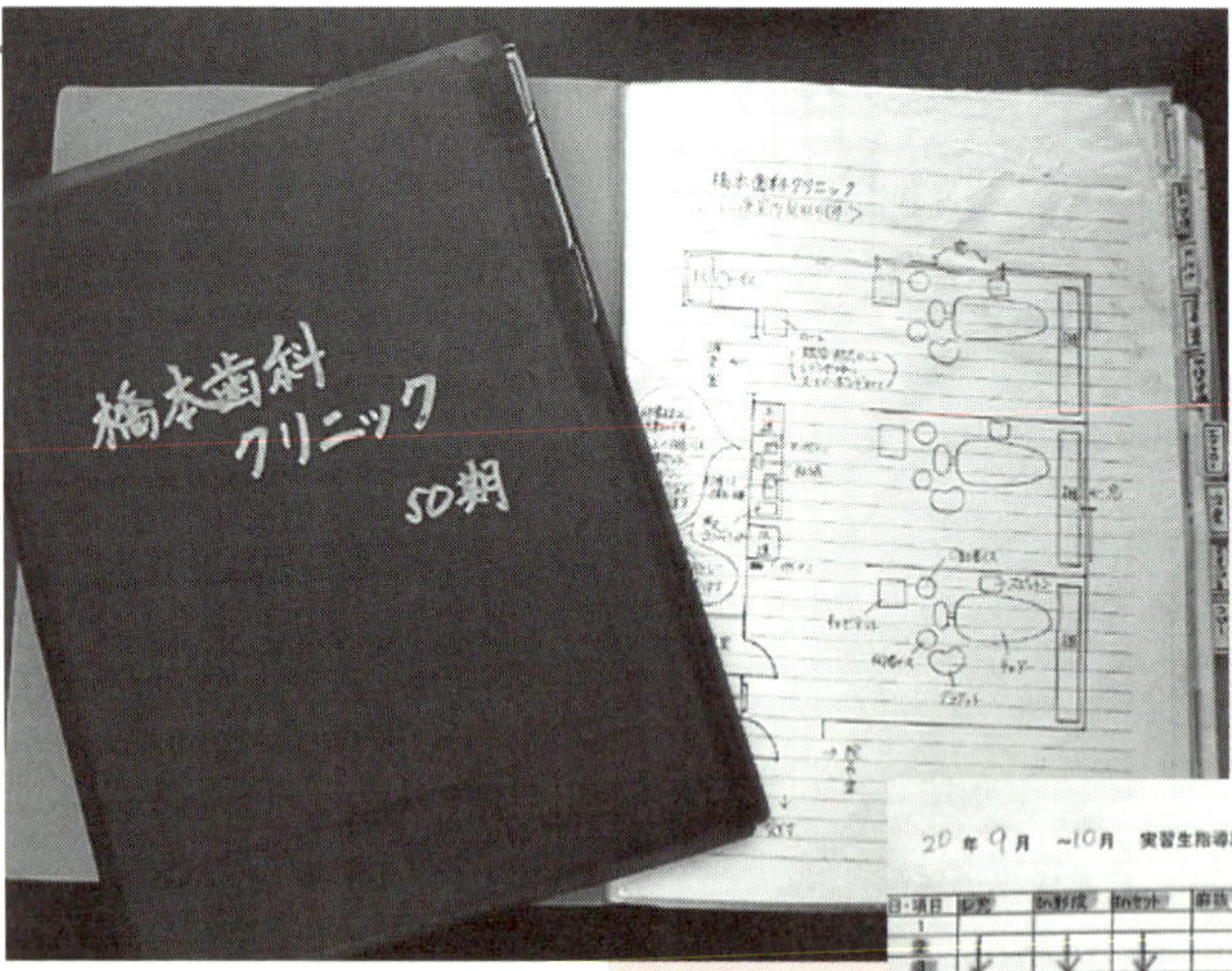

学生教育グッズ
院内マニュアル

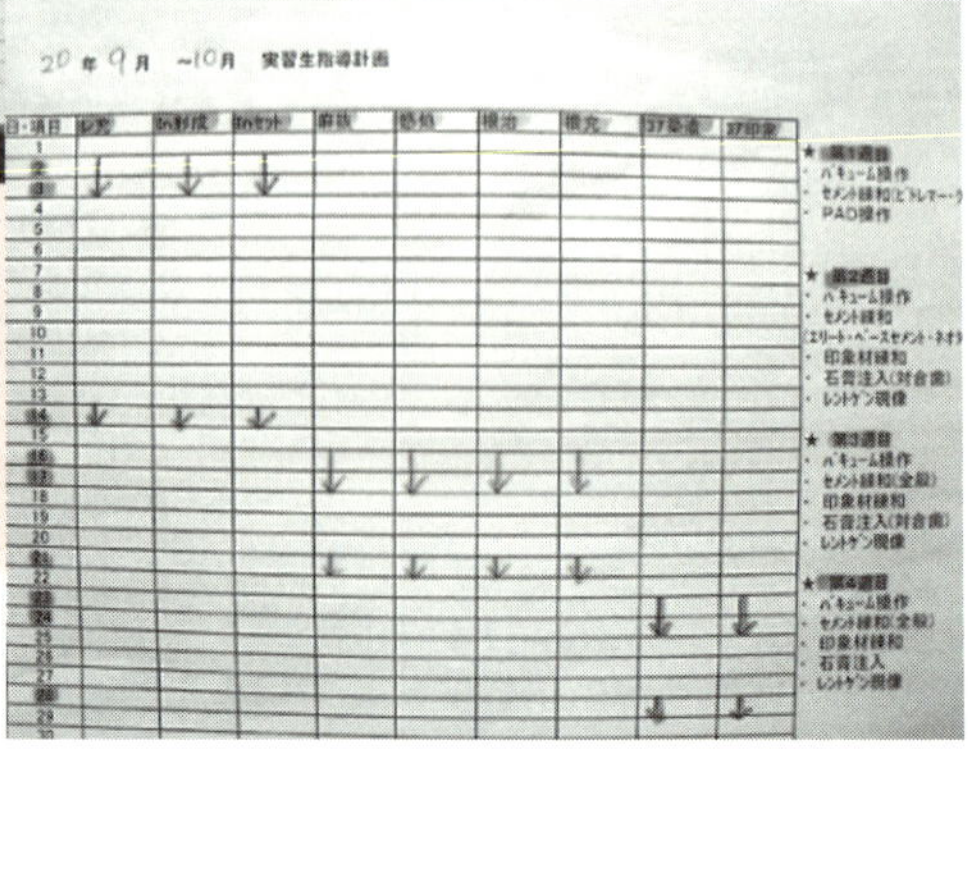

教育進行状況を公開し、
無理な教育を行わない。

263-01615

橋本歯科のシステムがいかにきれいに組まれているかがわかるでしょう。

対策

ココが問題

①学生にどこまで教えたらいいのかわからない。
②学生がどこまで成長したかがわからない。
③学生指導が負担になる。

解決のポイント

①学生指導のタイムスケジュールを作る。
②学生指導のゴールを明確にする。
③学生を心理分析して学生別に指導法を変え、任せる部分を作る。

橋本歯科では学生を誉めることを心がける。学生なので少しの作業を、確実にできればまずはヨシ！

学生に任せる部分を確実に示す

学生さんが治療の準備を担当。
すべての処置をカードにして写真に撮り、裏面には、それぞれがどの引き出し棚にあるかを示している。

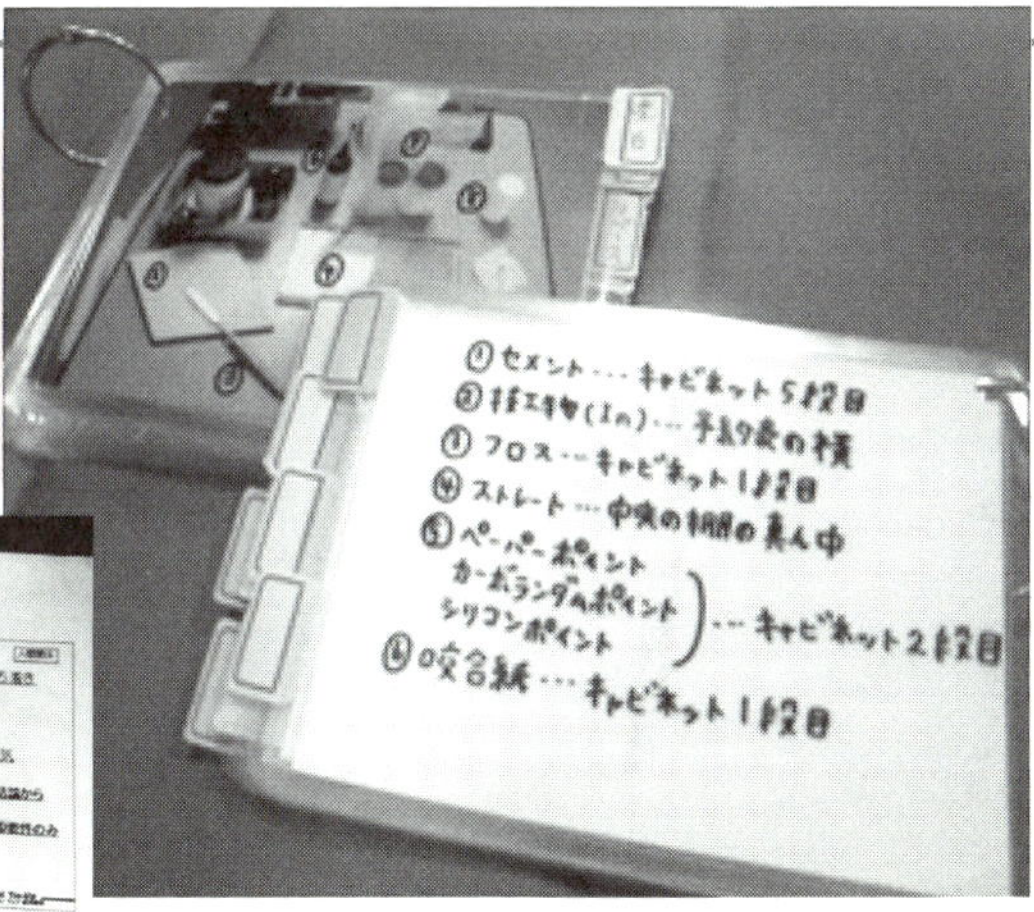

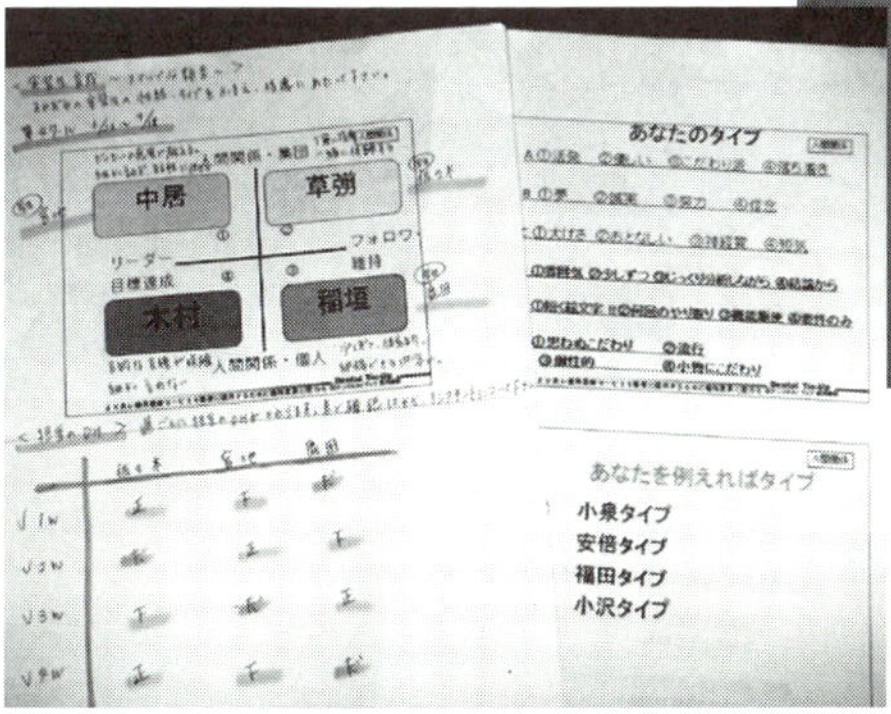

▲学生さんを心理分析してタイプ別に言葉がけや指導法を変えていきます。勉強したら即実行。

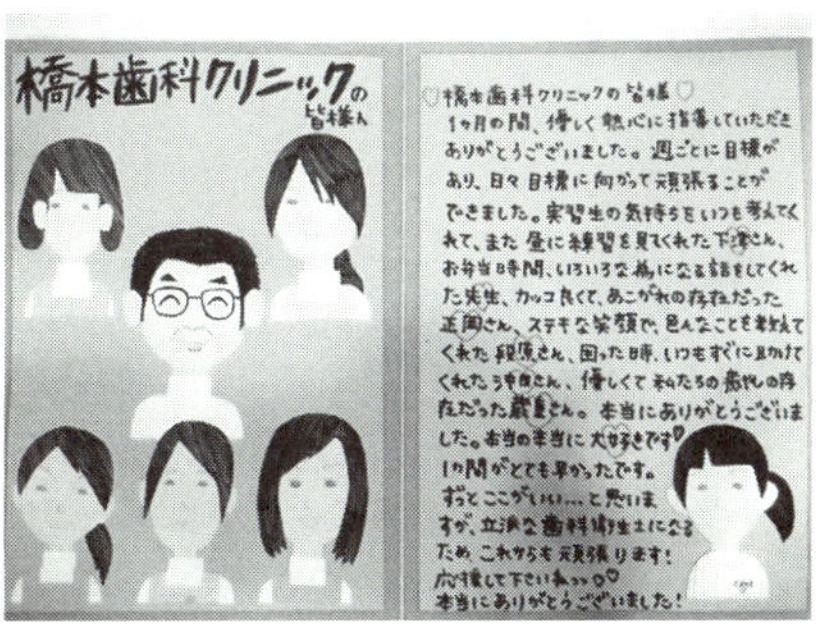

▲学生さんから礼状が届く。

やったネ紹介

テーマ 4

新人受付の電話対応トレーニング

橋本歯科クリニック
沖田祐里さん

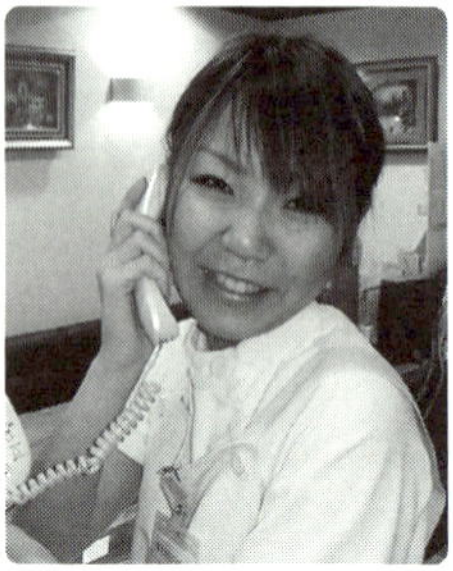

女の子が、受付秘書に変身。
地道に成長を続ける。

こんなことがありました

彼女はビジネス専門学校を卒業してきました。しかし、学校で習ったことと現場とは多少違います。

受付は、一人のところが多いために、短い引き継ぎ期間を過ぎると教えてくれる人がいません。

そこでベテランで受付がいる歯科医院に何度も見学に入って、受付での対応、電話の取り方、おもてなしの心を勉強してきました。歯科医院同士の連携が始まっています。電話対応マ

マニュアルを使ってトレーニング！
みんなができないとネ!!

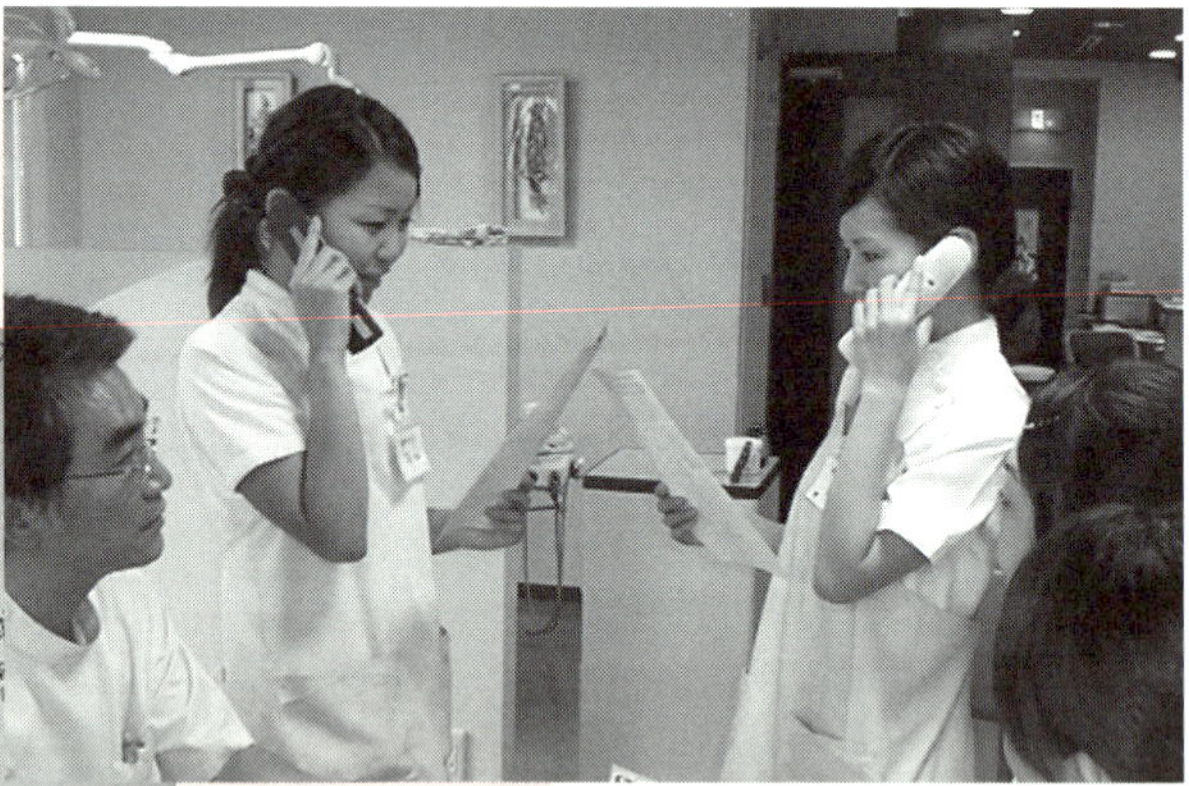

「もう、トレーニングはできません」
涙を流した日もありましたが、
今ではりっぱな新人育成担当者。

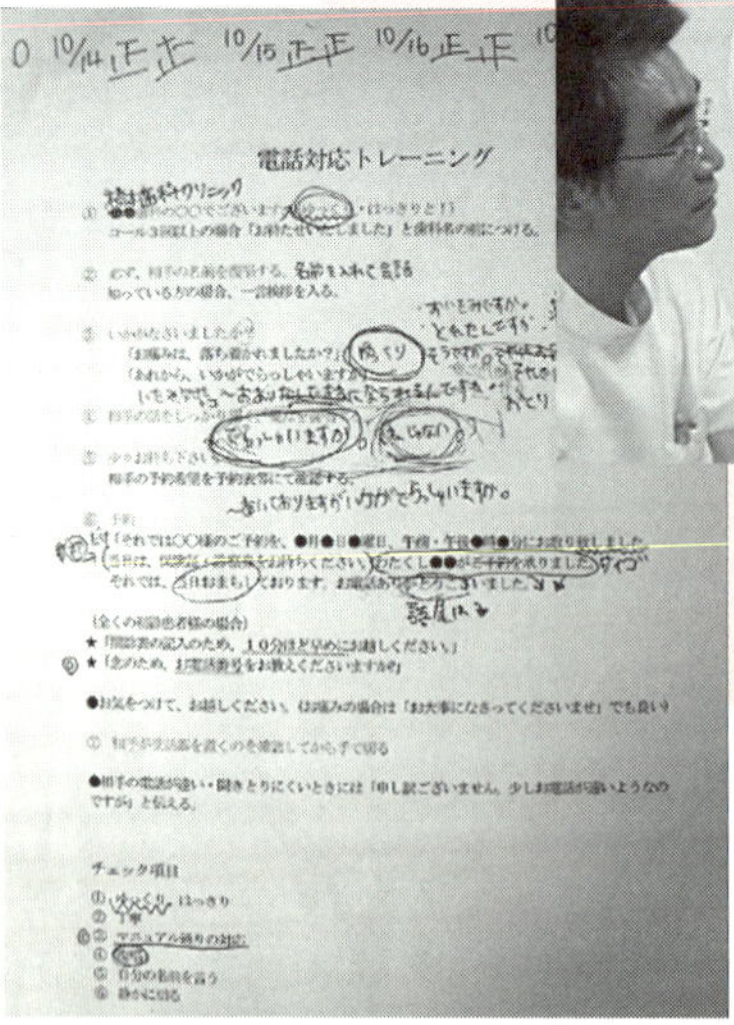

一般的な電話対応マニュアルを橋本歯科用にアレンジした。

ニュアルを作って、何度も声に出して練習しました。院内勉強会では、チーフと共に講師を務めて、電話の取り方をみなさんに伝えました。新人であっても戦力です。

対策

ココが問題

①受付を教えてくれる人がいない
②電話対応が、恥ずかしくてなかなかできない
③みんながすべての電話がとれる状態にはなっていない

解決のポイント

①他の歯科医院に見学に入り、教育を受ける。
②橋本歯科独自の電話対応マニュアルを作る。
③電話対応勉強会を院内で実施する。

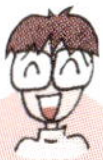

電話って大切ですよね。思った以上にゆっくりと話して、丁度良いくらいと意識して、話してみましょう！

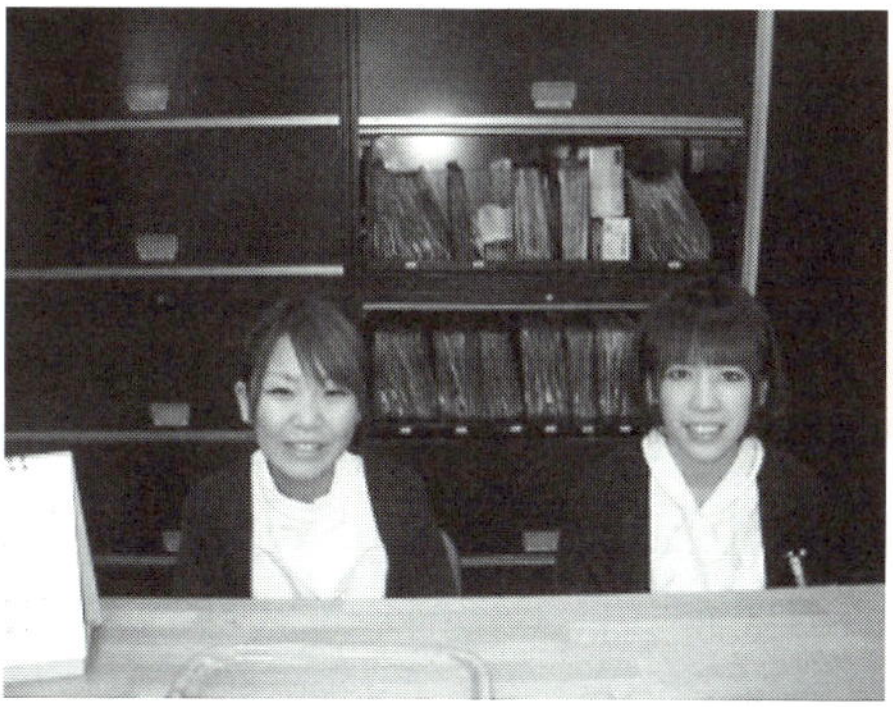

新人であっても受付は歯科医院の顔
ニコニコと対応。

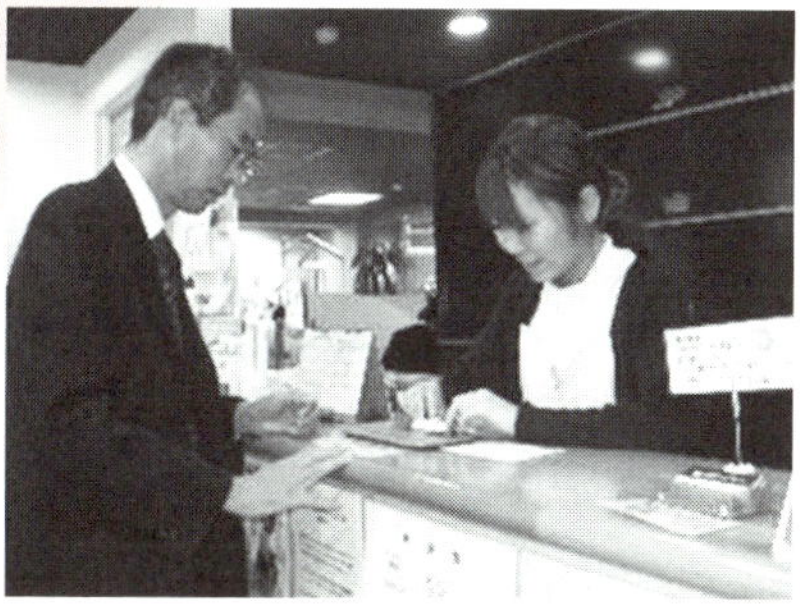

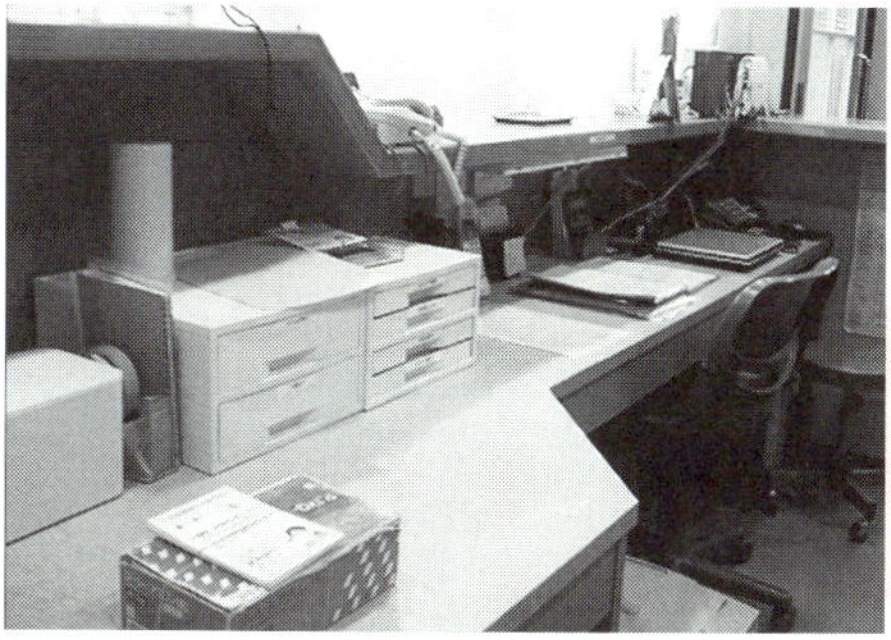

こまごまとしているものも増やさないように。

▲診療が終わった受付カウンターの内部。毎日きちんと片付けて明日にそなえる。

やったネ紹介 5 テーマ

受付の整理整頓（カウンター後ろの過去と現在）

橋本歯科クリニック

Before

昔の受付
机の上も下も物が積み上げられた状態…。

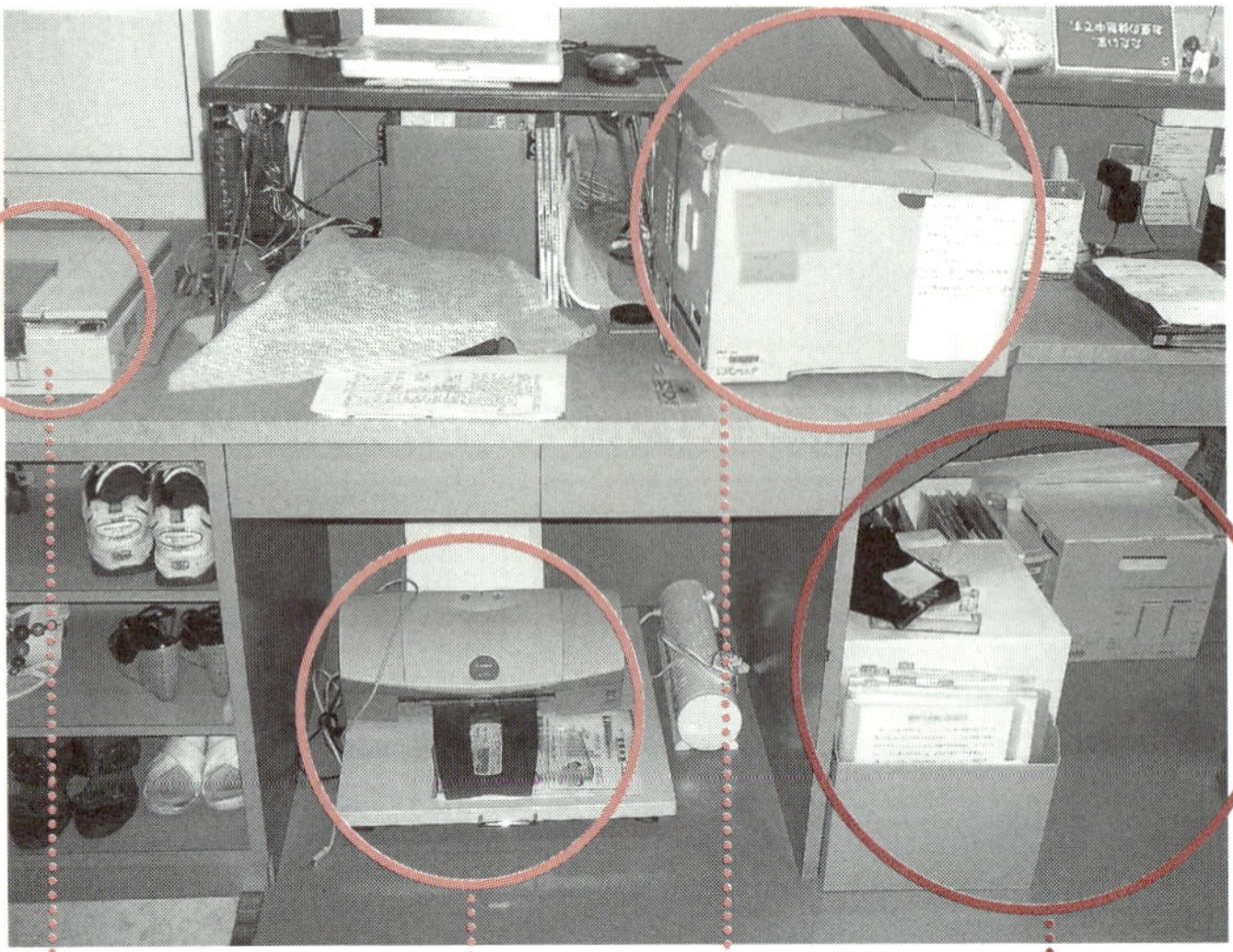

プリンターだけでも
3台。
こんなに必要??

不衛生に床に置かれた書類。
床に置いた物を取る動作が
患者さんにはどう見えるのか…。

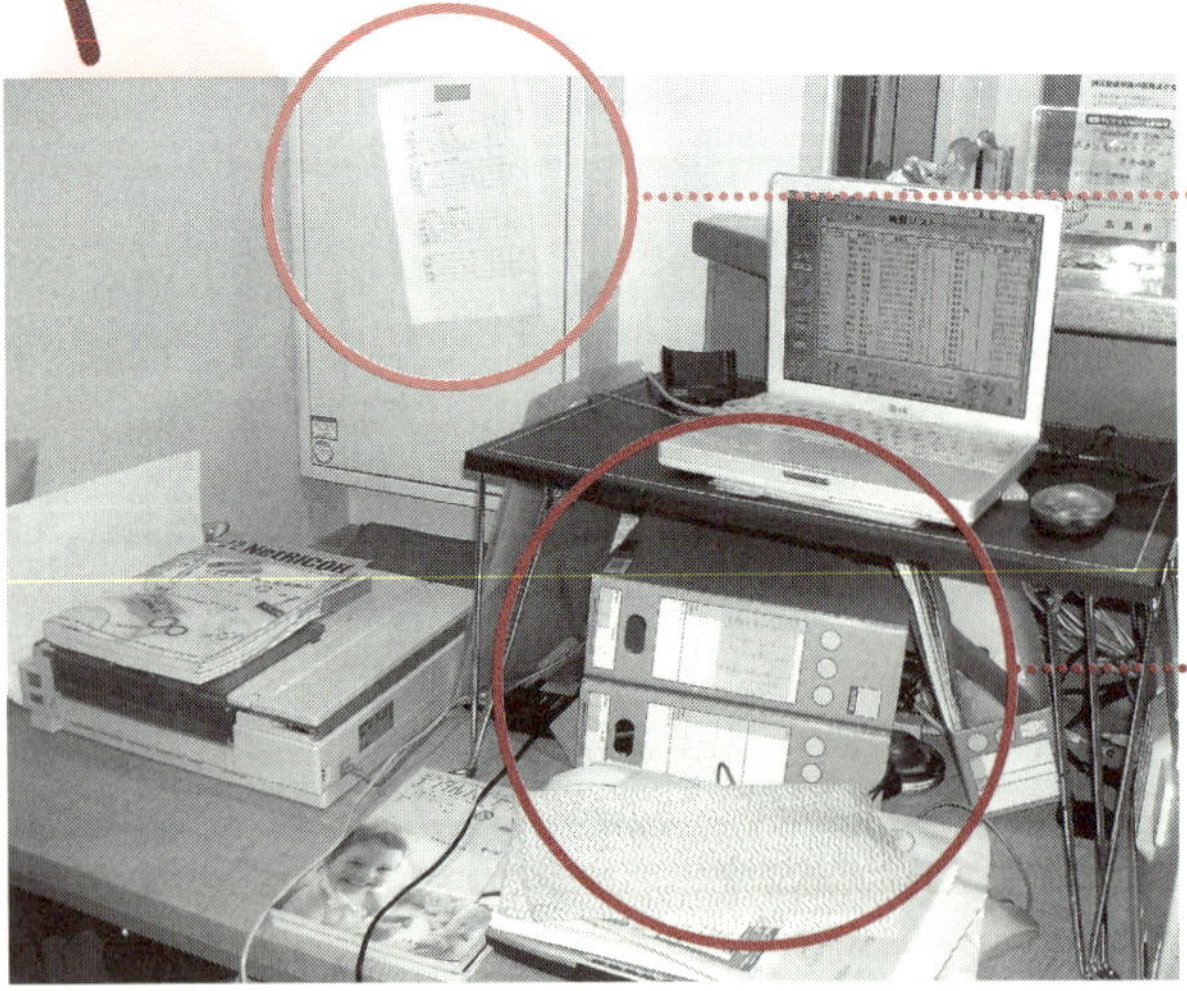

マグネット上部中央どめ
の掲示物。意識しないと
紙はすぐに曲がってしまう。
空調の空気さえ影響大。

大問題!!
コードがぐちゃぐちゃ!!
対応策として、書類整理箱
を応用してコードを収めた
状態。しかし、きれいには、
見えません。
努力はしているのですが…。

After
改善までに約3年

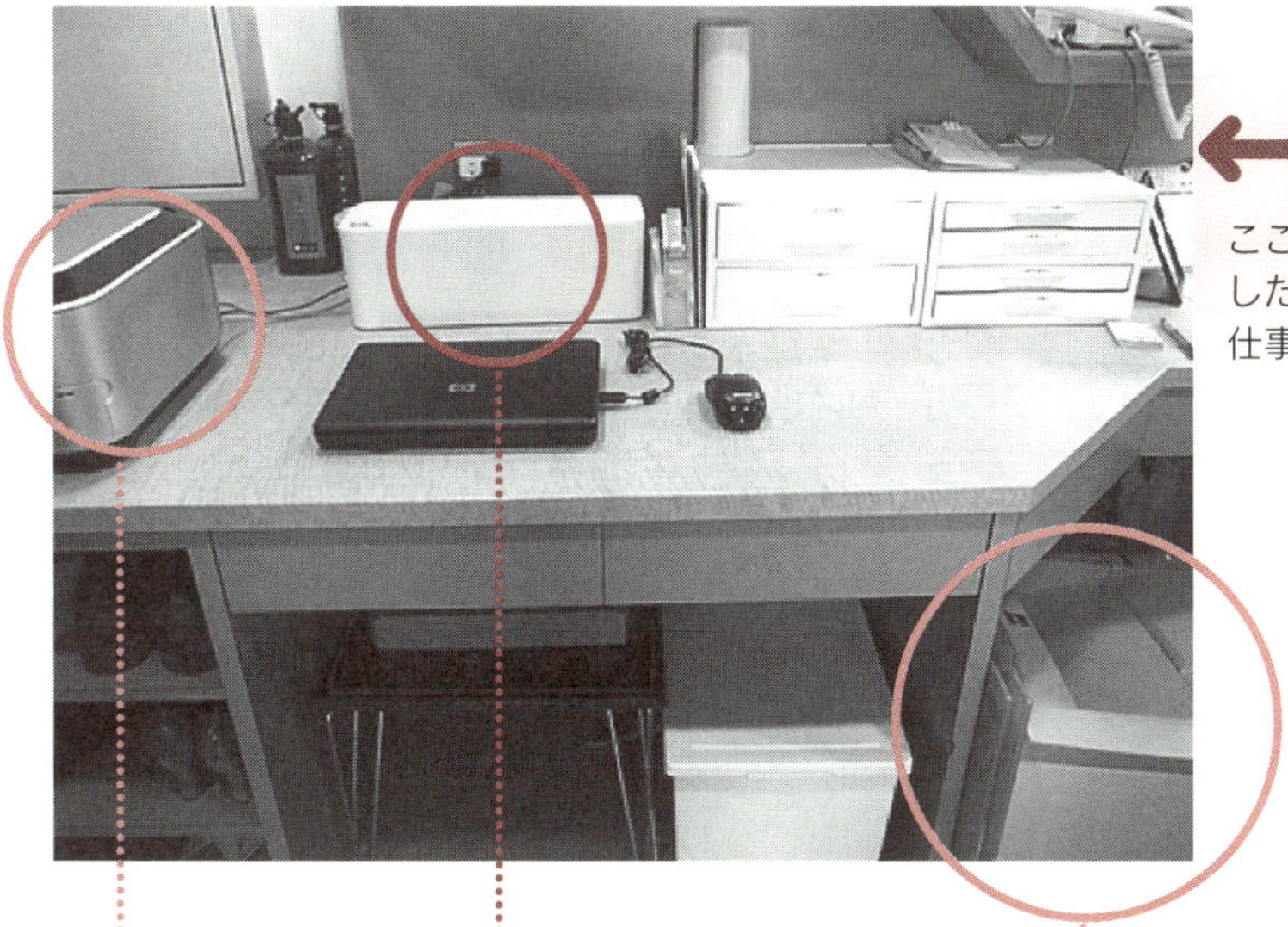

ここまですっきりとしたカウンター内。仕事もはかどります！

技あり!! コードの収納がこんなふうに!!
メーカー名：　Blue Lounge

プリンターの台数削減。
３台から２台へ。

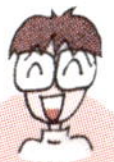

整理整頓って大事なことです！みんなで話し合い、どんどん工夫し改善していきましょう！

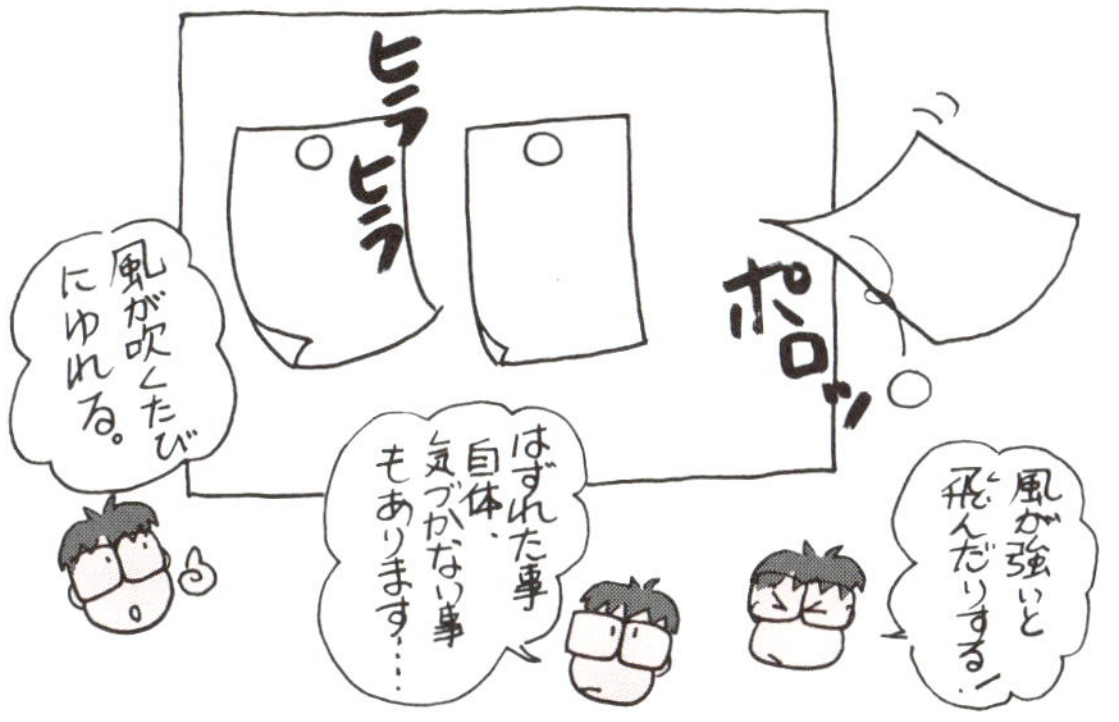
ヒラヒラ
ポロッ
風が吹くたびにゆれる。
はずれた事自体、気づかない事もあります…
風が強いと飛んだりする！

チーフとしての指令塔…タイムスケジュール管理

阿品ファミリー歯科
チーフ
山田亜希子さん

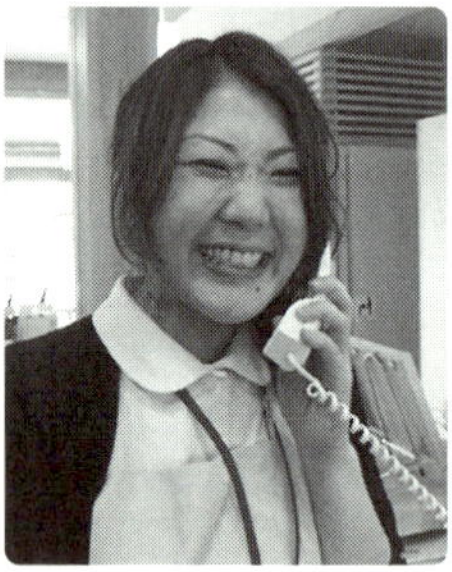

確実な仕事の視える化を進めるチーフ。

こんなことがありました

阿品ファミリー歯科の混乱期は、「自主的に動け」と言うのが院長の口癖でした。

しかし、何も知らない新人は動くことができません。医院の変革にあわせて、誰が、何を、どのように、いつまでに行うのかをわかるようにすることが求められました。最初に泣きながらブレーン・ストーミングを行って、問題抽出をして、改善を進めていったことが遠い昔のようです。

今は、誰もが診療以外のことまでをも、「患

医療を通じて、地域社会に貢献し、健康、信頼、そして幸福（口福）をおとどけする歯科医院を目指す

3か月プランの状況（第6ステップ）

平成21年度　阿品ファミリー歯科

	労働環境設備 保険勉強会資料	小児ノート	カルテ整理 HP改装・保険勉強	七夕・母の日	勉強会取りまとめ	小児ノート	HP・マニュアル改正	マニュアル改正	七夕・母の日	
	院長	副院長	山田	黒木	中村	岩井	新家	末田	木坂	備考
5/1	PCの流れ5/11話し合い	PCの流れ5/11話し合い	PCの流れ5/11話し合い・小児マニュアル	懇親会話題・文具をカンバン方式へ	カンバン方式見直し・検討	医院パンフ5月末までにレイアウト完成	PCの流れ5/11話し合い	口腔内写真4分を切れるように	医院パンフ5月末までにレイアウト完成	問診票を確認すること
5/13	購入物品の検討・希望参加研修取りまとめ期間設定		企画書作成・勉強会取りまとめ	七夕企画	勉強会取りまとめ	医院パンフ6月頭まで	診療室5分見学取りまとめ	口腔内写真の効率化	医院パンフ6月頭まで	5/20レセコンレクチャー
	休診・懇親会PM～									
5/20	希望参加研修の期間設定	フッ素塗布マニュアル説明済み	企画書作成済み。		カンバン方式札縮小・改装					フッ素塗布マニュアル説明済み
	レセコンマニュアル講習									
5/27		スタッフ紹介作成	クレーム対応策					タービンの滅菌		院長より研修報告あり。
6/3		小児ノート作成取りかかり(3月末)	HP改装取りかかり(8月末)	七夕備品の準備	カンバン方式変更続行中	小児ノート作成取りかかり(3月末)	HP改装取りかかり(8月末)	滅菌明日より開始する。	次週完成目指す。	6/13研修参加希望用紙提出期限
6/10	HP改装話し合い日程検討		印刷会社へ問い合わせ		5Sの徹底・岩井指導	仮封練習	タオルのカビ防止検討		パンフほぼ完成	院長6・13伊藤歯科へ・質問事項取りまとめ
6/17	ユニット管理について業者へ連絡		パワーポイントの修正		模型管理	仮封練習(1週間)	マニュアル改正(11月末)	マニュアル改正(11月末)	パンフレットについて印刷会社に連絡	担当制・予約制の徹底・見直し
6/24	ブレーンストーミングにてミーティングなし									
7/1	望海の里検診 7/5日講演会		レセプト終了後歯科助手へ	七夕実施　(7/7まで)	技工室の整頓	レセプト終了後受付へ	訪問診療について検討			訪問診療詳細・配置換え・予約制限検討
	望海の里健診									
	セミナー予演会									
7/8	七夕奉納	七夕奉納	配置転換中	七夕奉納	技工室の整頓	配置転換中	知覚区域分類の徹底	口腔内写真の効率化徹底	七夕奉納	7/14望海訪問
	義歯研磨の練習・七夕の奉納									
7/15		育成取りまとめ	育成プラン作成	育成プラン作成	育成プラン作成	育成プラン作成	器業物業者へ確認		七夕報告作成	8/5大掃除
7/22	アサヒプリティックと懇談	育成取りまとめ	受付マニュアル改正	受付マニュアル改正	技工室の整頓	受付マニュアル改正	消毒の単純化			土曜休みを早めに決めること
7/29	消毒の徹底		育成お休み	プランに沿って育成	技工室の整理完了	プランに沿って育成	消毒の徹底			

タイムスケジュールも掲示
基本的には得意分野が
担当になるようになっている。すべてを把握。

者さんのために、すべてのスタッフのために」と行動しています。

対策

ココが問題

①何を今するべきかがわからなかった。
②誰もが不安だった。
③何かあっても、自分のこととは思えなかった。

解決のポイント

①全体の目標を掲げる。
理念・ビジョン・戦略・戦術・ステップ・その人に何を求めているのか
②スタッフそれぞれの強みを意識する。
③問題を改善の芽と考える体制。

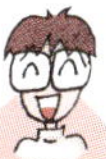

みんなで話し合いながら進めることが基本。「視える化」するとみんなで行える。

阿品ファミリー歯科の理念分析

医療を通じて地域社会に貢献し、来院者様に健康・信頼・そして幸福をお届けします　081229

1	来院者様との信頼関係の構築（患者さんについて）	1	コミュニケーションの共有	1	来院者様への尊重
				2	安心を与える
				3	共感する
		2	専門性を高める	1	歯科医師の適切な指示
				2	歯科衛生士スキルアップ
				3	歯科助手が体制作りの基盤
				4	受付事務はそれぞれの業務内容を理解
		3	知識・技術の向上	1	専門職としての知識・技術の向上
				2	院内での勉強会を実施
				3	院外への研修会に参加
				4	他院との交流
2	一人ひとりが行動でき、感謝しあえる環境づくり（スタッフについて）	1	スタッフとしての自覚	1	社会人としての自覚
				2	目標の明確化
				3	目標の共有化
				4	自己成長
		2	チームワークの確立	1	スタッフメンバーの尊重
				2	役割認識
				3	相互理解
3	疾病だけでなく、予防とメインテナンスを導入する体制作り（診療について）	1	診療体制の整備	1	ミーティングの実施
				2	マニュアルの作成
				3	専門性をいかした役割分担
				4	作業の効率化
		2	予防・メインテナンスによる来院者様満足度を高める	1	健康を介しての人間関係の構築
				2	患者の自己管理能力の向上
				3	健康維持増進のためのリコール体制
				4	特別空間での処置による優越感
		3	アピール(外部)する	1	歯科医院からの情報媒体の活用
				2	外部への講演・執筆活動

理念・ビジョン・戦略・戦術などをいつも掲示

何かあったときにもう一度見直す。

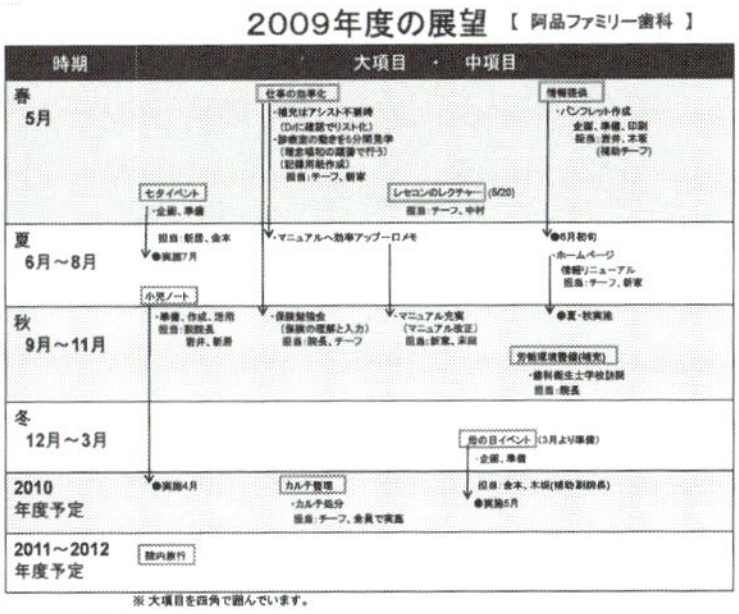

ミーティングは計画どおりにできるかをチェック

できていない場合は対策を考える。

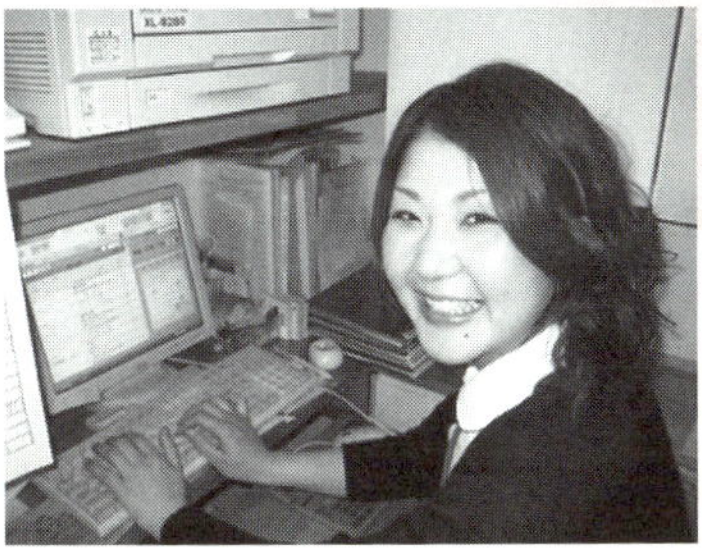

▲チーフは決まったことを活字にしていく。

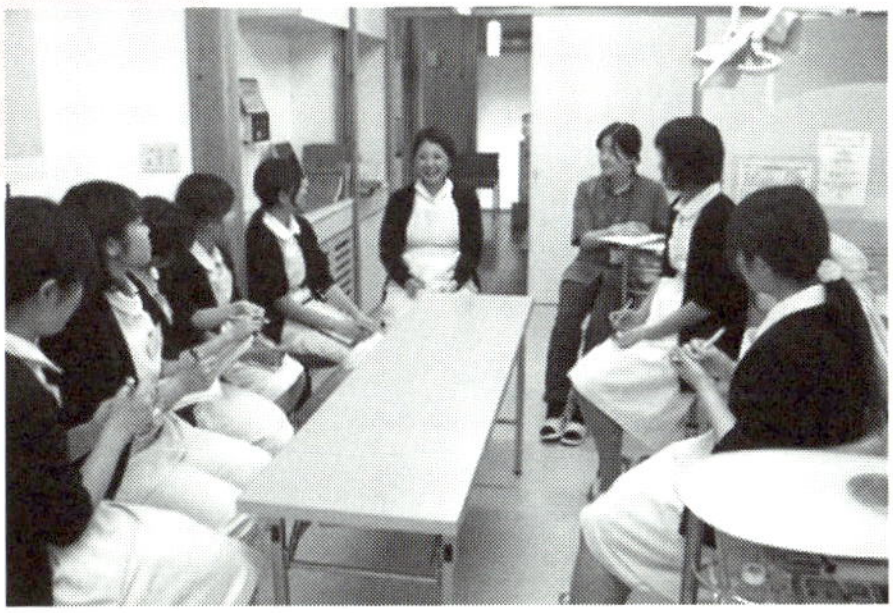

▲ミーティングの風景

やったネ紹介

7 テーマ

チーフとしての確実な情報共有

阿品ファミリー歯科

こんなことがありました

十人以上いる診療所では、情報を聞いた、聞いていないの混乱があります。院長がスタッフに言ったことが伝達ゲームのように伝わっていくと、途中で個人の感情が入り正確には伝わりません。

最初と違う話になったり、勘違いしてしまったり、全員に伝わらないなどのトラブルが生じます。

そこで、阿品ファミリー歯科では、すべての情報を集約させるホワイトボードの活用を行っています。

当然、朝礼や月に四回のミーティングをしていますが、確実な早い情報提供や決まったことを周知徹底する手段は、他に比べて軍を抜いて効果的です。

生きた情報を伝えていく

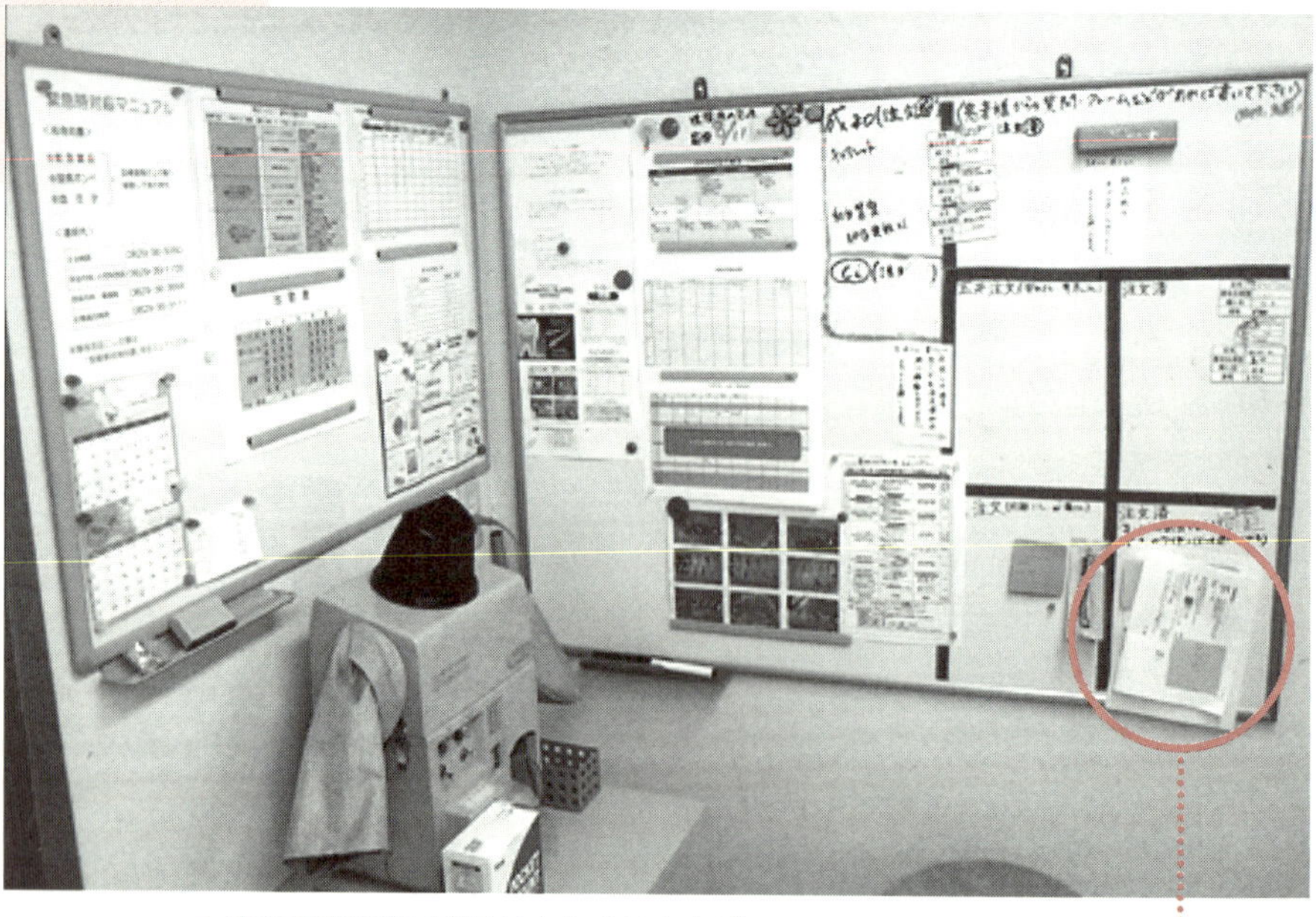

▲まだまだ改善できることもありますが、
まずは､｢視える化｣の努力をしてみましょう。

オシイ!!

263-01615

対策

ココが問題

①情報は全員には伝わりにくい。
②情報が曲がって伝わることがある。
③決まったことが徹底しない。

解決のポイント

①②ホワイトボードに書いて示す。
③朝礼・ミーティングを含めて決まったことを定期的に確認して、徹底していく。

情報って宝です。でも、みんなで共有していないとトラブルのもとになりますよね。

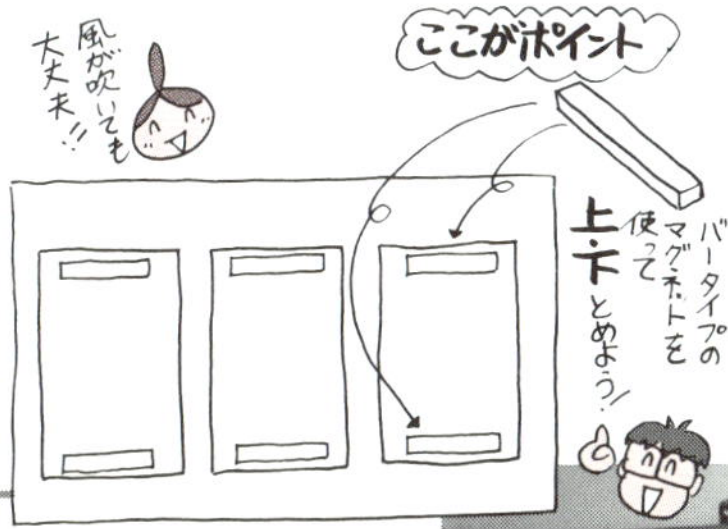
ここがポイント
風が吹いても大丈夫!!
バータイプのマグネットを使って上下とめよう!

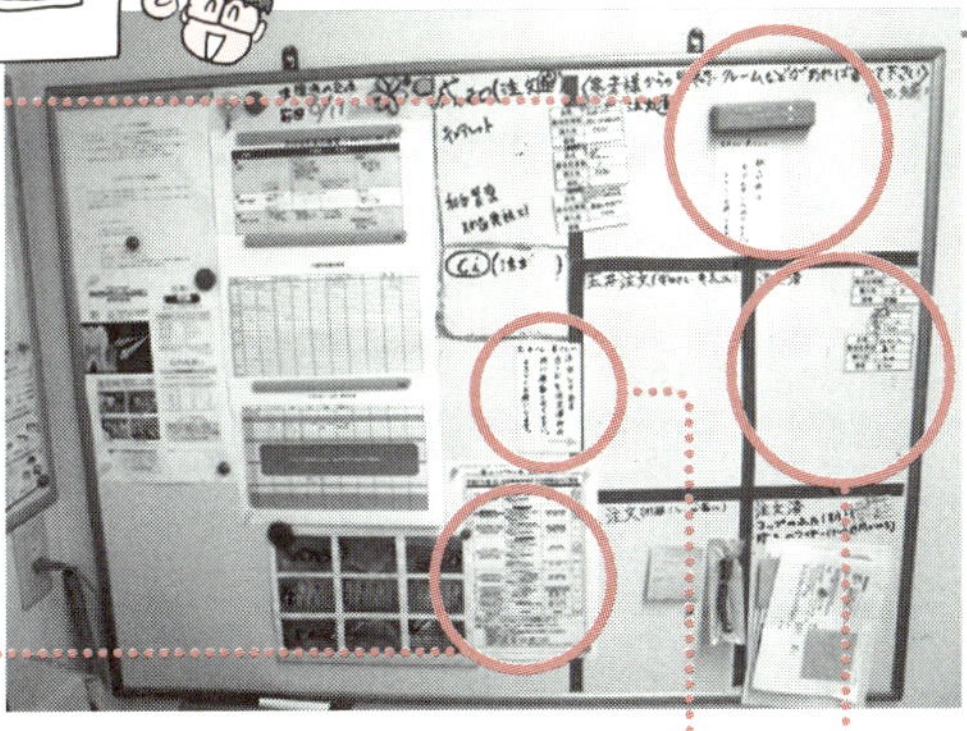

クレーム処理欄
患者さんからのクレームは、院長にすぐ報告。対応はその日のうちにが基本。次の日の朝礼でみなさんに徹底。
それまでのクレームは、「それを言ったら担当者がかわいそう…」そんな感じで伝えてないこともありました。でも、クレームって誰にでもあること。一番最初に書いたクレーム表示は院長に対してのものでした。院長は言いました。「わしが最初でよかった」

ミーティング
決定事項を掲示。いつでも見て確認。

ちょっとしたお礼の言葉を担当者からディーラーさんへ。

カンバン方式による発注
それまでの発注はノートに書いて、ディーラーさんに見てもらっていました。
今は、この方式でみんながいくらのものを注文しているかがわかります。ディーラーさんからも好評。

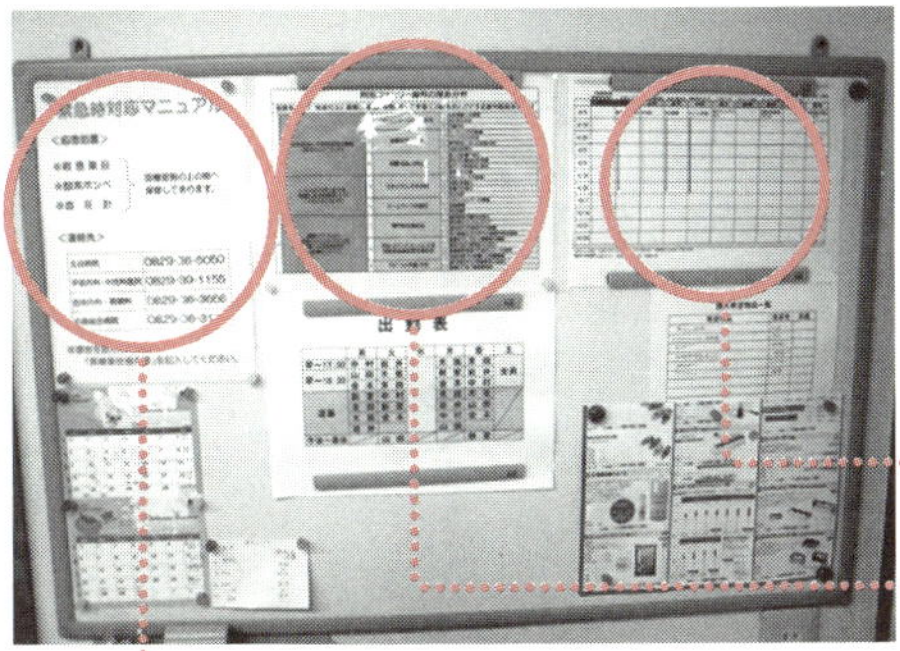
緊急時対応マニュアル
出勤表

タイムスケジュール
誰がいつまでに何をするのか。

理念
理念はいつも見える所に。何かあれば、いつでも基本に戻り考える。

事故対応
どこにTELするかを明記。

263-01615

やったネ紹介
8
テーマ

五秒で患者さんの状況を把握する

阿品ファミリー歯科
歯科衛生士
末田舞さん

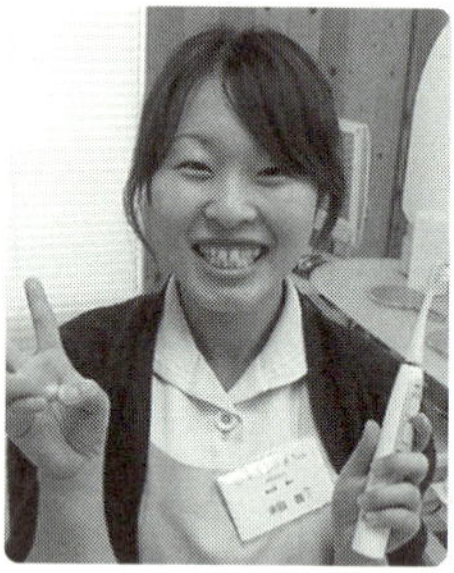

新人時代はいつでも涙ぐんでいた。
今も、ぐーんと成長し続けるDH。

こんなことがありました

歯科衛生士は担当制で患者さんの健康管理を行っています。阿品ファミリー歯科には、先輩歯科衛生士がいませんでした。院内外のセミナー受講によって、テクニックと知識をアップさせましたが、新人歯科衛生士の方々は、患者さんに対応するデータから、その実力アップに努めました。

基本となったのは、業務記録の整理です。すべての記録を時系列にきれいにまとめ、一番上が最新情報です。したがって、その患者さんの

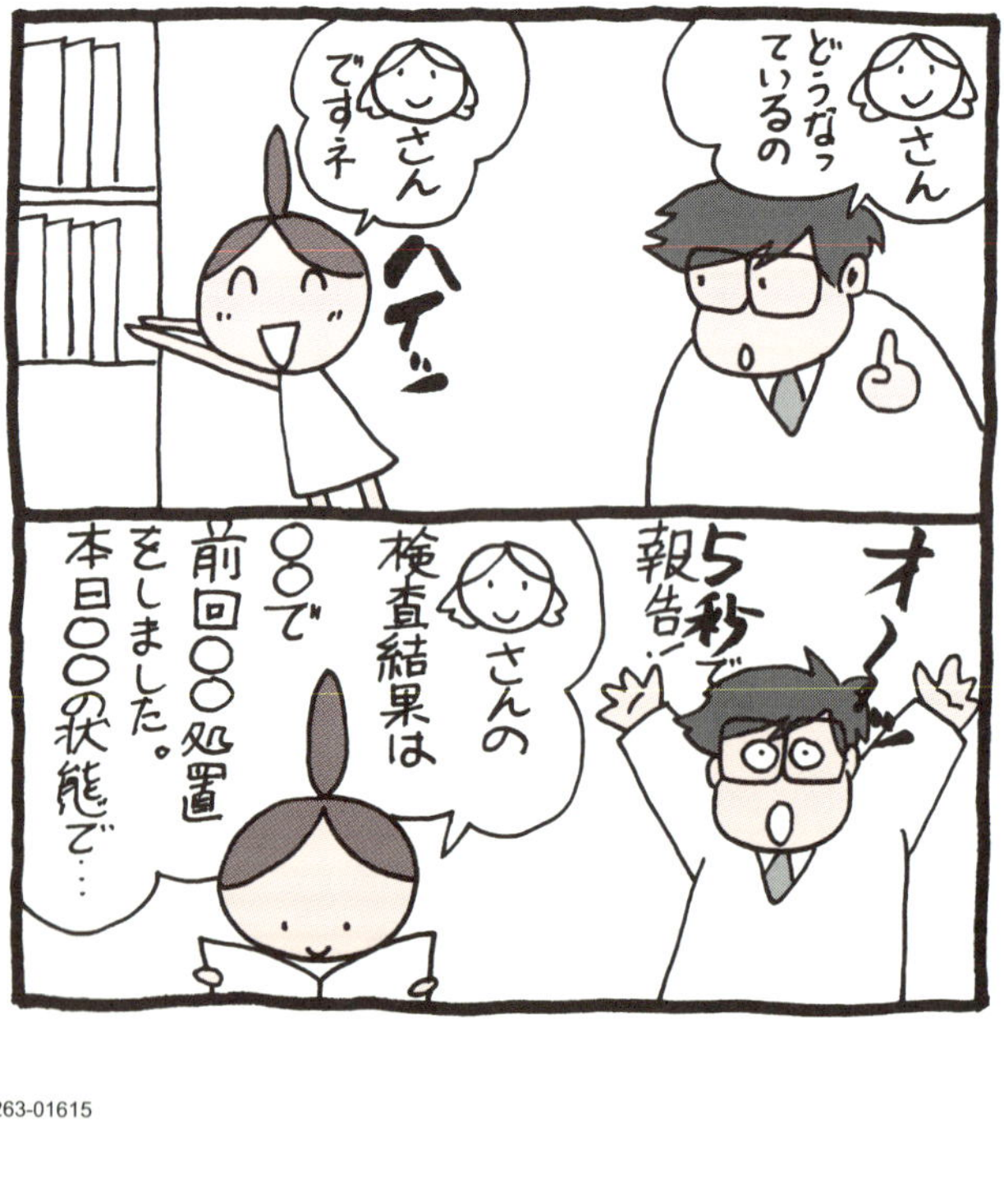
さん どうなっているの
さんですネ
ハイッ
オ〜
5秒で報告!
さんの検査結果は〇〇で前回〇〇処置をしました。本日〇〇の状態で…

263-01615

状態を五秒で把握できる説明できる体制をとっています。カルテをめくらないと患者さんの状態がわからないという状態を脱却しました。

対策

ココが問題

①新人歯科衛生士しかいない。
②何をしたらいいのかわからない。
③患者さんと何を話したらいいのかがわからない。

解決のポイント

①院内外のセミナーを受講する。
②毎日行っていることをきちんと整理して記録していく。
③患者さんのデータを情報として確実に説明する。

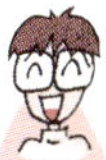

新人の一年、二年レベルであってもここまでできるってスゴイでしょ!!

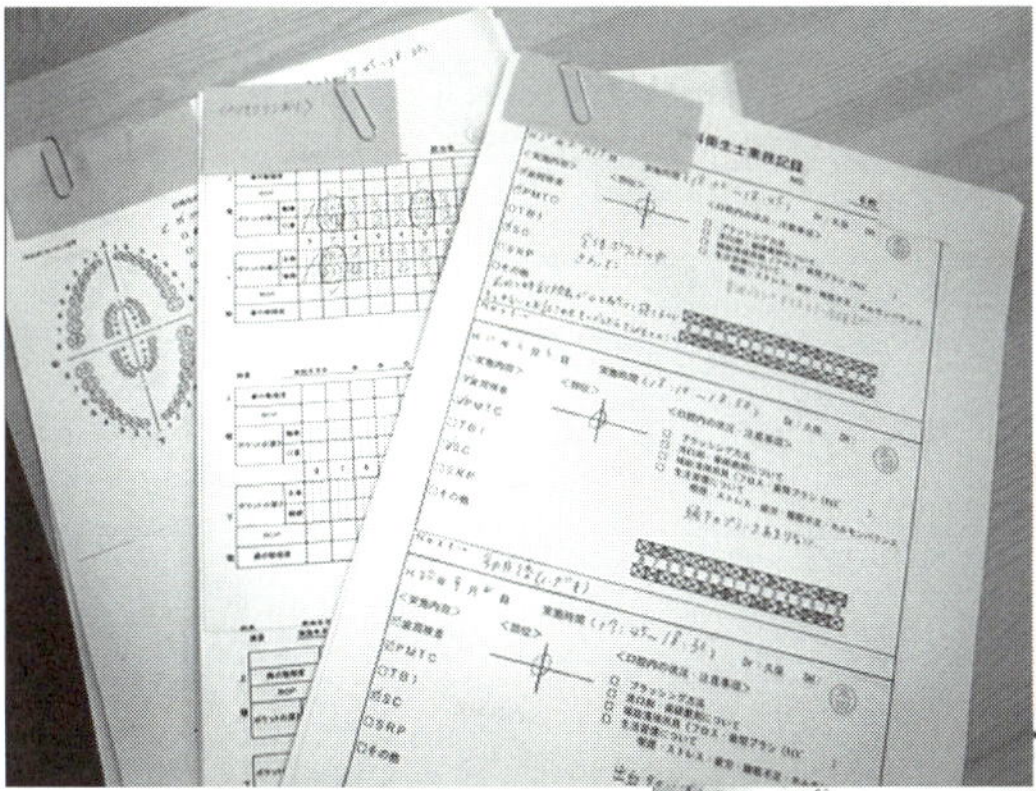

◀クリップでとめる。
ふせんの接着部分は後ろにくるのが基本。
とめるスピードが早いから。

業務のすべてが視える状態にする

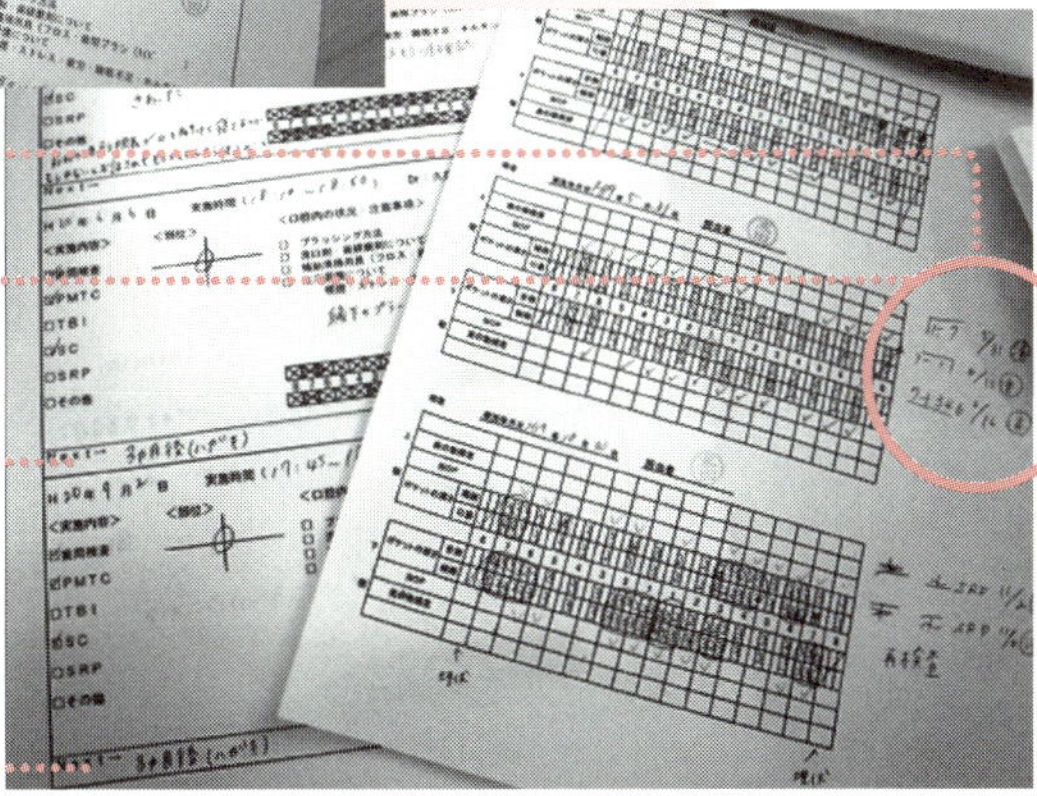

ここに計画。

いつでも最新情報が一番上にあるようにする。

記録用紙も改善をくり返している。

やったネ紹介 9 テーマ

小器具の管理ってめんどくさーい

阿品ファミリー歯科
副チーフ
歯科衛生士
新家みゆきさん

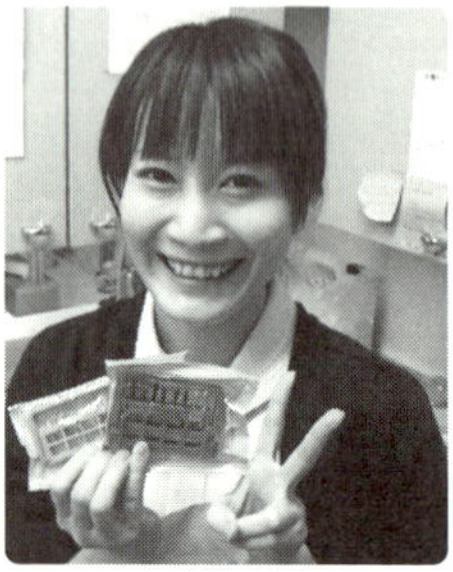

小さな器具の管理をきれいに解決しています。その確実な方法の提案に脱帽です。

こんなことがありました

あるとき、院長が言いました。

「大変だ。うちは大変なことが起きている」

何かと思えば、レーザーのチップがなくなっているのに誰も気がついていないとのこと。

誰もがその状態がわからない。

気がついていても、自分のことだと思わない。

しかし、これって誰のせいでもないんです。

スタッフ全員に、その責任感が問われていたのでした。

これはいけない。小さな器具の小さな管理体

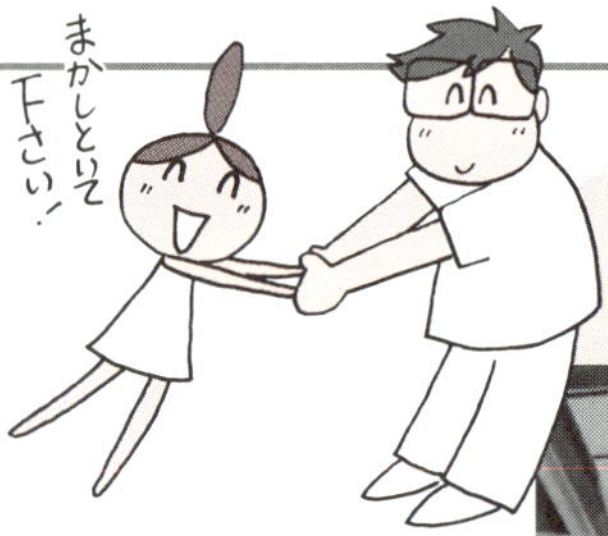

小器具の値段は、カンバン方式にして明示

在庫管理や発注の段階で全員の目に触れるようにする。

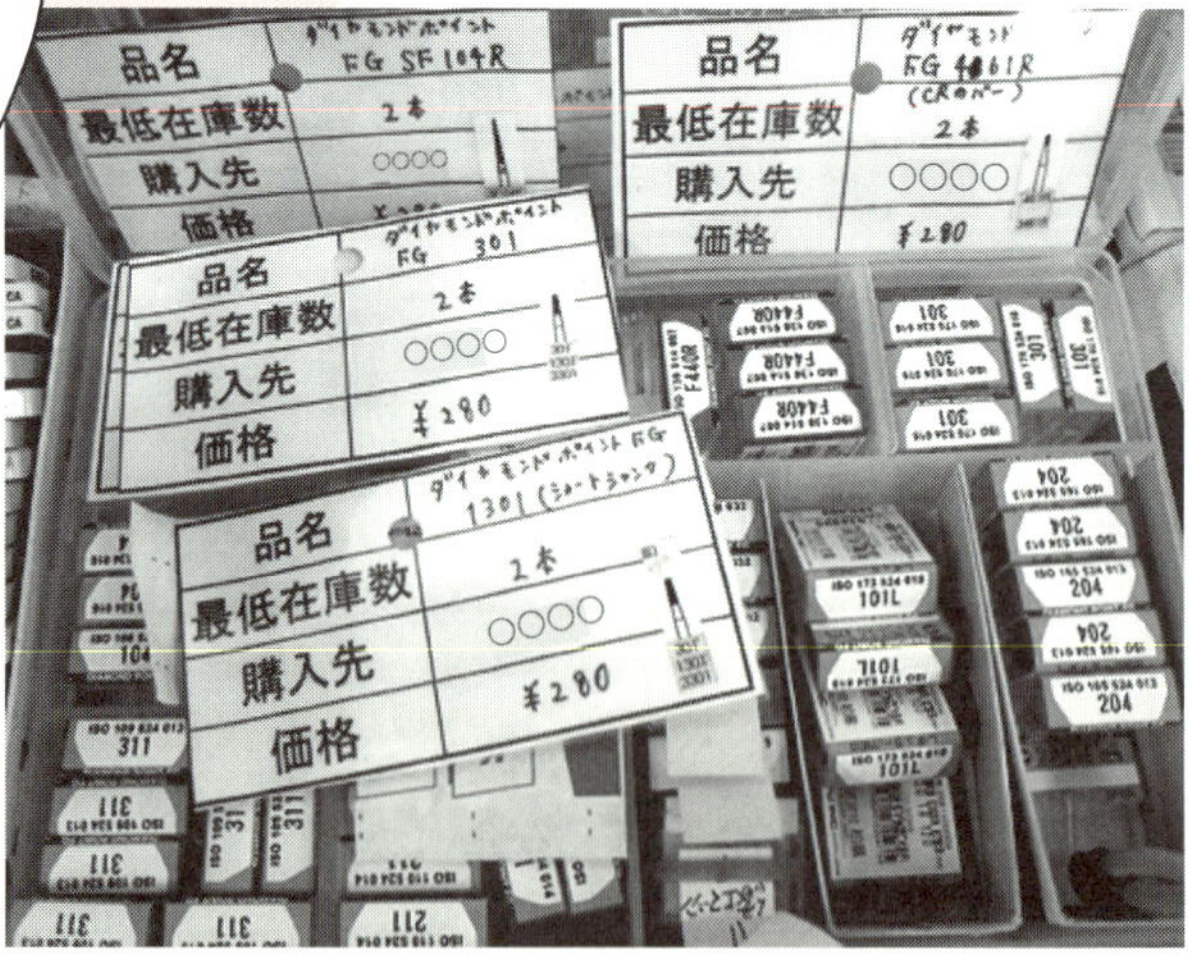

制改善が始まったのでした。

対策

ココが問題

①小器具がいつどこでなくなるのかわからない。
②小さいので管理しにくい。
③小さいので価値がわからない。

解決のポイント

①チェックできる時間を作る。（術後の片付け時、消毒時、滅菌時）
②バーを小さな塊と考える。…セットにしてしまう。
③一本ずつの単価がわかるようにする。

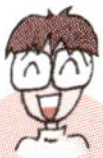

考える新家さんもすごいけど、守っているチームもすごいでしょ。チームワークが光ります。

バーの並ぶ順番まで決めたんだ…
毎日やっていたら、できますよ（笑）。そうか、意識して管理するってすごいことだね。

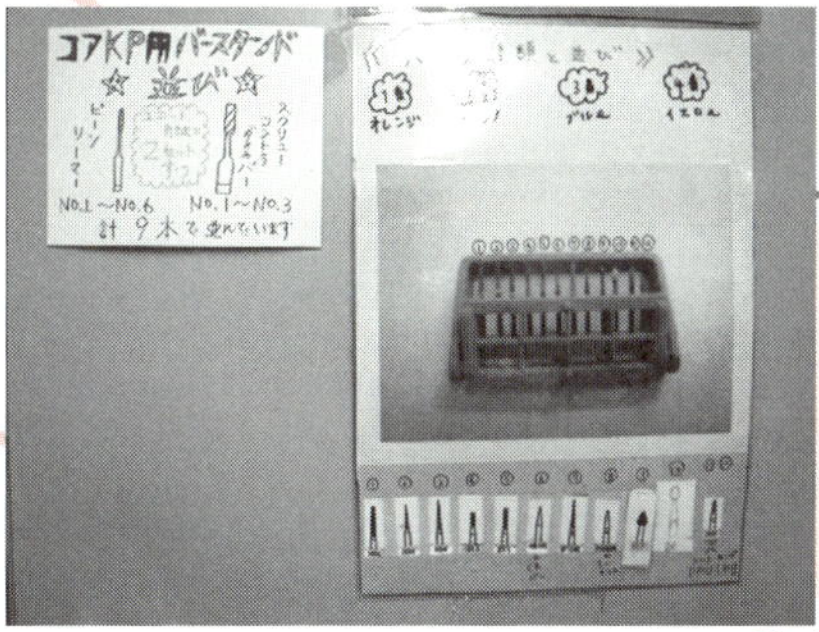

バーはセットにして管理する
いつでも12本セットにする。

消毒室に基本型を張り出す
基本セットを消毒室に引いたらすべてのスタッフが確認している

バーがなくなる所はココ 注意

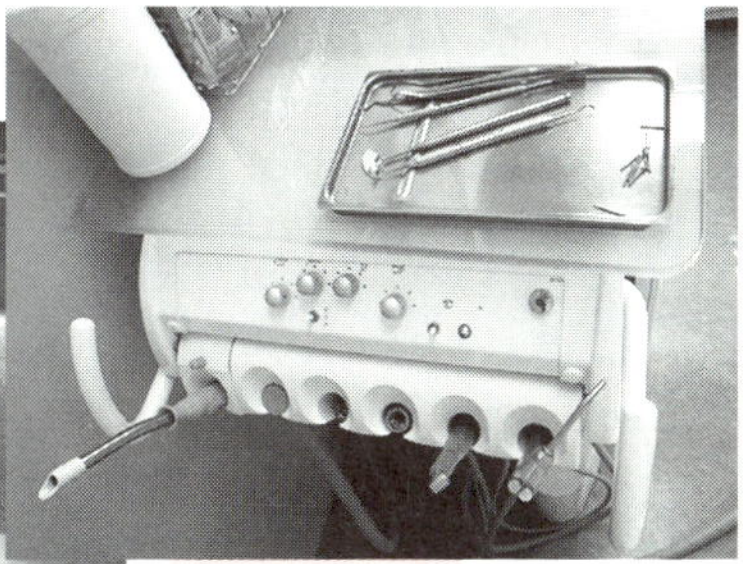

①まず、ユニット周り
診療後に必ずチェックする。

②消毒室のシンク
水洗後にもチェック。

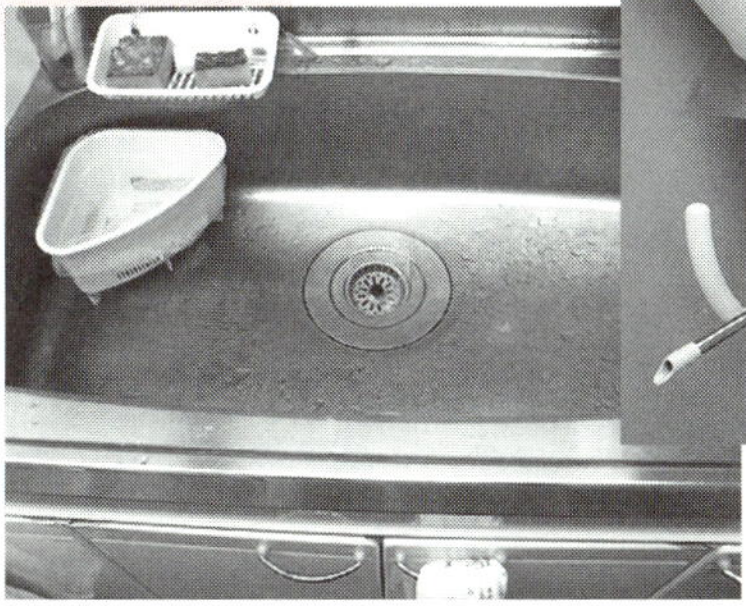

③超音波洗浄機の中
超音波をかけた後もチェック。
そのまま滅菌パックの中へ。
これでなくなることがない。

やったネ紹介
10
テーマ

強みを生かした新しい情報提供を

カマタ歯科クリニック
チーフ
高瀬沙都美さん

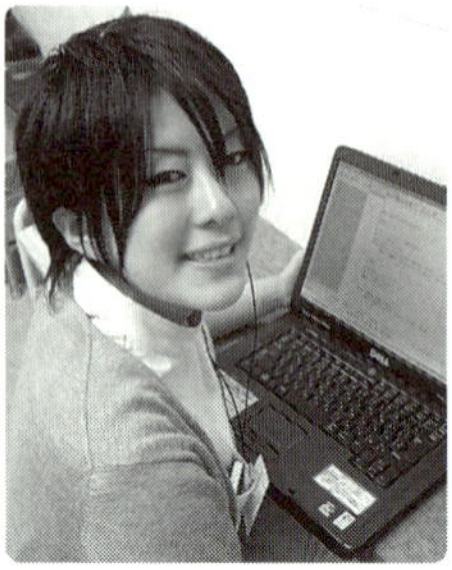

ちょっと違った歯科衛生士の能力発揮。

こんなことがありました

院長が言いました。「高瀬は、ちょっとオタクだから」

これはちょっとした褒め言葉です。すでに院長は彼女の能力を見抜いていました。

「イラストがうまいし、コンピュータに強い。彼女の強みを生かした体制を作って、能力をいかんなく発揮していただく」

患者さんからのイラスト評価も高く、

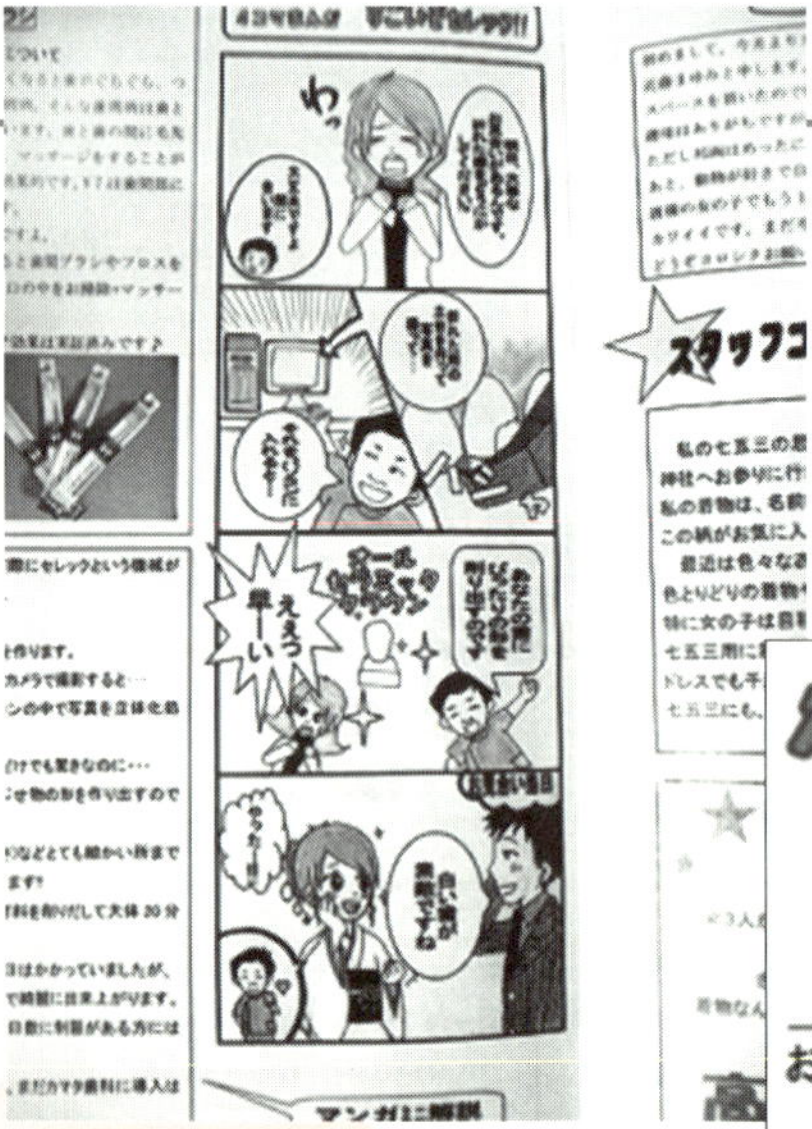

ニュースレターも4コママンガ入り。

誰が書いたの？

「高瀬さんです。」

患者さんとのよくある会話。

すごいな～。

趣味が仕事に活かせています。


患者担当制。

患者さんも、ハガキが届くと思わず電話しちゃいます。

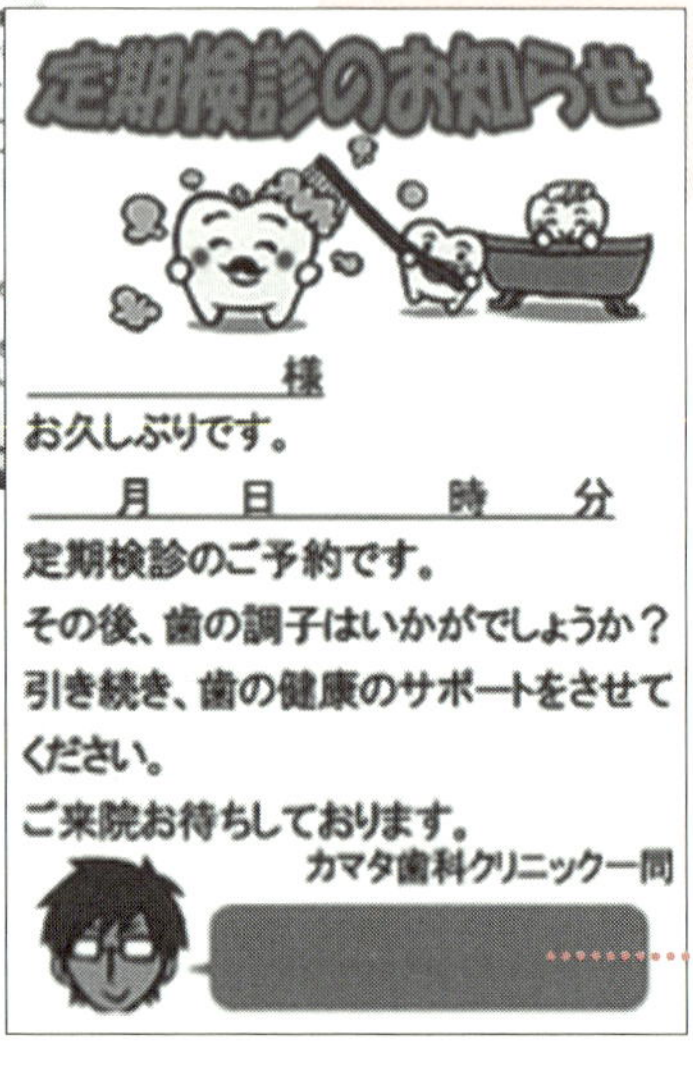

定期検診のお知らせ

様

お久しぶりです。

月　日　時　分

定期検診のご予約です。

その後、歯の調子はいかがでしょうか？

引き続き、歯の健康のサポートをさせてください。

ご来院お待ちしております。

カマタ歯科クリニック一同

一言コメントも忘れずに。

彼女は回りの方々の暖かい言葉で成長していくのでした。

若くしてチーフとしての役職にもつき、これからがますます楽しみです。

対策

ココが問題

①スタッフのいいところはわかりにくい。

②すべての人が同じように、働くわけではない。

③できたときにどのように評価すればいいのか。

解決のポイント

①趣味も含めて興味があることを知る。

②何の業務が好きかを確認して適材適所を考える。

③メンバーからだけでなく、患者さんからの評価が受けられるようにする。

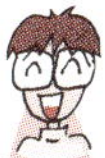

趣味を生かした体制がすごい。

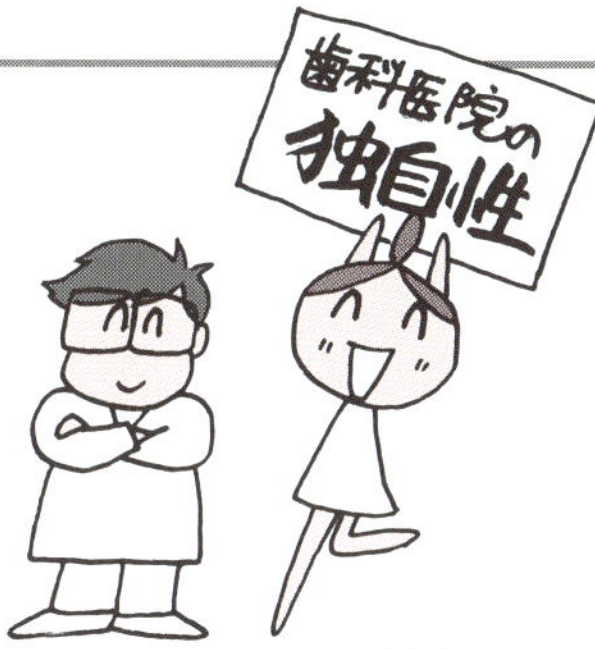

▲院長はスタッフ一覧を作って考える。ウ～ン、何が得意だったかな。

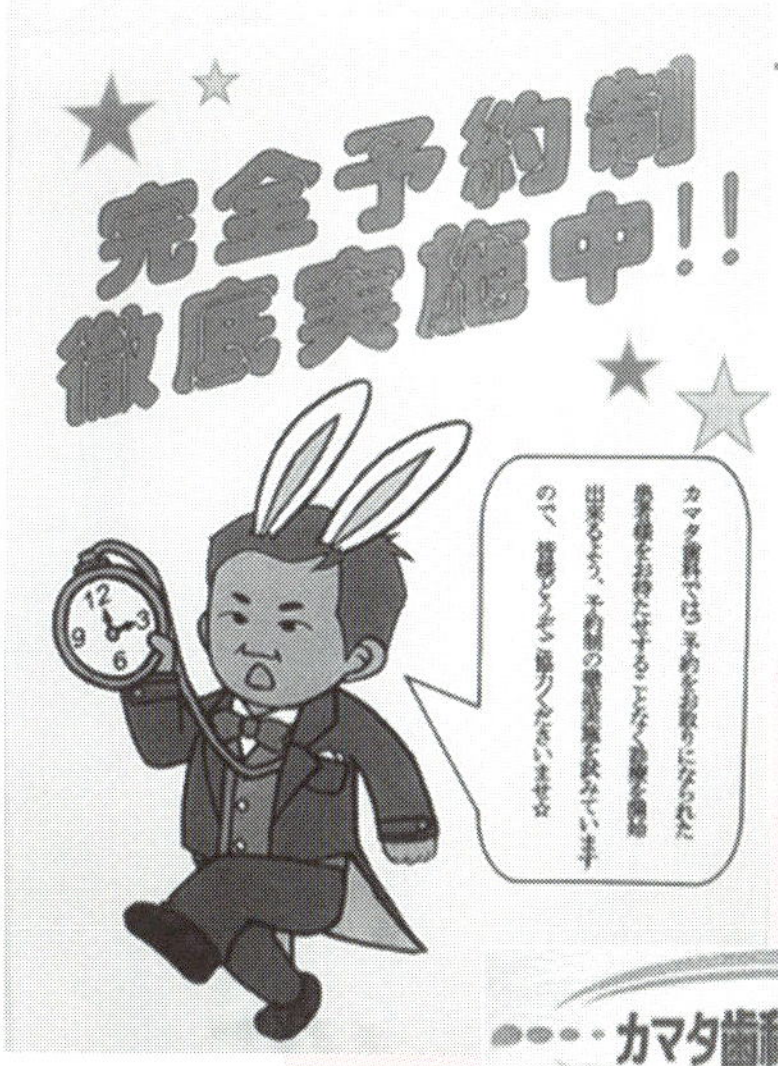

◀ポスターに院長が…。思わず話題に。

カマタ歯科クリニック
歯科衛生士
かきもと　ともみ
柿本　智美

名刺の裏は、予約票。

担当歯科衛生士を覚えて頂くためです。どんどんアレンジしていく。

◀イラストを使って作っています。スゴイね～、どんどんできちゃう。

263-01615

やったネ紹介 11 テーマ

ブレーン・ストーミングの威力　情報共有の方法

カマタ歯科クリニック

こんなことがありました

普通、院内には問題が山積みしています。ただの愚痴で終われば何の価値もありませんが、改善点としてとらえると宝の山です。

愚痴を改善としてとらえるためには、感情を抜きにしたポジティブに受けとめられる、組織としての体質改善がいります。

ブレーン・ストーミングは、みんなで一斉に問題点を書き出し、同時に根本的な問題をとらえ、一気に解決策までをまとめることができる手段です。カマタ歯科クリニックで、初めて行ったときの

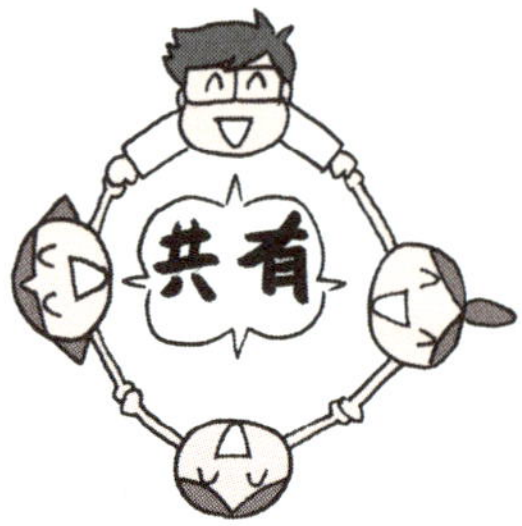

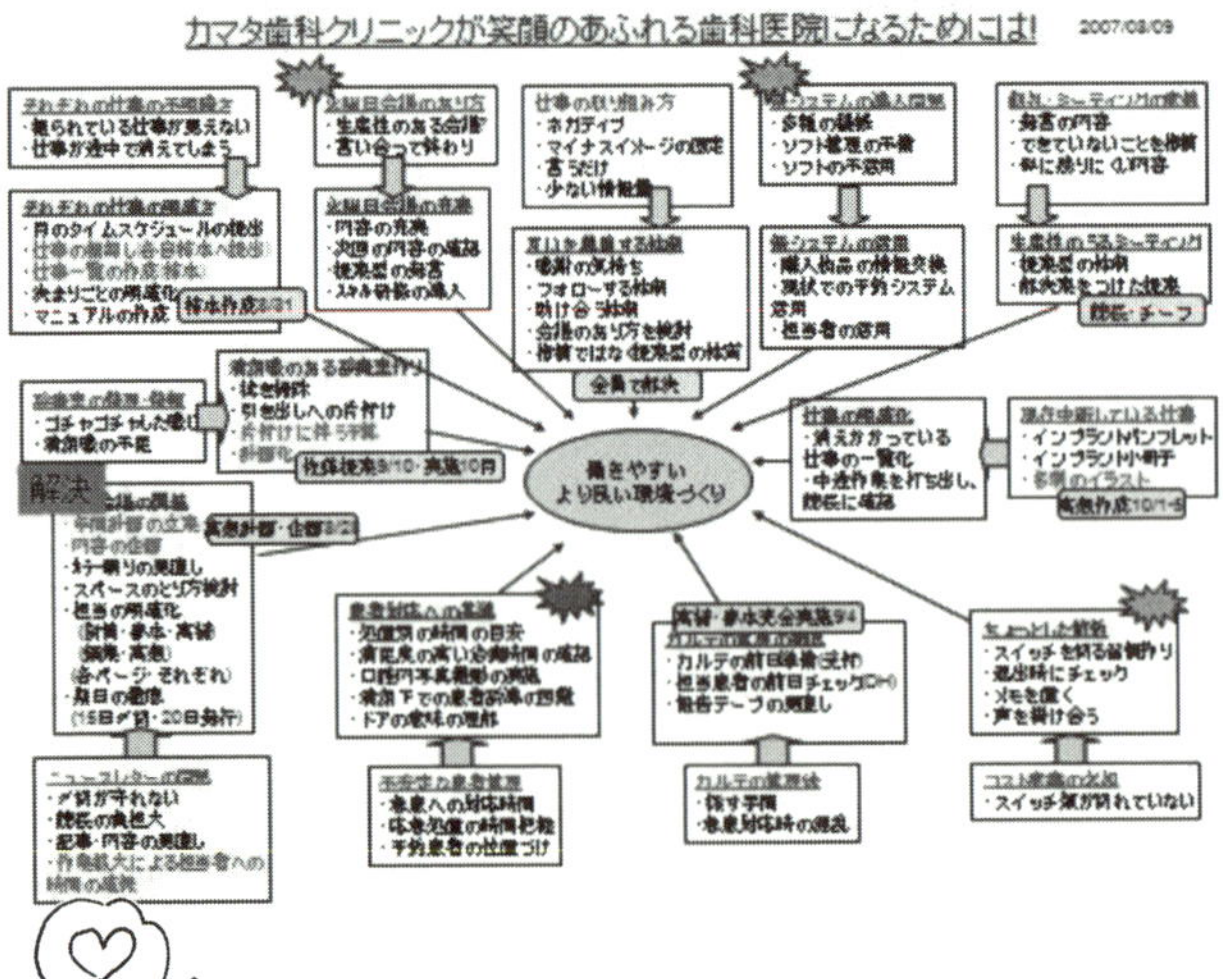

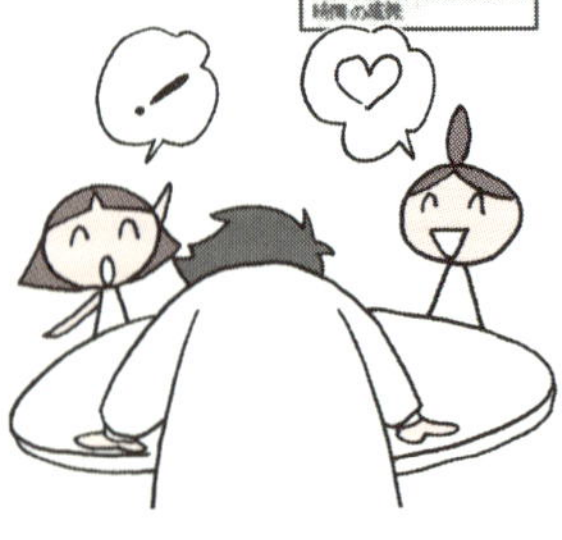

問題点は百二〇。それが今ではすべてが視える形で解決していきます。

対策

ココが問題

①昼休みは、愚痴の言い合い。
②朝礼やミーティングでの、「〇〇ができていません」という指摘型発言。
③話し合いがかえって悲しい。

解決のポイント

①愚痴は改善の芽ととらえる体質作り。
②朝礼やミーティングでは「〇〇したらどうでしょうか」という提案型発言へ。
③互いが認め、感謝し、尊重し合うという当然の考えの浸透させる。

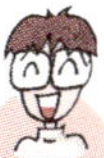

問題は、改善の芽。悪いことではなく、情報という財産のひとつ。

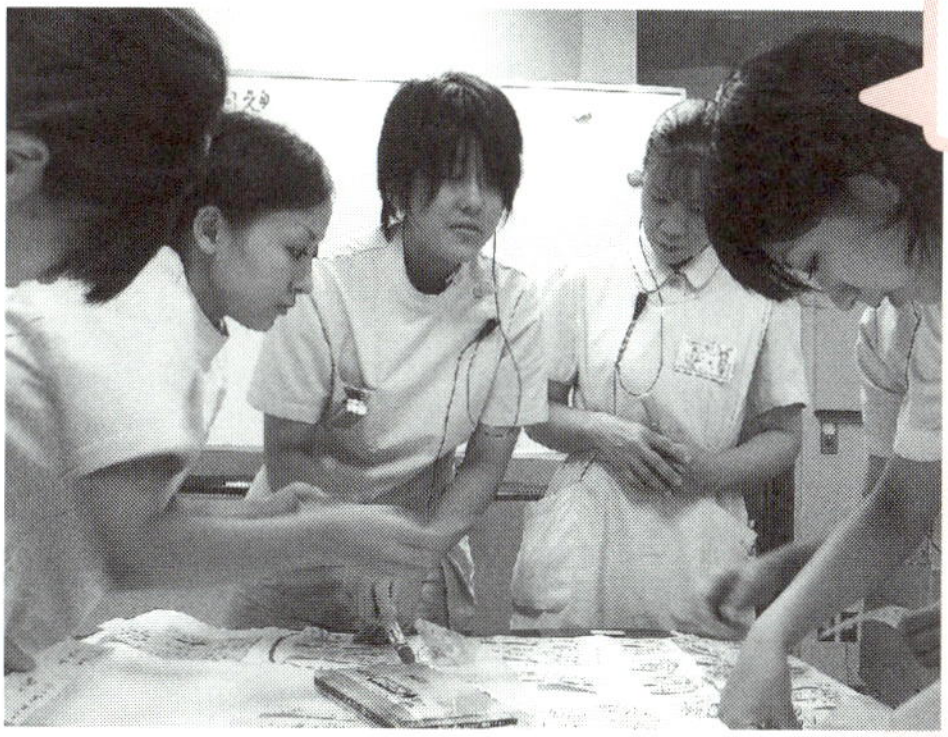

実はブレーン・ストーミングは楽しい

最初にブレーン・ストーミングを行ったとき、120もの問題が出た。「一生懸命しているのに…」。涙を流したスタッフもいた。でも今は、ブレーン・ストーミングが楽しい。1つずつ問題が確実になくなっていくから。

引き締まった朝礼

今の朝礼は昔と違う。「挨拶の練習」「昨日の成果」「理念の唱和」「本日の注意」すべてがポジティブシンキング。前向きに考えるって大切。チーフはブレーン・ストーミングで決まったことを実践する仕組み作りを心がけている。

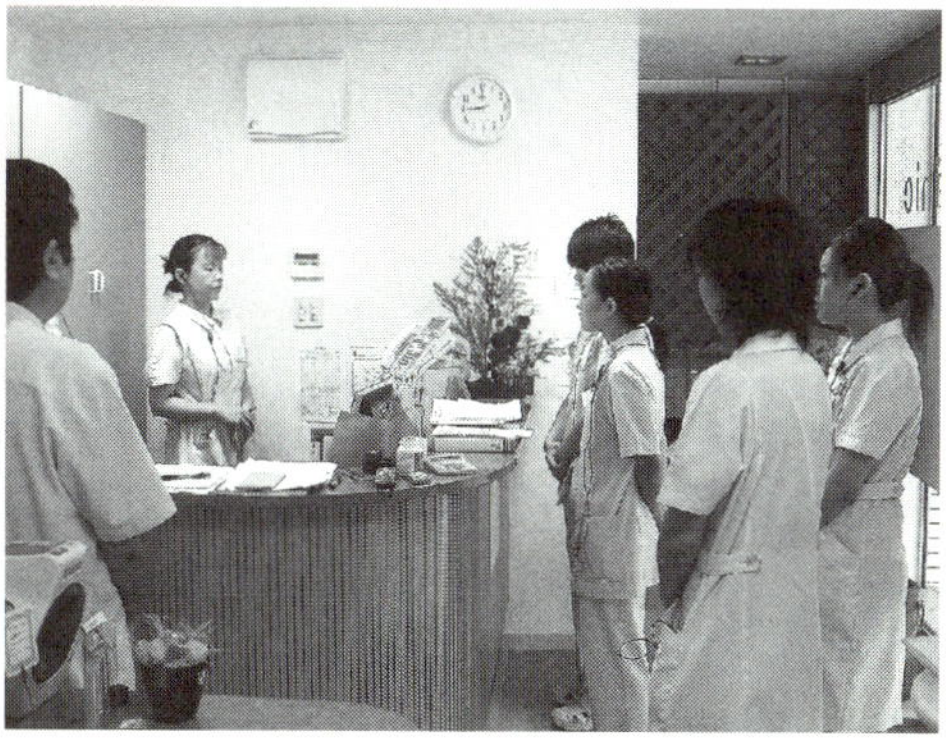

やったネ紹介

テーマ 12

5Sは少しずつ進める(一年かかった消毒コーナー)

こんなことがありました

新人の助手の方が入ってきたときに、すぐに辞めてしまう体制がありました。「消毒コーナーが複雑すぎて、どのように対応したらいいかわからない」。

新しい機器が入っていても、時間がかかるばかりで、効率が悪く手の出しようがない消毒ルーム。しかも患者さんから丸見えの中で、少しずつの改善が繰り返されました。

ココが問題

①消毒のシステムが整備されていないので、誰もが中途半端にしか対応しない。

②いつまでも帰れない体制。

③清潔感がない。

対策

カマタ歯科クリニック
担当
柿本さん

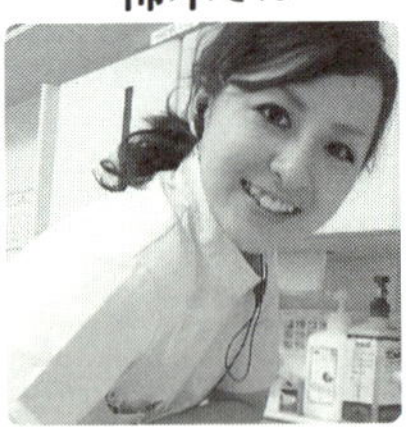

確実な発言ができる体制づくりを行う。

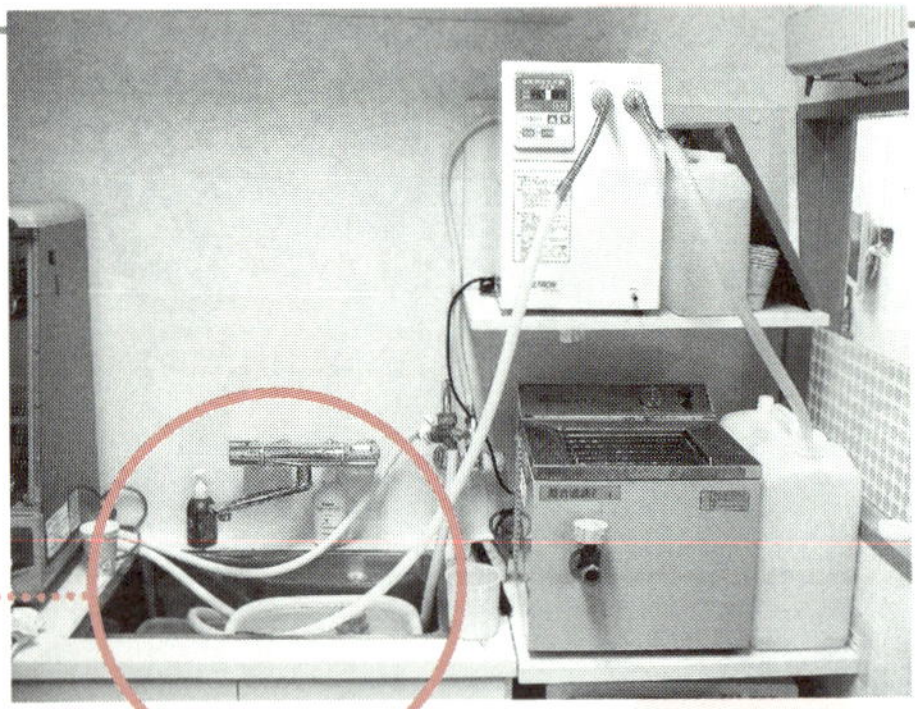

消毒ルーム
よかれと思って買ってもらっていたいろいろな器具。本当に必要なものを、最小レベルまで落として、再度必要物品を揃えていくことになった。

流しの中にコードがからんでいる。

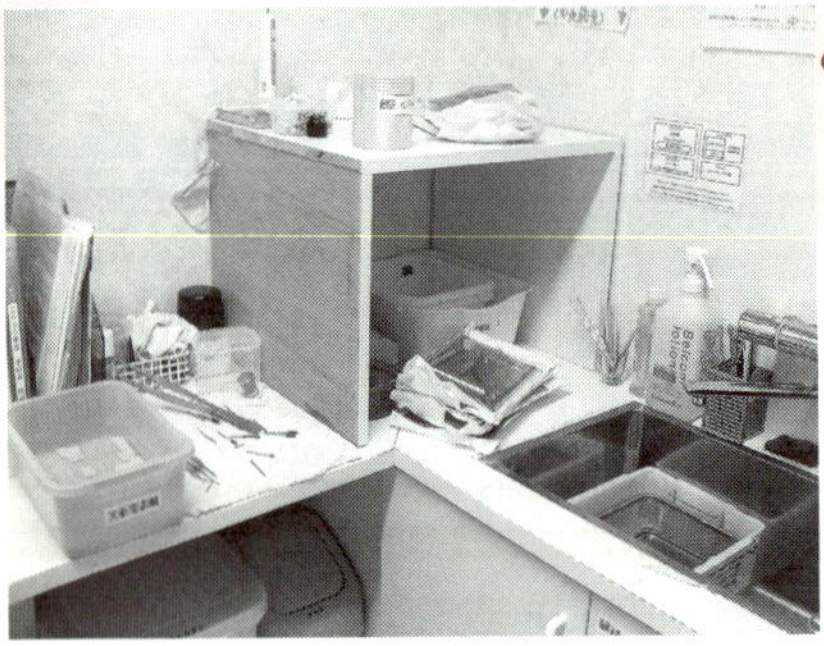

◀置き場所を変えて流れに合わせるが…。まだまだ…。半日するとすぐにグチャグチャの状態。清潔、不潔ゾーンが混在してしまう。これは問題。「どれが清潔なの～？」と声が出る。

解決のポイント

①システムを単純化して視える状態にする。

②消毒のシステム改善によって、片付けながら診療する体制。

③消毒カウンターの上に何も置かない。

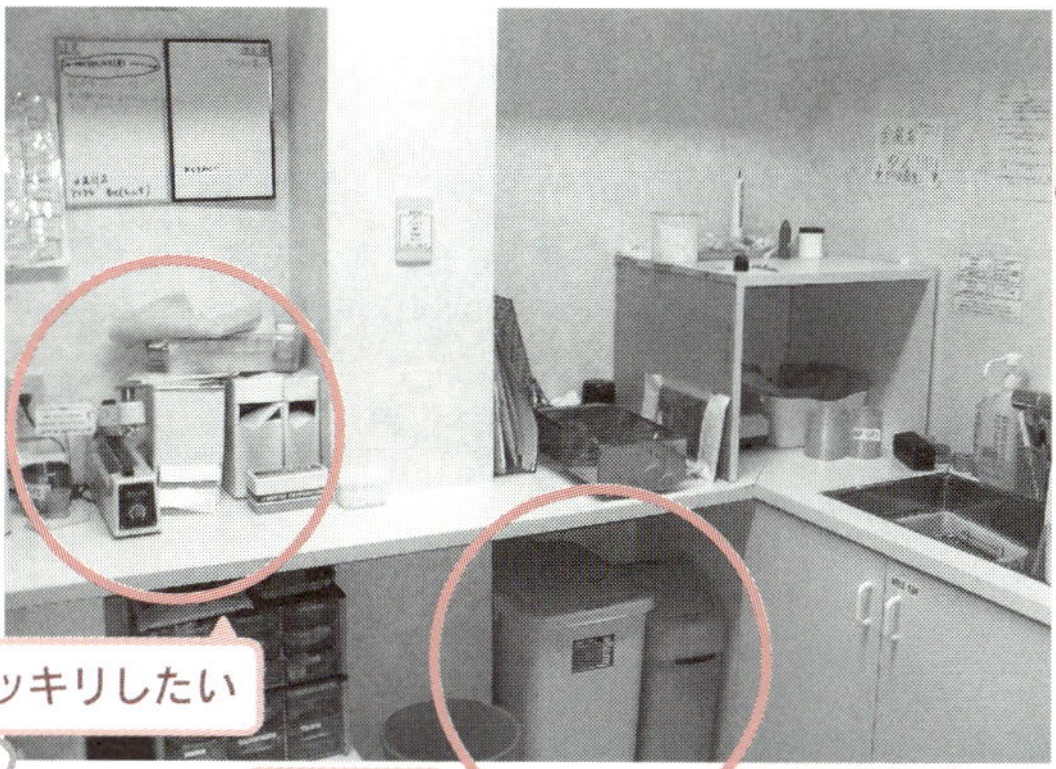

スッキリしたい

明確な清潔ゾーンがいるよネ〜。

ゴミ箱

小器具を扱う真下のゴミ箱。器具を落として中に入るとわからなくなる。
この時期、「○○がない」がよく出る会話。

これで安定。

安定までに約１年かかった。

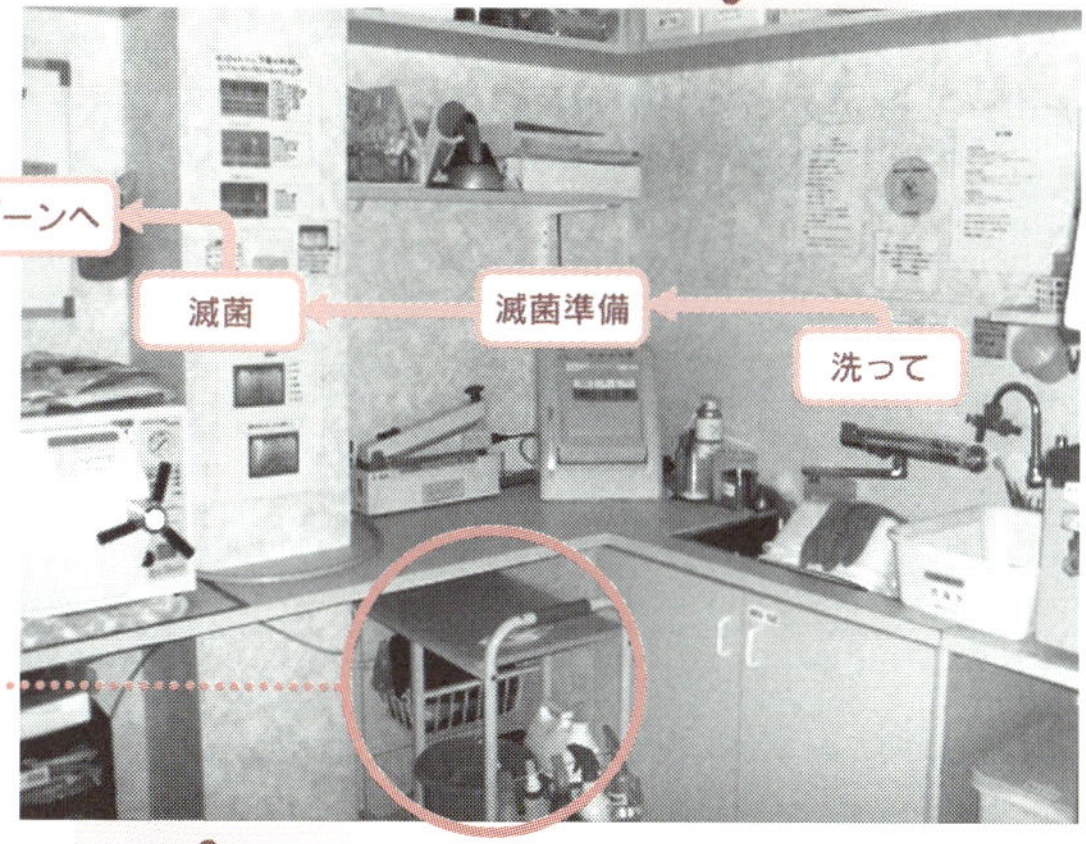
清潔ゾーンへ
滅菌
滅菌準備
洗って

清掃用具一式をまとめる。

現在

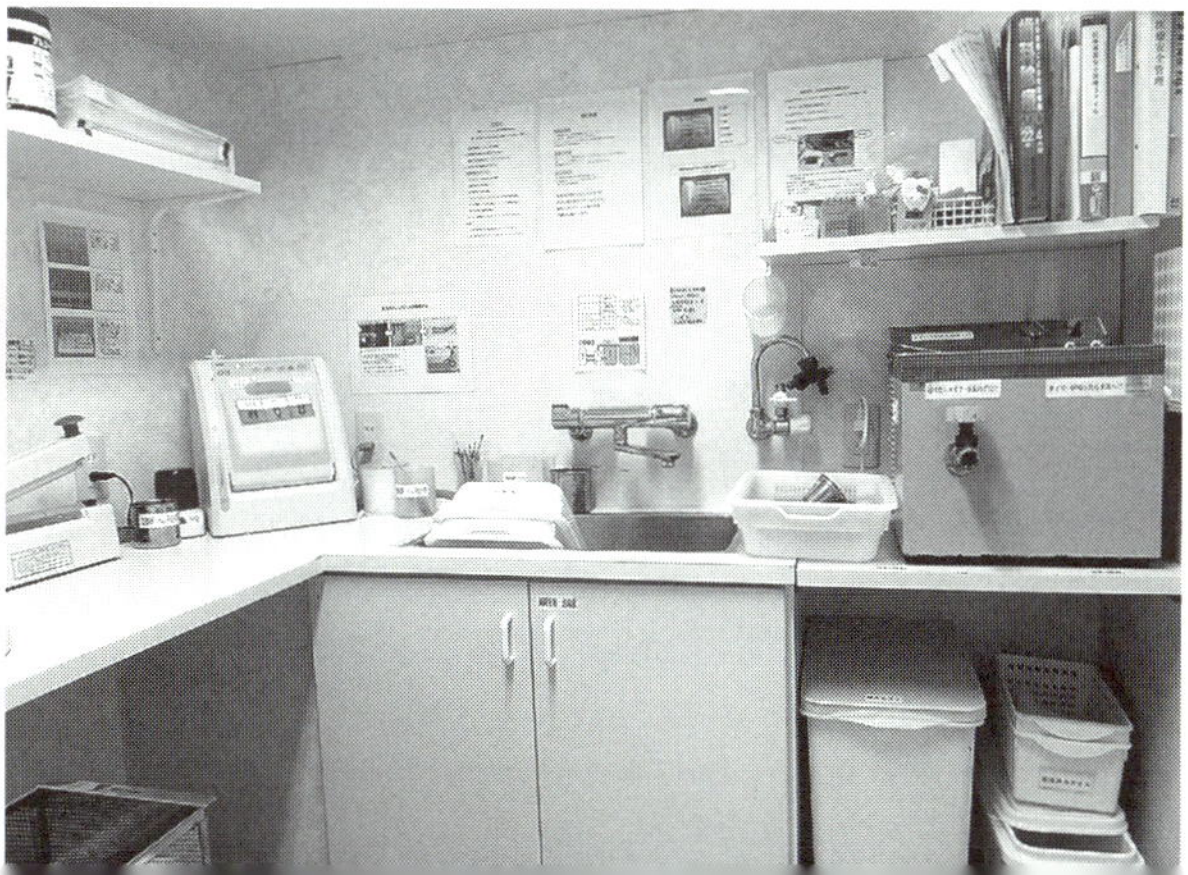

技工コーナーの5S

カマタ歯科クリニック
山口真理さん

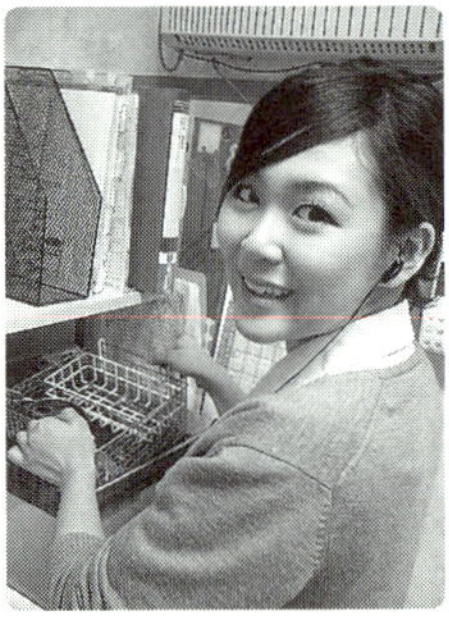

Before

**昔の技工コーナー
ここは患者さんから見える通路にあります。
だからカーテンで隠していました。**

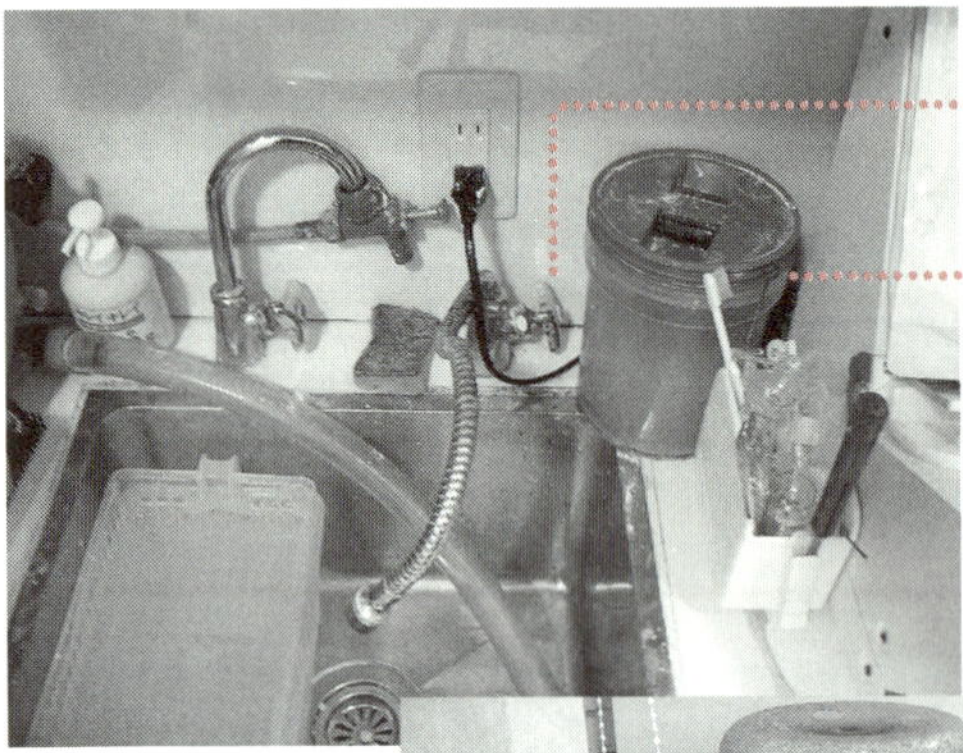

石膏があちら
こちら

いつの印象材
溶解液？

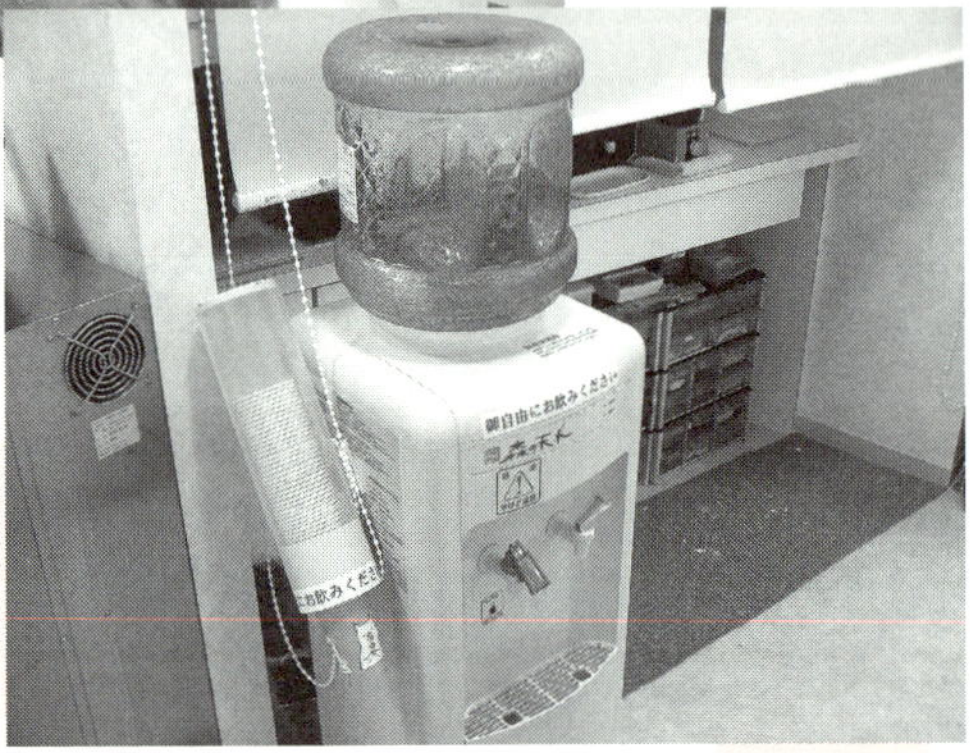

石膏の粉が落ちてる
前に給水器。
誰が飲めるのか…。

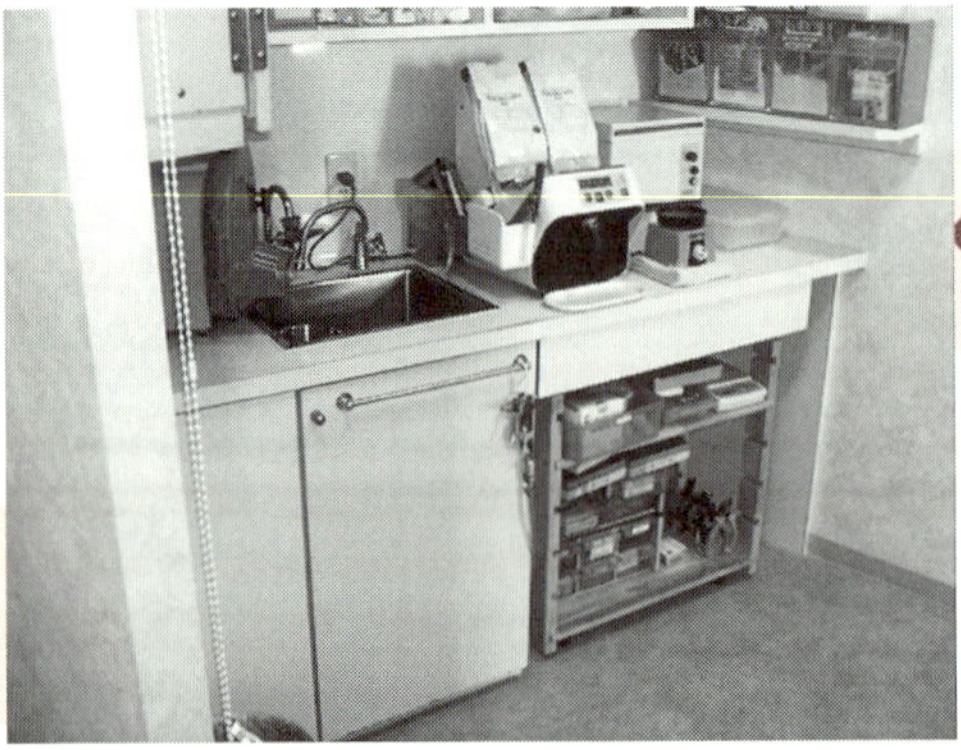

だいぶ片付けられて
きました。カーテン
をおろすことがなく
なった。
まだなんとかなる？
毎回のミーティング
で検討。

After

まだなんとか
なる？

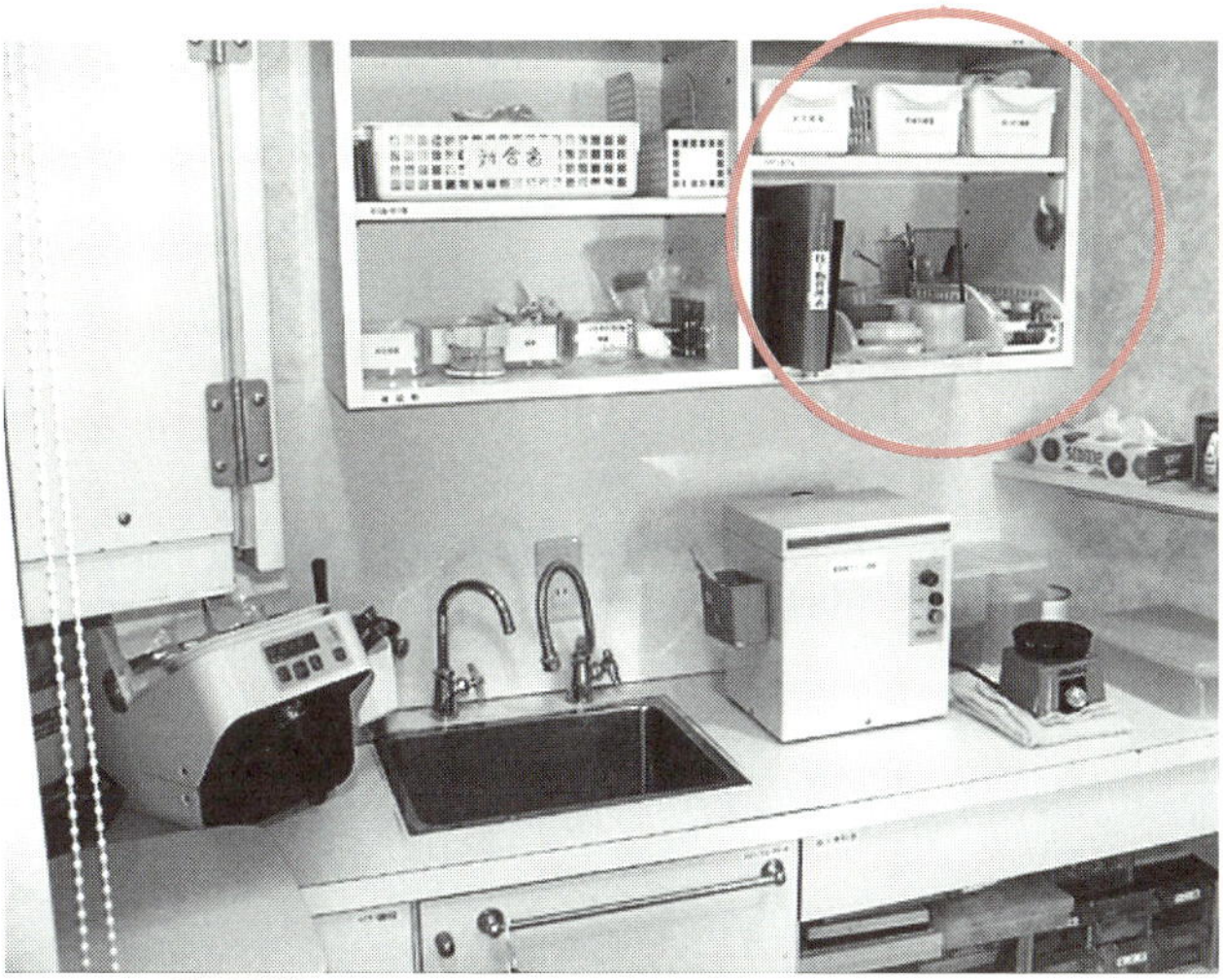

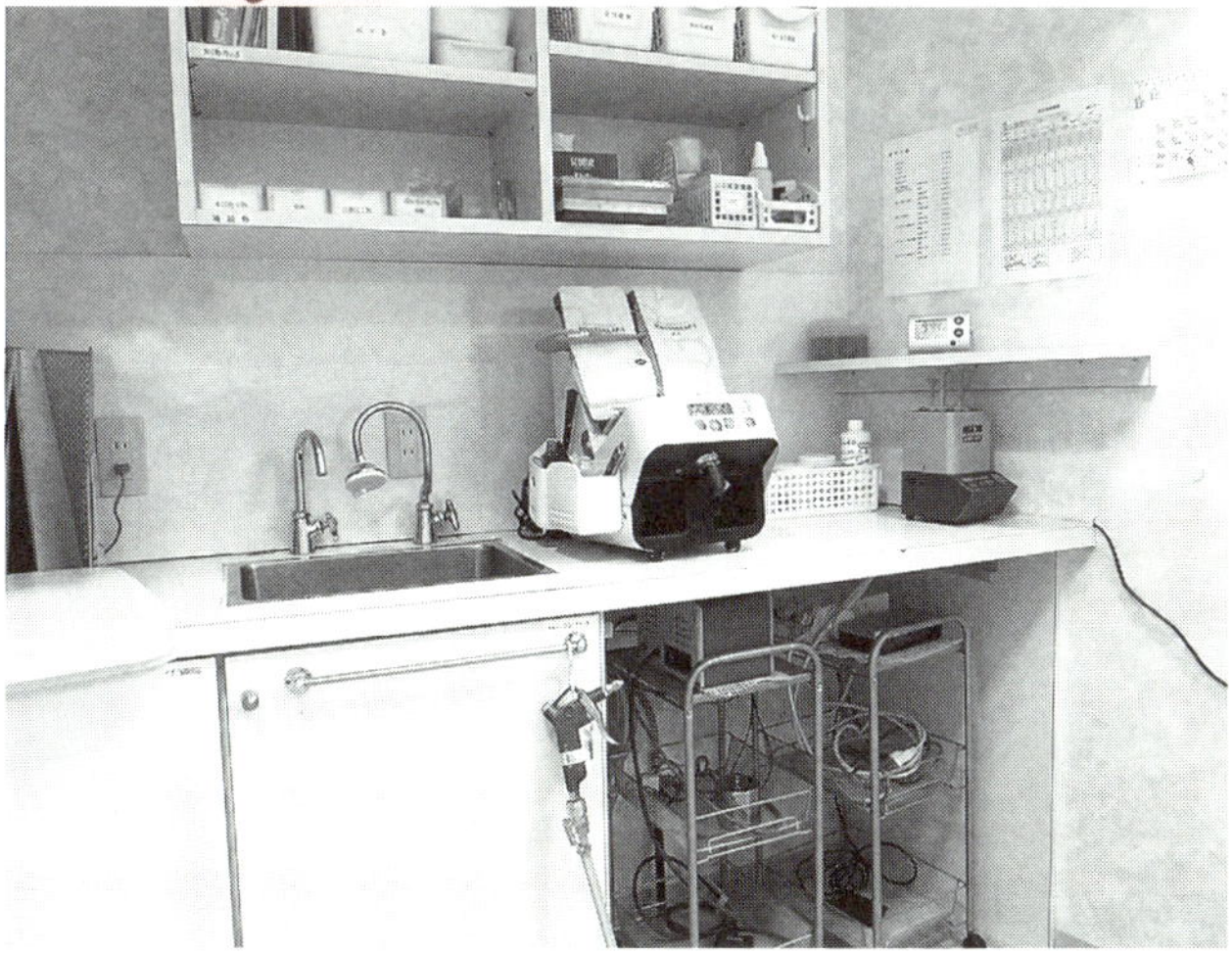

やっと崩れない体制になった。
2年半の改善の繰り返し。
今でも、改善は繰り返されている。

やったネ紹介

14 テーマ

癒しの受付

カマタ歯科クリニック
春本多恵子さん

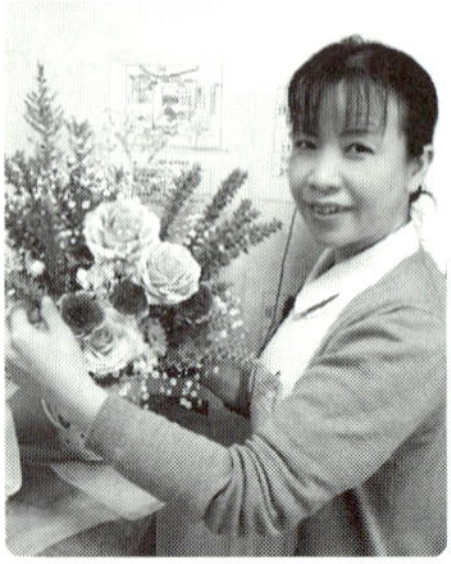

ちょっと違った受付対応が光る。

こんなことがありました

「受付の対応で素晴らしいところはどこですか」と聞かれれば、すぐに「カマタ歯科の受付対応はすごいです」と答えるようにしています。自由診療を中心に運営している歯科医院の受付は、やはりちょっと違うと思うのです。

受付カウンターをはじめ、すべての部屋に置いてある生花。ちょっとした配慮のあるトイレ。丁寧な電話対応。雨が降ってきたらすぐにタオルを出して水滴を取り除いてくれるおもてなし。

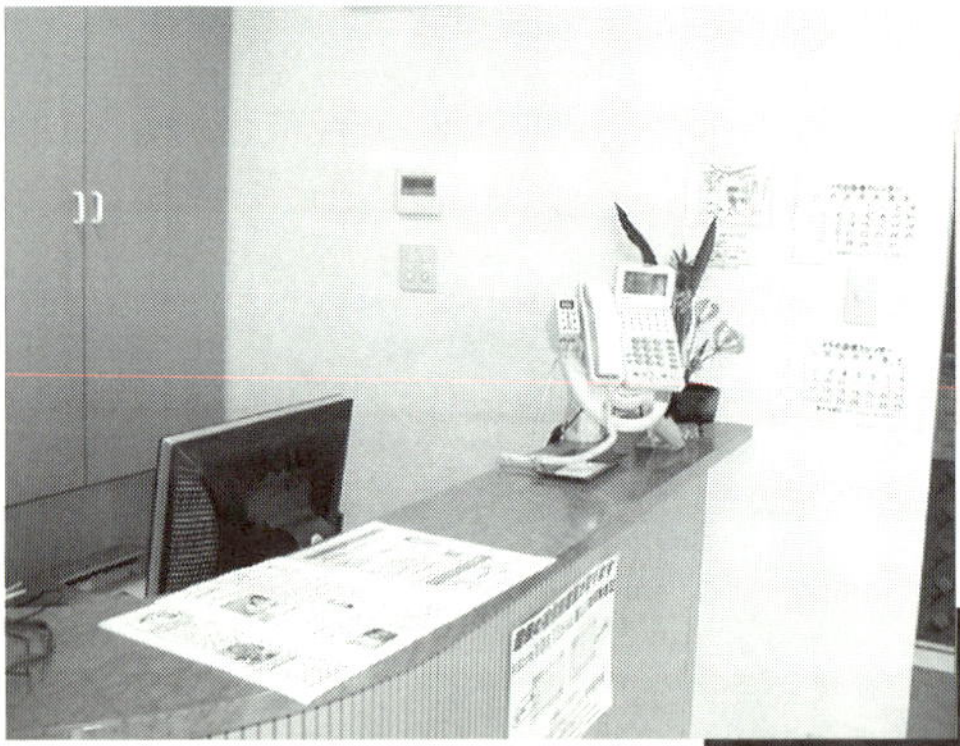

癒しの受付には、
いらないものは最小限
カウンターの上にはいろいろ置かない。

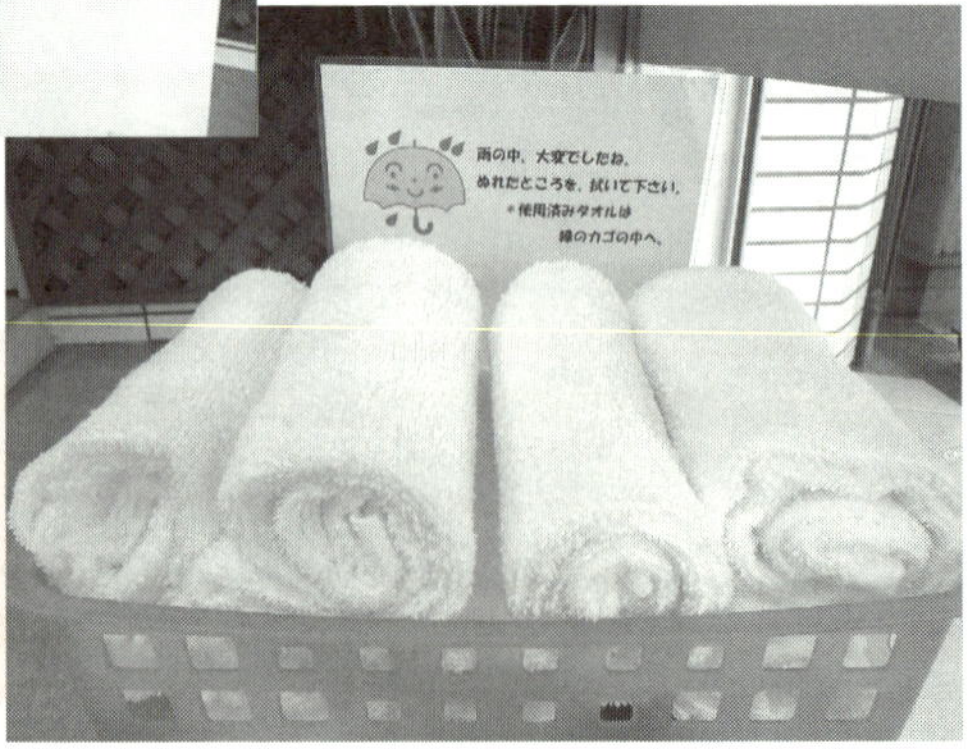
雨の中、大変でしたね。
ぬれたところを、拭いて下さい。
＊使用済みタオルは

雨の日に手渡される小タオル。
その心遣いが嬉しい。

それでも、何度も話し合いながら、バージョンを上げていく彼女がすごい！

対策

ココが問題

①5Sの充実が不徹底。
②スタッフの中での立ち位置が不安定。
③患者さんの満足度はどこにあるのか。

解決のポイント

①より整理・整頓・清潔・清掃・躾の向上。
②受付としておもてなしの専門性を上げていく。
③個人の資質を生かして教養を上げて対応する。

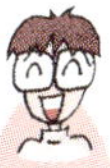

ちょっとしたおもてなし。医院としての姿勢が出ますよネ。

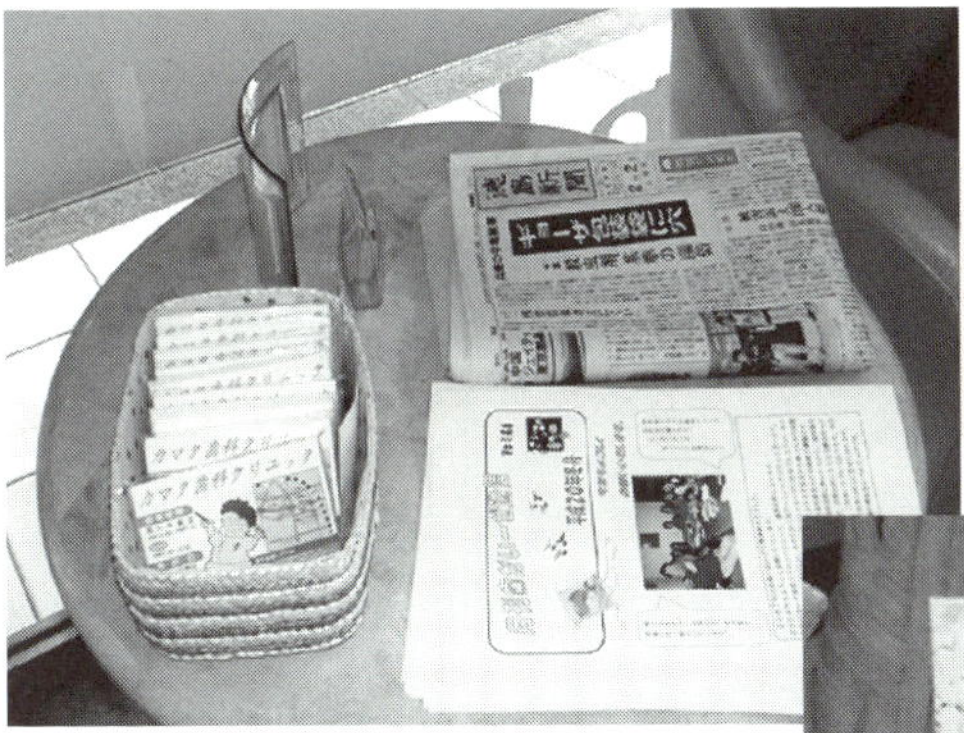

◀待合室のカウンターの上には、新聞、ティッシュ、ニュースレターを置いている。

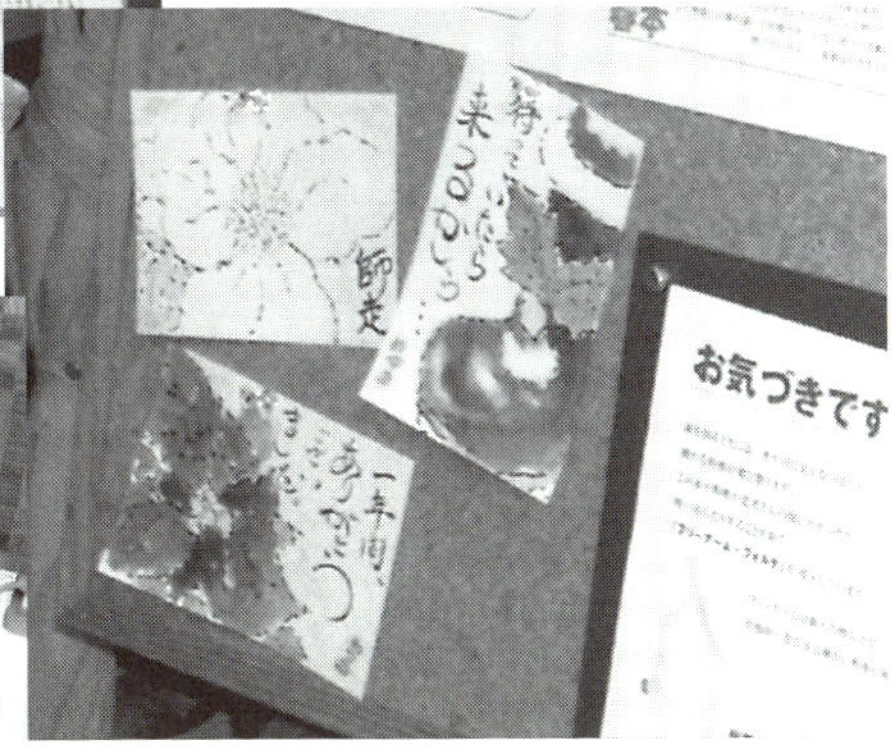

▲患者さんへの連絡は絵手紙を使う。これも歯科医院のoff-JTとして習いに行かせて頂いた。

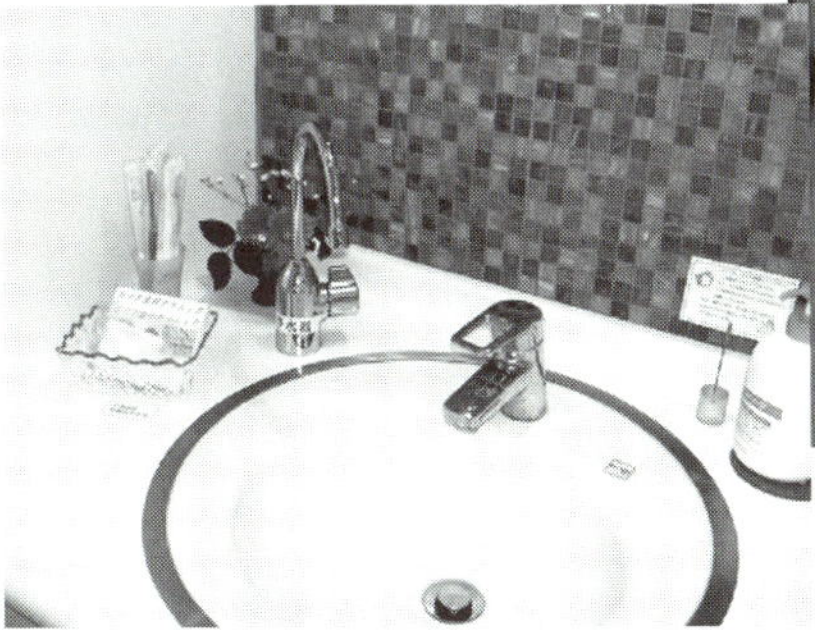

▲トイレの手洗いには歯ブラシが。なんと「御自由にお使いください」。スゴイナー！

263-01615

やったネ紹介 15 テーマ

受付に生花を！

カマタ歯科クリニック

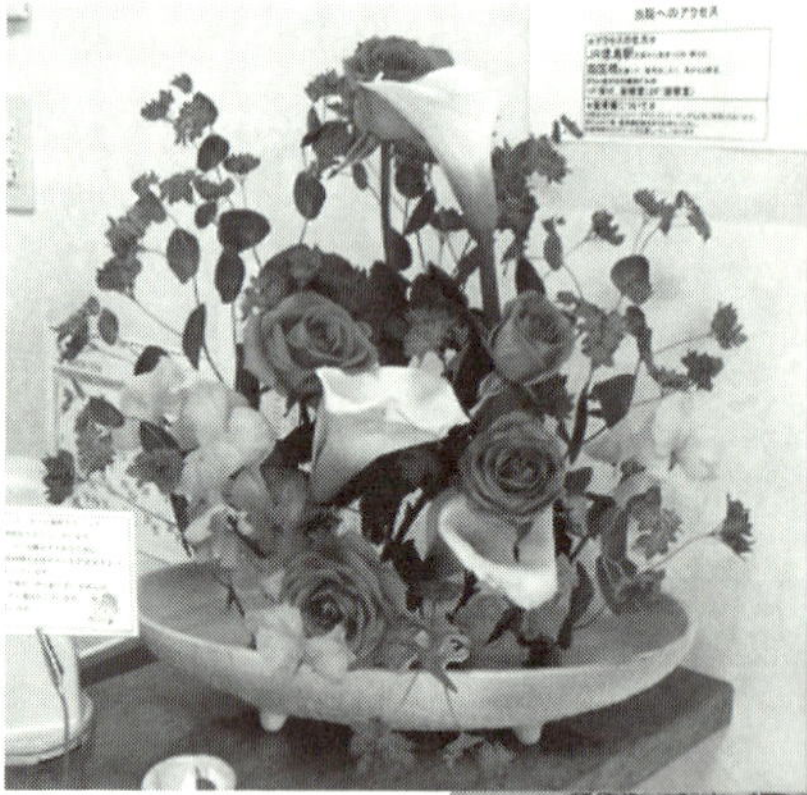

オ〜、スゴイ。
玄関を入ると
花が生きている

▼各個室のかたわらに

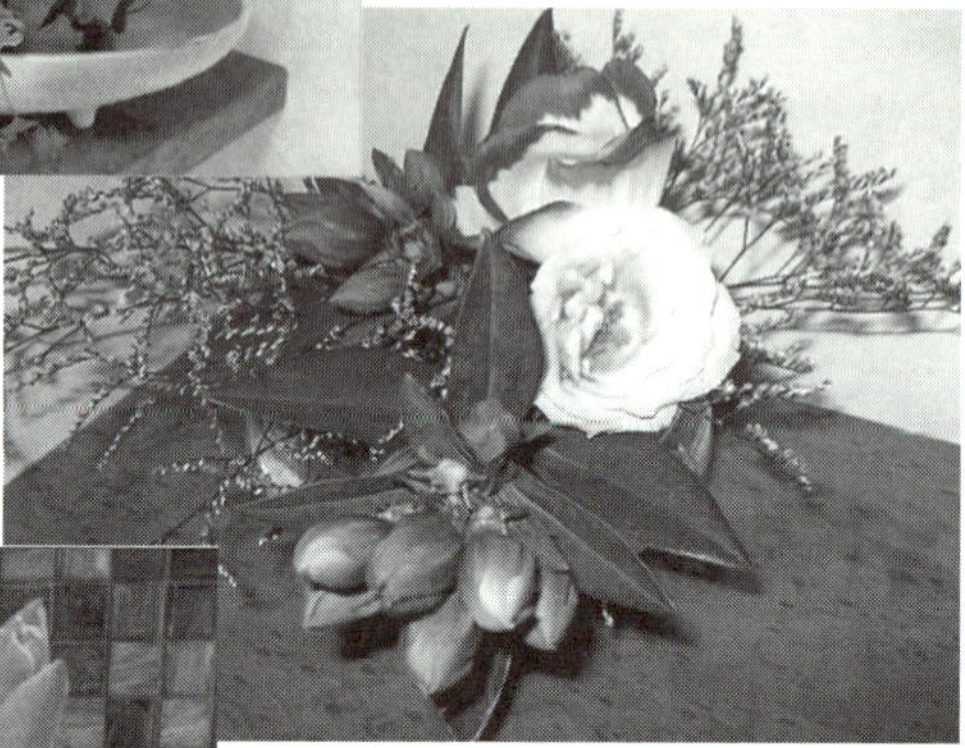

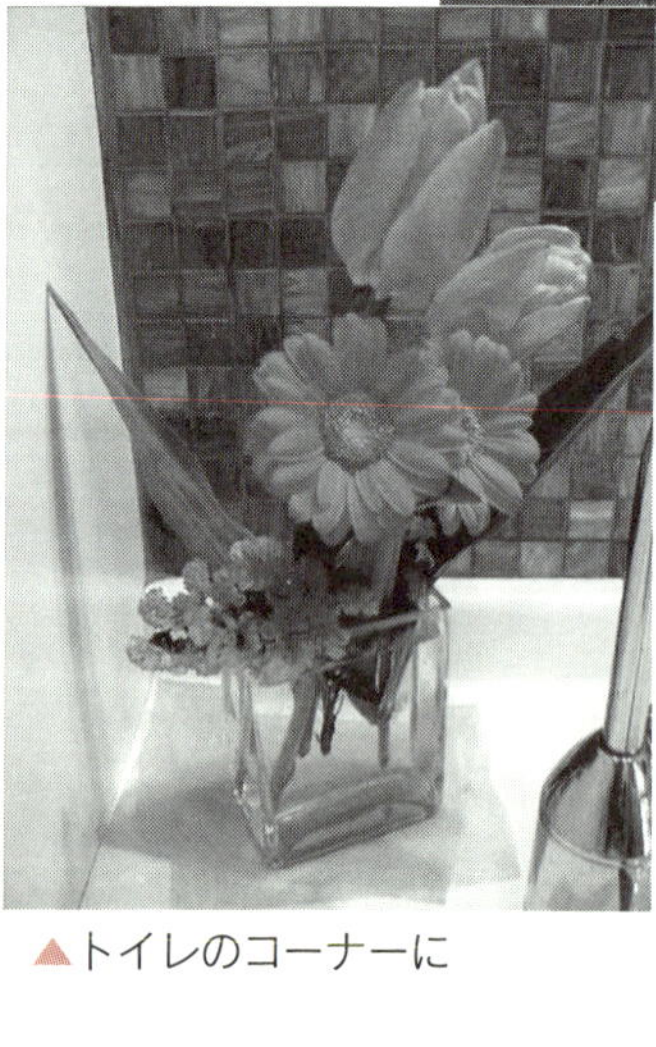

▲トイレのコーナーに

豪華な花などいらない

歯科医院で生花を生けている所は、少なくない。

一週間に五千円をかければ患者さんとの会話も弾むと言われるところもあるのだが、ここの生花は、一週間に千円〜千五百円。近くのスーパーで買うという。それでも、豪華にすべての部屋に花が入る。

要は、スタッフの気持ちなのだと思う。

一輪の花が患者さんの心を癒す。

そんな配慮が、嬉しいのだ。

患者さんへのおもてなしへの心は、すべての部屋に届いている。

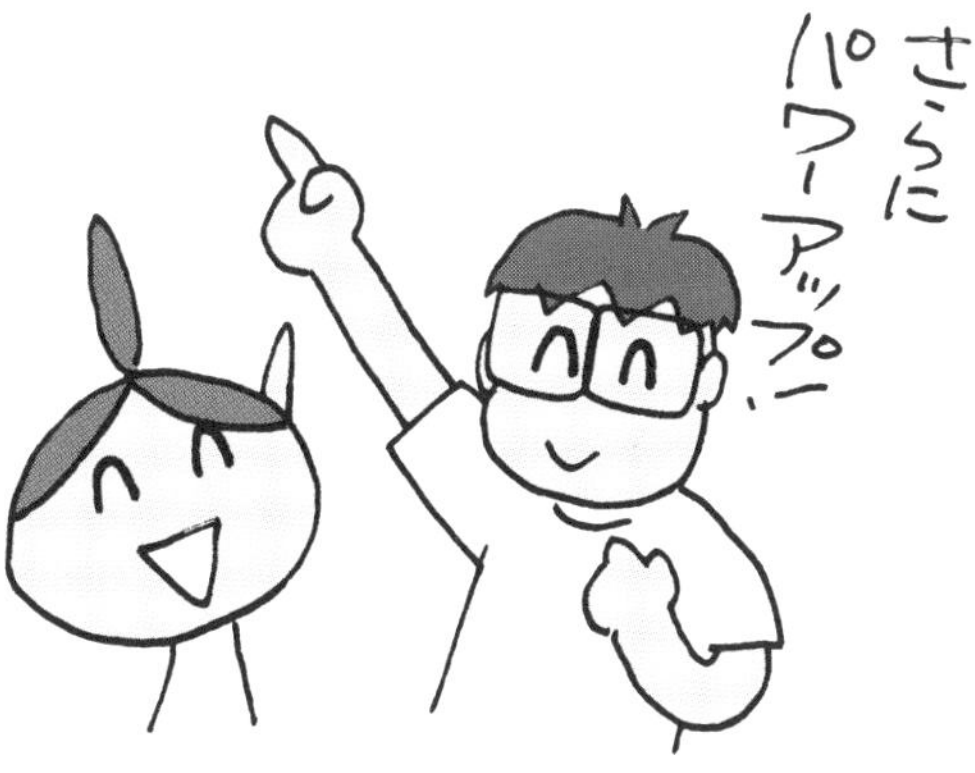
さらにパワーアップ!!

やったネ紹介
16
テーマ

スタッフルームを移動 一番いい場所で語り合おう

佐伯歯科医院　上から
チーフ
大塩恵子さん
サブチーフ・受付
西中千代さん

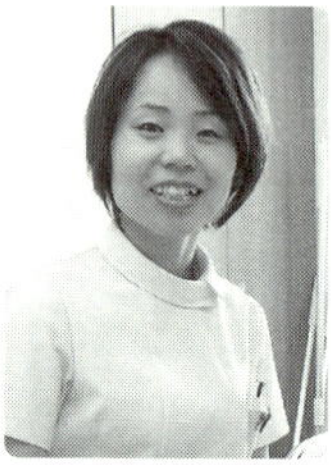

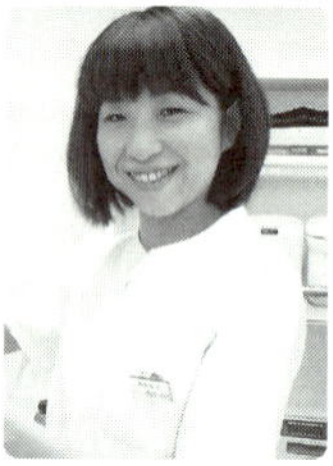

新しいシステムをコツコツと作り出す。パソコンだってさわれなかった。今はプロ級。

こんなことがありました

院長は言いました。

どうしてスタッフがすぐに辞めてしまうんでしょうか。

そのとき、スタッフルームは、北側の三畳しかない小さな部屋で、その中にロッカーと台所と洗濯機と冷蔵庫が置いてありました。

狭くて暗くて湿気の多い空間で休憩。

いい仕事ができるはずがありません。将来ユニットを入れられるようにと用意されていた場

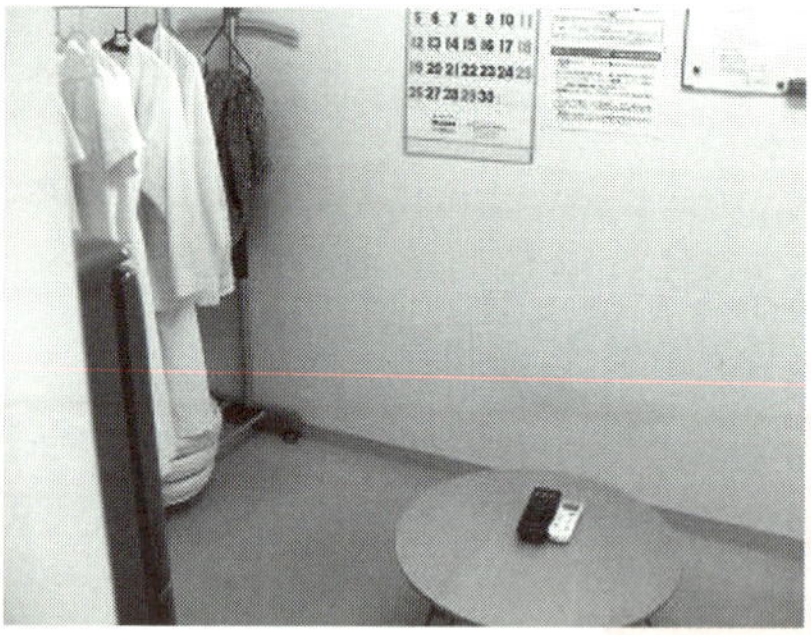

狭い空間の中での食事や休憩だった。

部屋を移動!!

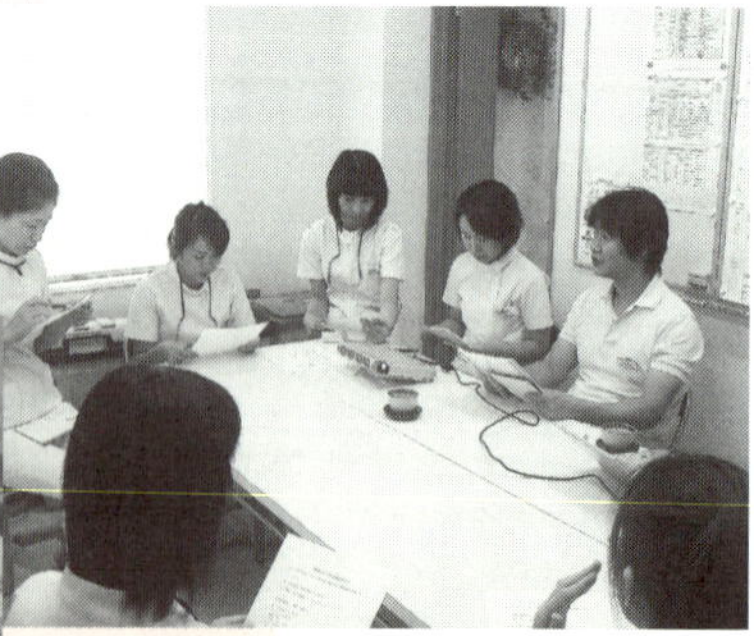

▲院長の熱き思いも全員で聞く。

スタッフルームは会議の場所にもなる

真剣に語り合える。

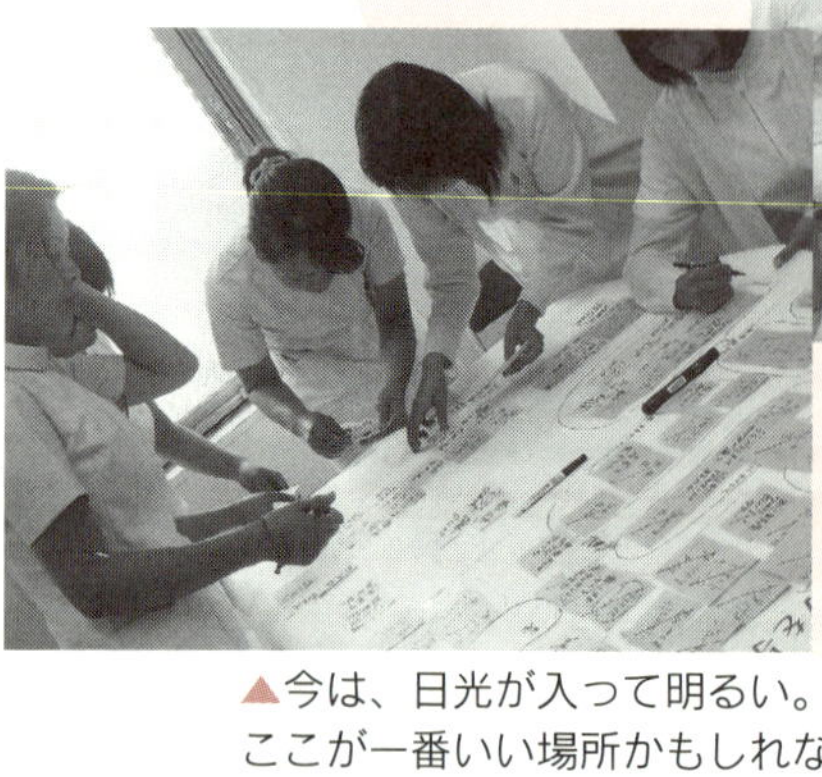

時には、ここでブレーン・ストーミングで語り合おう。

▲今は、日光が入って明るい。ここが一番いい場所かもしれない。

263-01615

所に、とりあえずスタッフルームを移動。佐伯歯科の昼休みは、「佐伯歯科で、今度は何ができるだろうか？」
夢が語れる場所になりました。

対策

ココが問題

①昼休みが苦痛。
②モチベーションが上がらない。
③昼休みは昼寝。

解決のポイント

①ゆっくりできる空間の確保。
②③互いに夢が語れるすがすがしい場所へ。

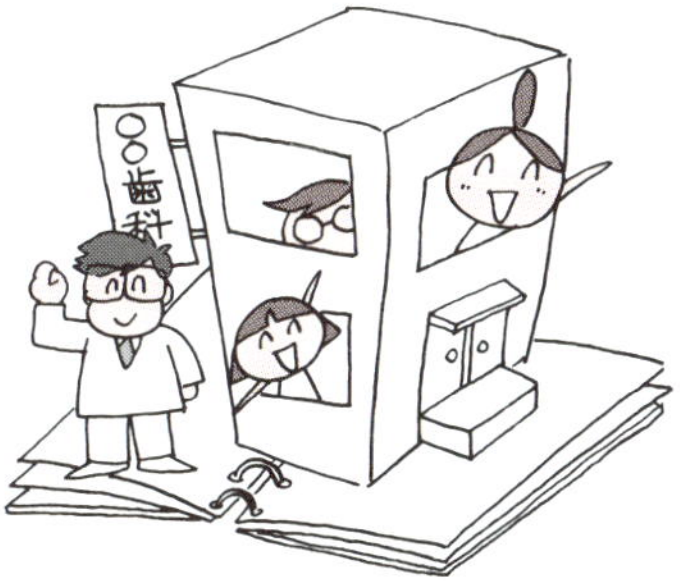

技工所に出す技工物

技工所と打ち合わせをして、きれいな管理をしています。
これは一見の価値あり！

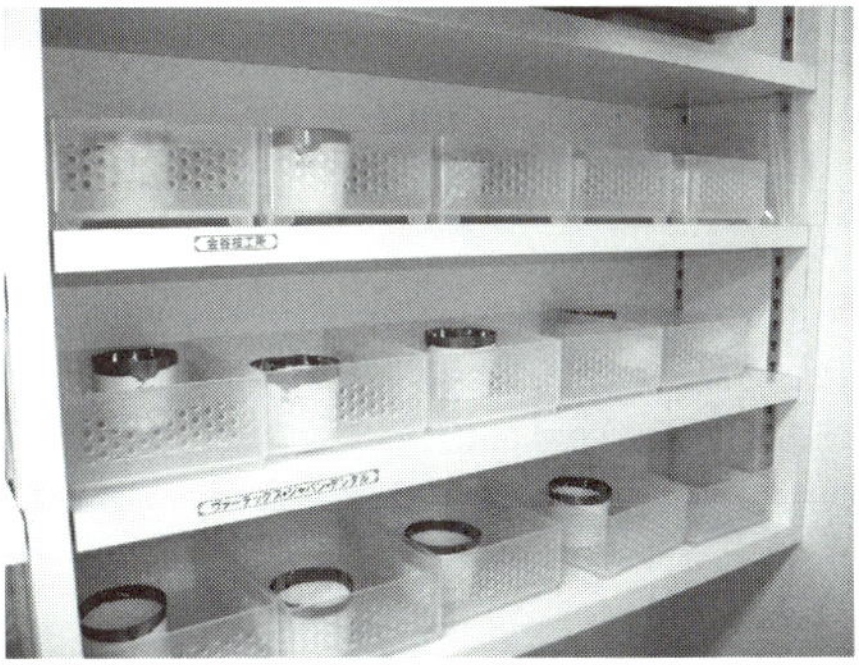

▶技工物を出す段階のもの。
このコーナーの箱に印象を。
その中の丸ケースに
バイトワックスを入れる。

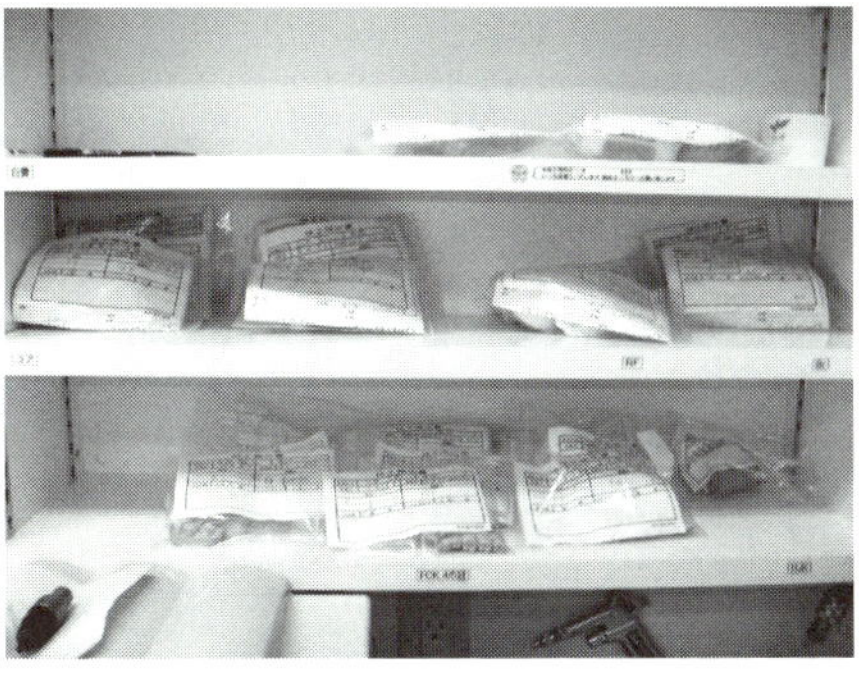

▶できあがってきたもの。
ビニール袋はリサイクルする。

やったネ紹介 17 テーマ

スタッフルーム作り

伊藤歯科クリニック

Before

昔のスタッフルーム（冬）
仕事のモチベーション、これでは上がりません

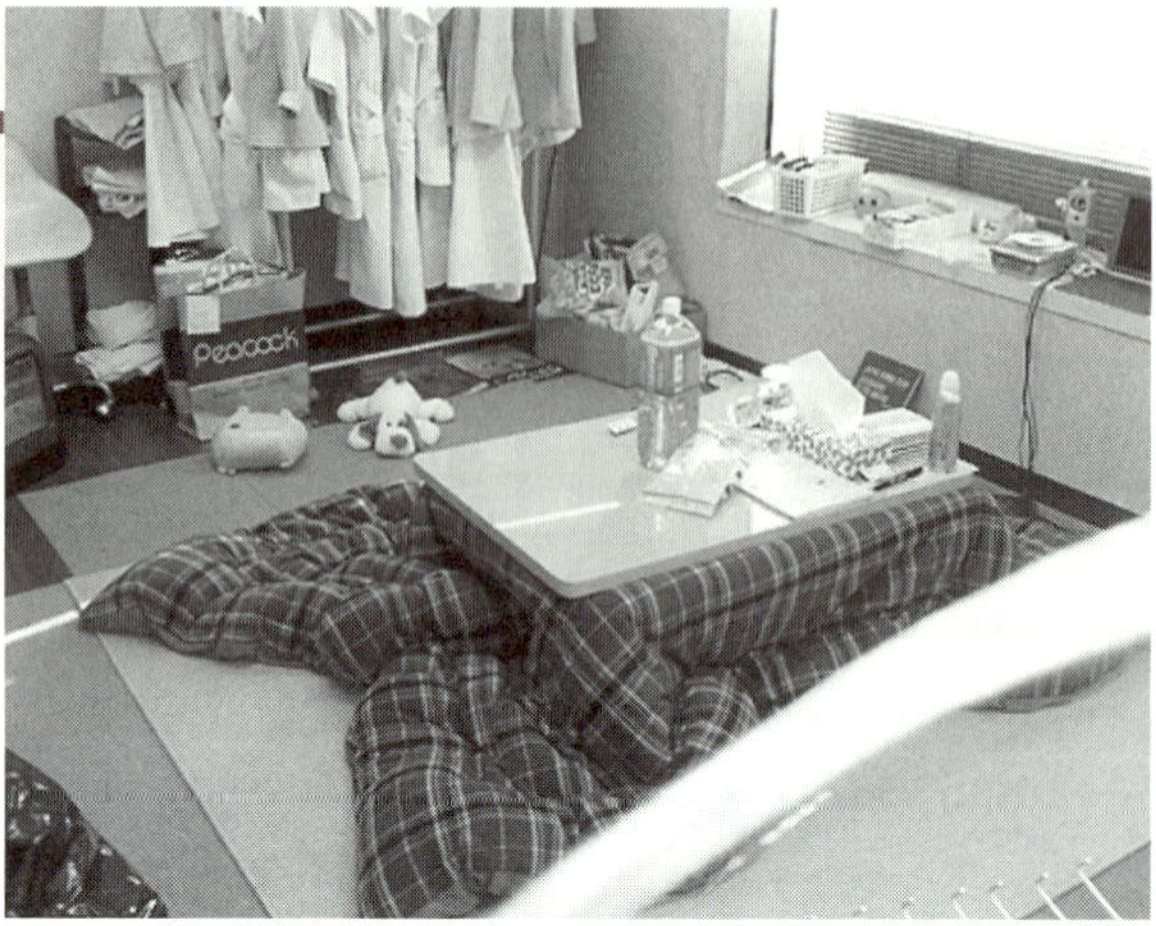

スタッフルームにこたつを入れている所は、少なくない。リラックスできていいけれども、仕事をする場所にはならない。

ロッカールームがあるのに白衣はスタッフルームにある。そうなると院長（男性）は、部屋に入る事が出来ない。

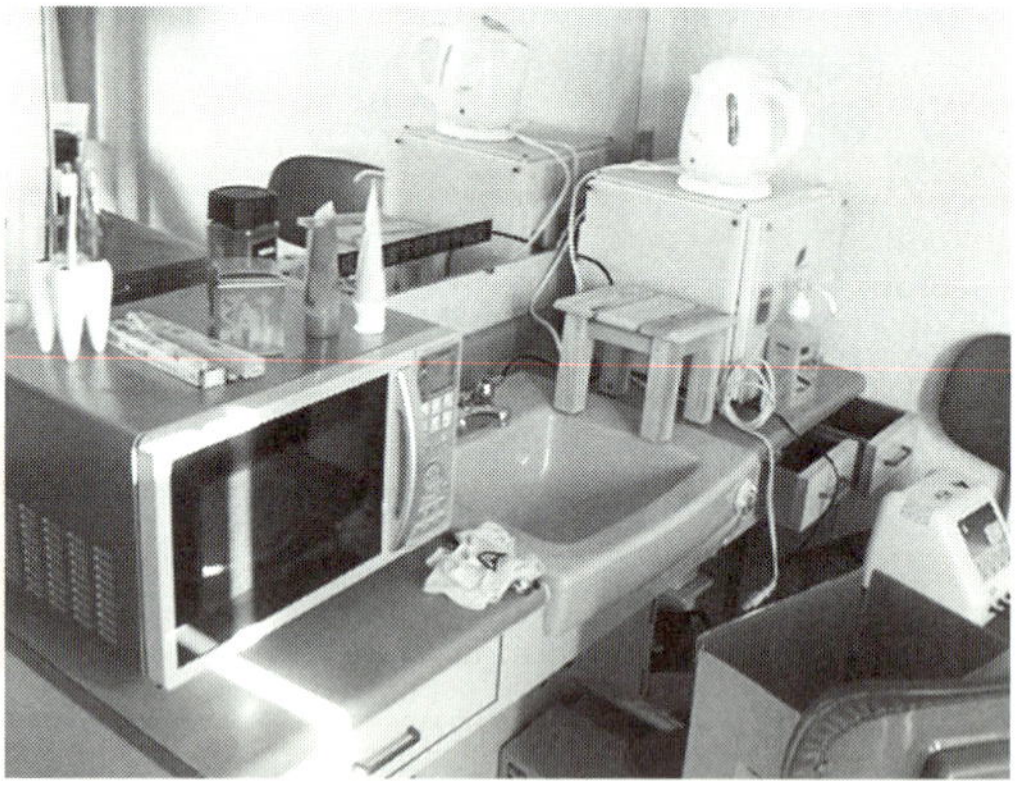

- ゴチャゴチャと置いてある
- 誰も片付けなくて良しの体制

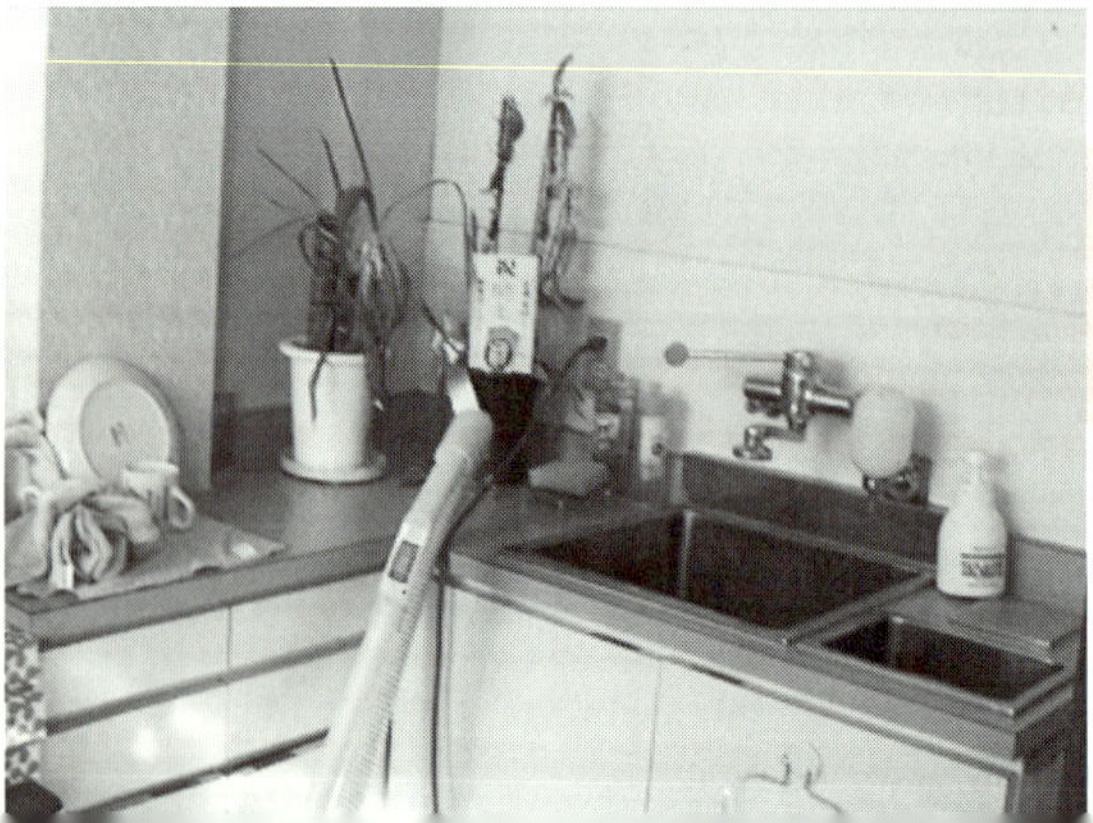

枯れた植木もそのままに、流しが使われていた。

After

こんなに変わりました。スタッフルーム
落ち着いた室内へ変化した。

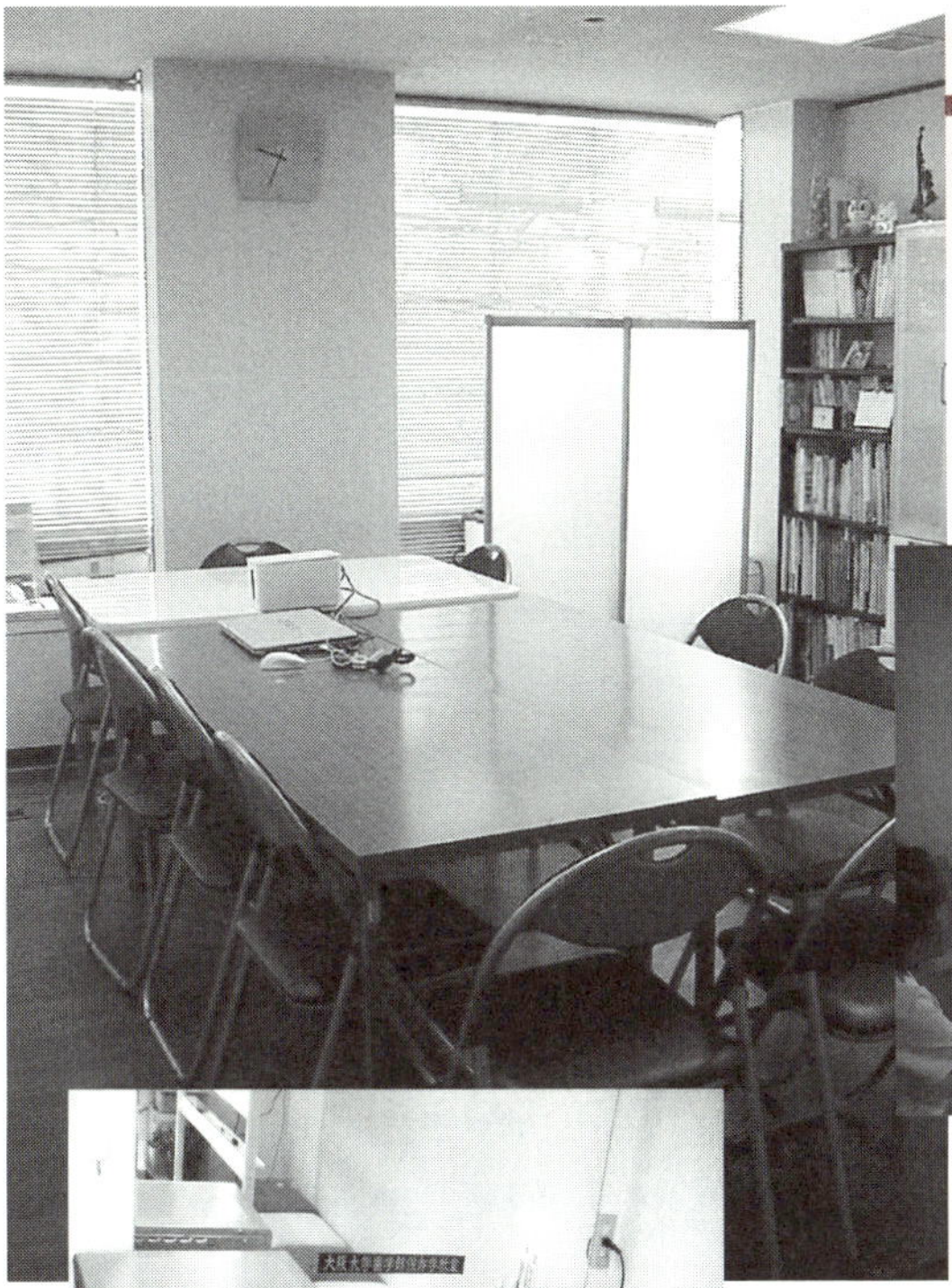

新メンバーは、ミーティングができるようにスタッフルームに机といすを入れた。ホワイトボードも購入。仕事場へ変化した。

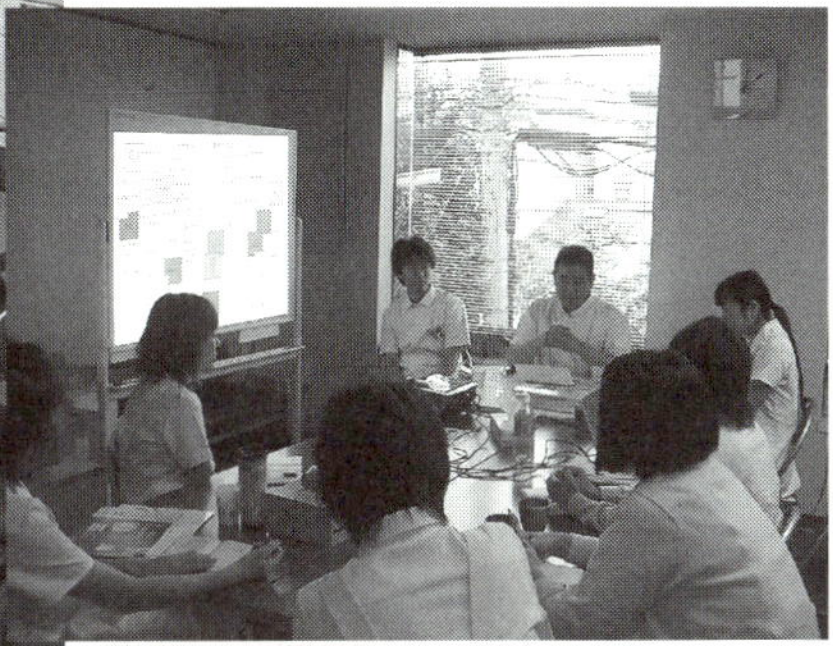

テレビがないと十分に話す時間がとれる。

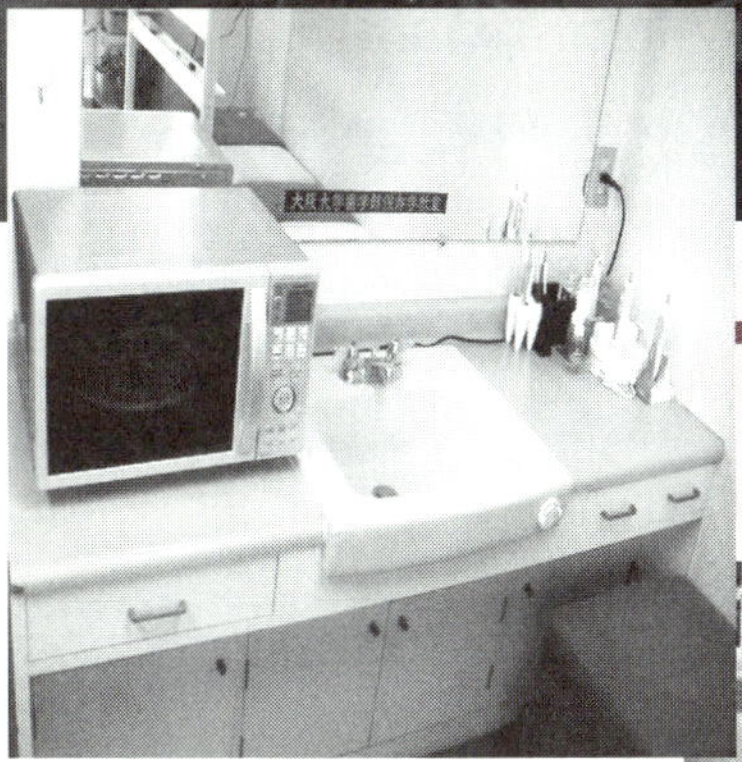

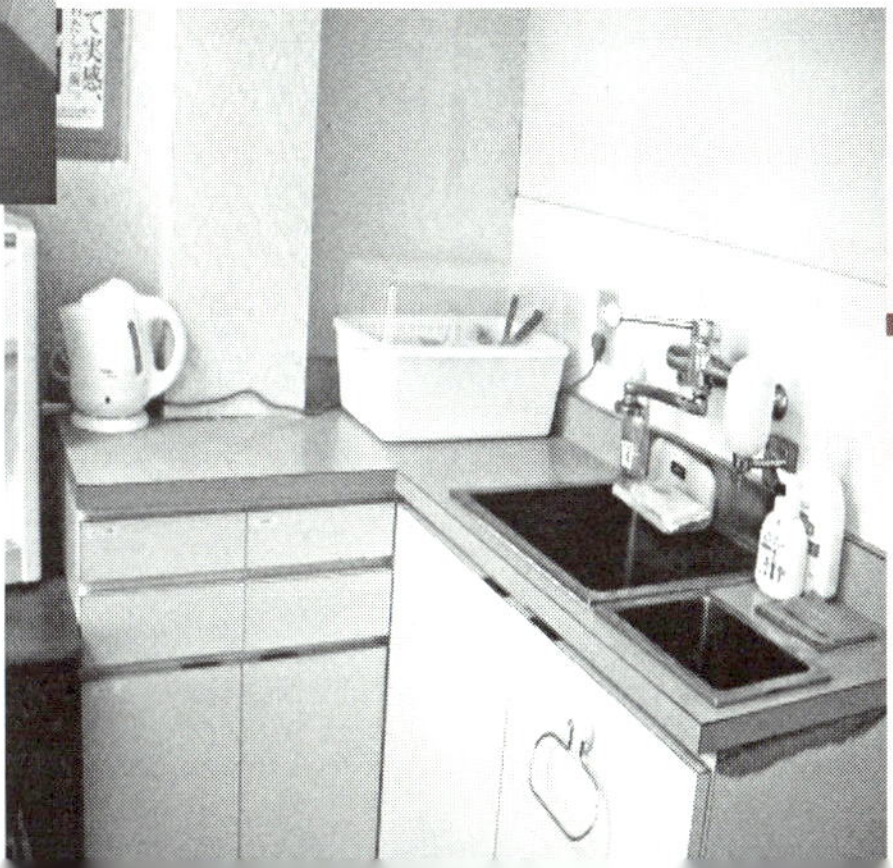

やったネ紹介 18 テーマ

時計をデジタルからアナログへ変える

佐伯歯科医院

こんなことがありました

デジタル時計だと時間の感覚を捉えにくい。あと○分で診療を終えなければならないかを頭の中で計算して出さなければいけません。その一、二秒の動きさえ、無駄にしたくない。すべての部屋の時計をアナログに変えました。

ココが問題

①時計の数が少なかった。
②デジタルだと時間配分がわかりづらかった。

対策

解決のポイント

①アナログ時計に変えて、数と設置場所を増やした。
②各自、時間配分がしやすくなったことにより、診療の流れがスムーズになった。お待たせしないという気持ちが強くなった。

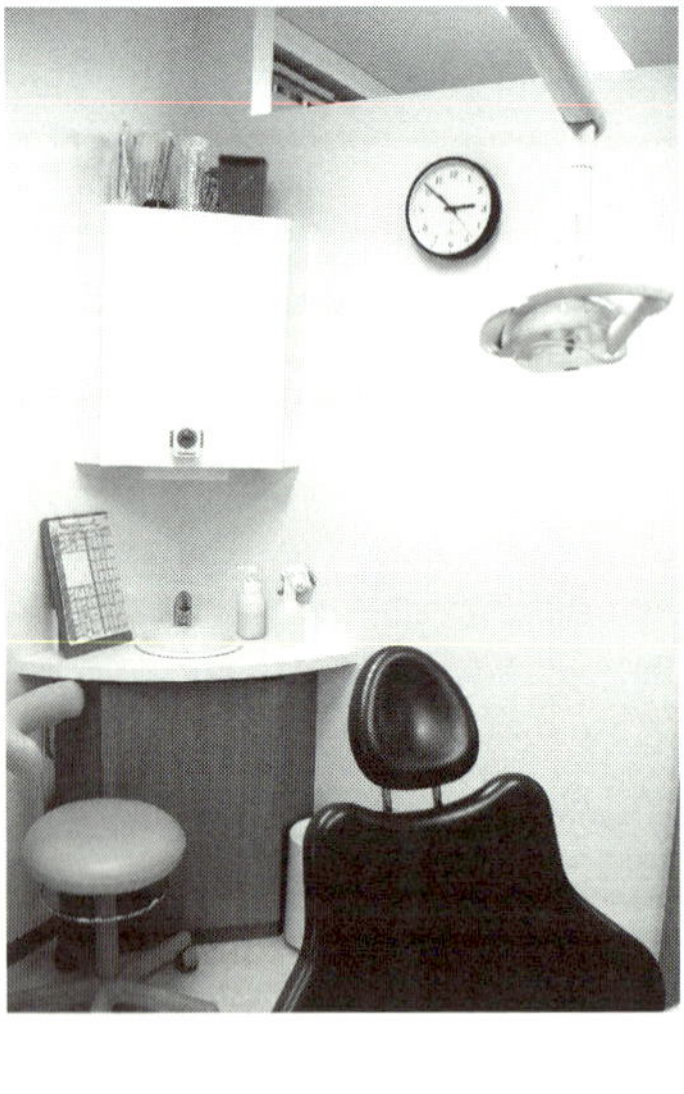

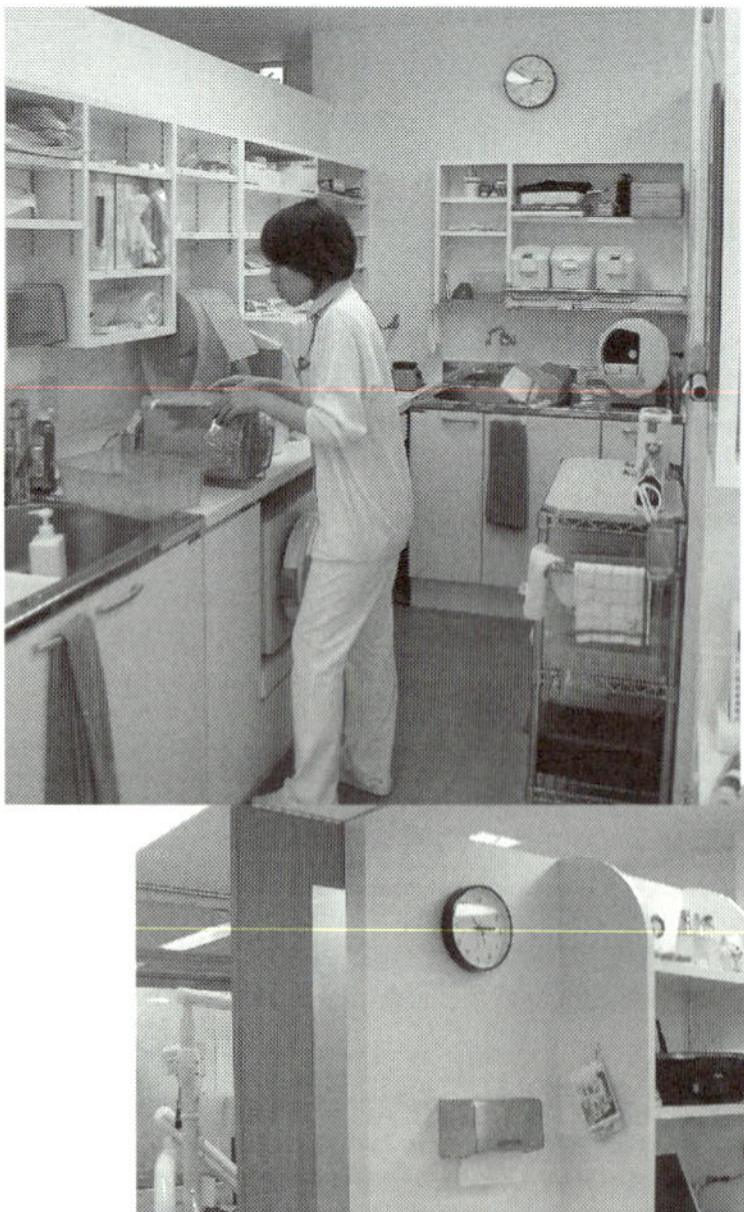

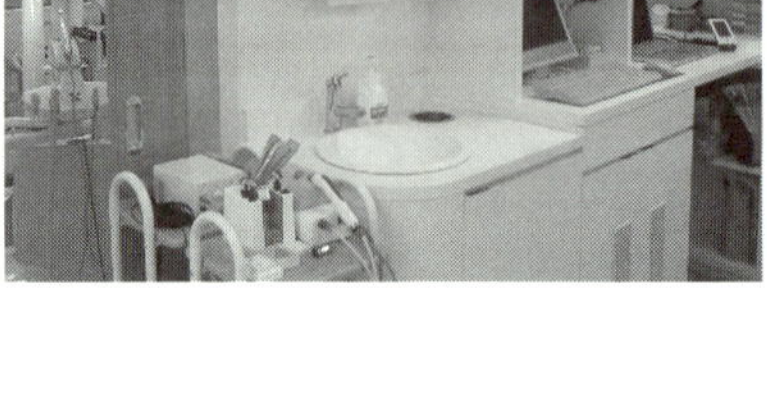

やったネ紹介

19 テーマ

床の拭き掃除までする

こんなことがありました

患者さんから「いつもきれいね」と言って頂く。

スタッフ自身も気持ちよく働いてもらいたいという院長の願いがある。

朝一で入っても、全くほこりがない。

ここに来ると、どうして夜中にほこりが落下していないのだろうと不思議になる。

それほど、磨き込まれている歯科医院。

ちょっとの時間に、サッと掃除をすすめる。

清潔感No.1。

佐伯歯科医院
スタッフの方々

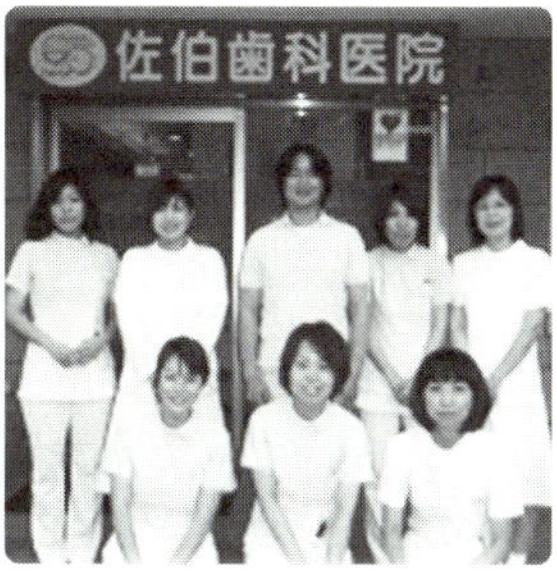

いつも団結。すがすがしい。

▼院長であろうとも、
みんなと同じように掃除を行う。

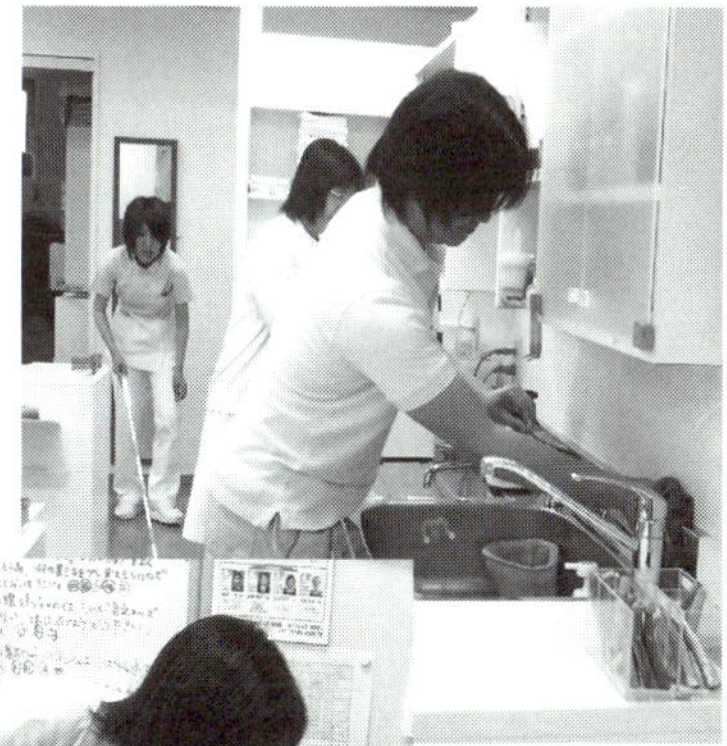

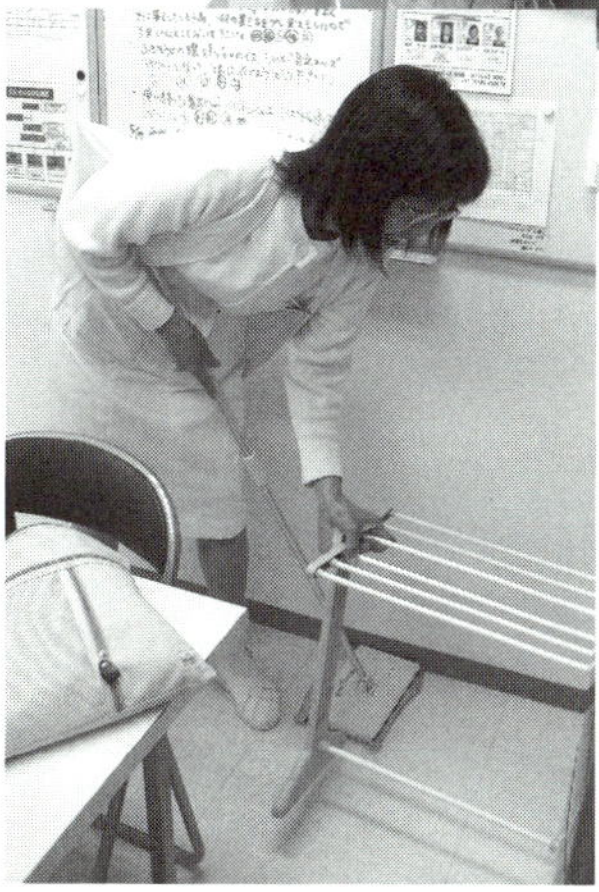

濡れモップで清掃。
しっかり拭き取る。

ワックスがけに専門業者が
２カ月に１回入る。
しかし、ここほどの床の
輝きを見たことはない。

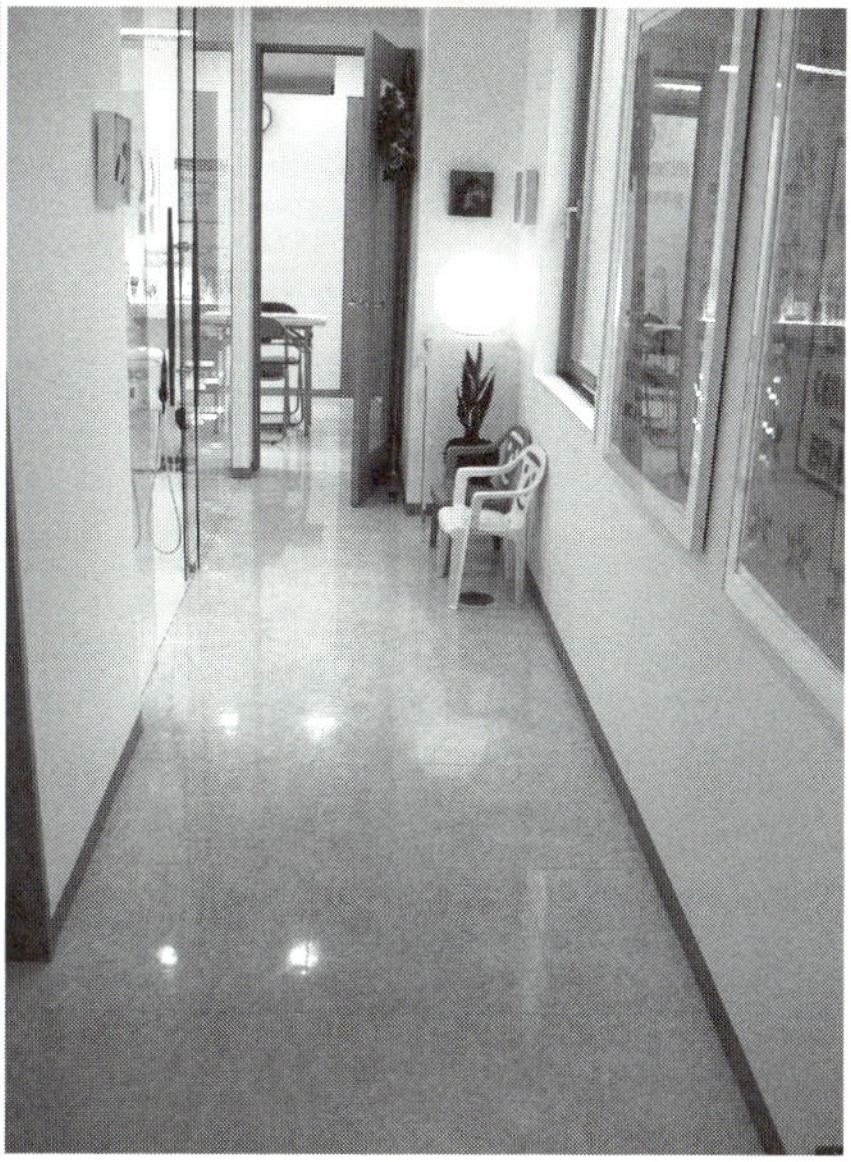

263-01615

やったネ紹介 20 テーマ

受付・院長秘書としての5S

伊藤歯科クリニック
石埜彩佳さん

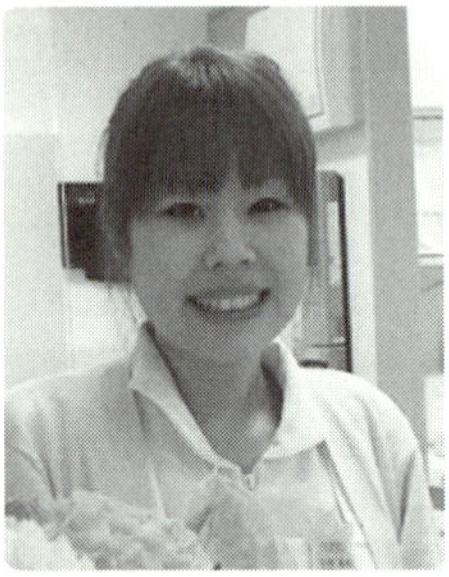

他業界での経験を持つ。
院長の秘書として受付につく。

こんなことがありました

新人の受付は、まだ若い。二一歳の彼女は、受付業務だけでなく、5Sが得意でない院長の秘書としての役割もある。

どの院長にも言えることだが、医院の変革が進んでくると、どうしてもスタッフは院長としての姿勢を問い直す。そのときに、5Sができていない院長だとその反発はとてつもなく大きい…。

院長を補佐する秘書としての役割は重い。

院長のコーナー
実は1カ月に1回大掃除。
小原が行く前日に行っていたようだ。
やらないよりはマシ。
しかし患者さんから、少し見える。
みんなのモチベーションは上がらない。

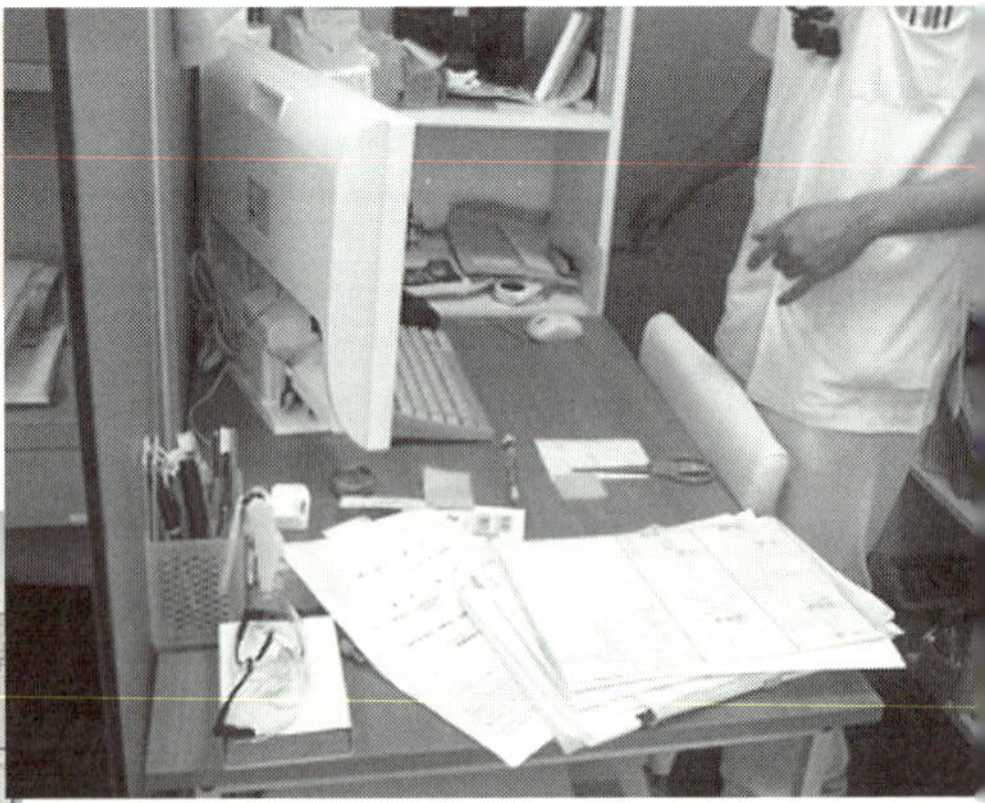

現在の院長スペース
すっきりしてきました。
患者さんが見えないように、
時にはスクリーンを下げて対応。

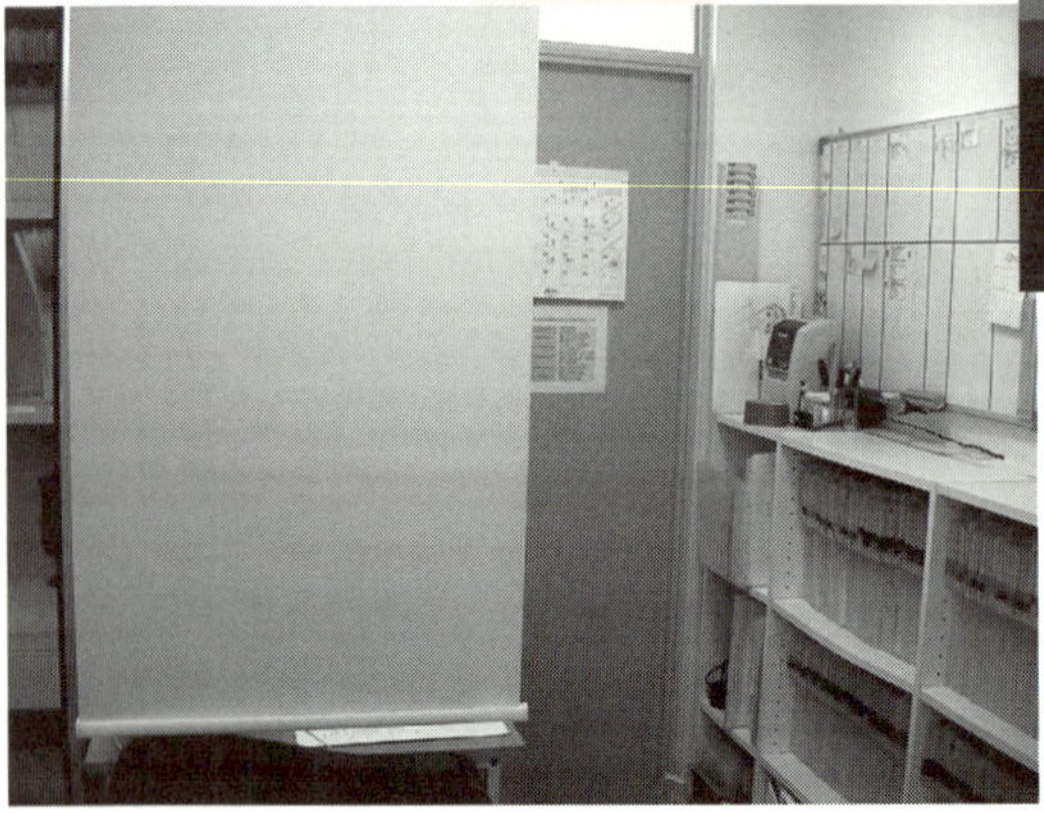

対策

ココが問題

①異業種としての感覚。
②歯科の受付業務の特殊性。
③秘書としての仕事の不明瞭さ。

解決のポイント

①歯科医院は、異業種を活用できる体制を持つ。
②歯科の受付業務をマニュアル化する。
③秘書業務に何を望むかの具体化。

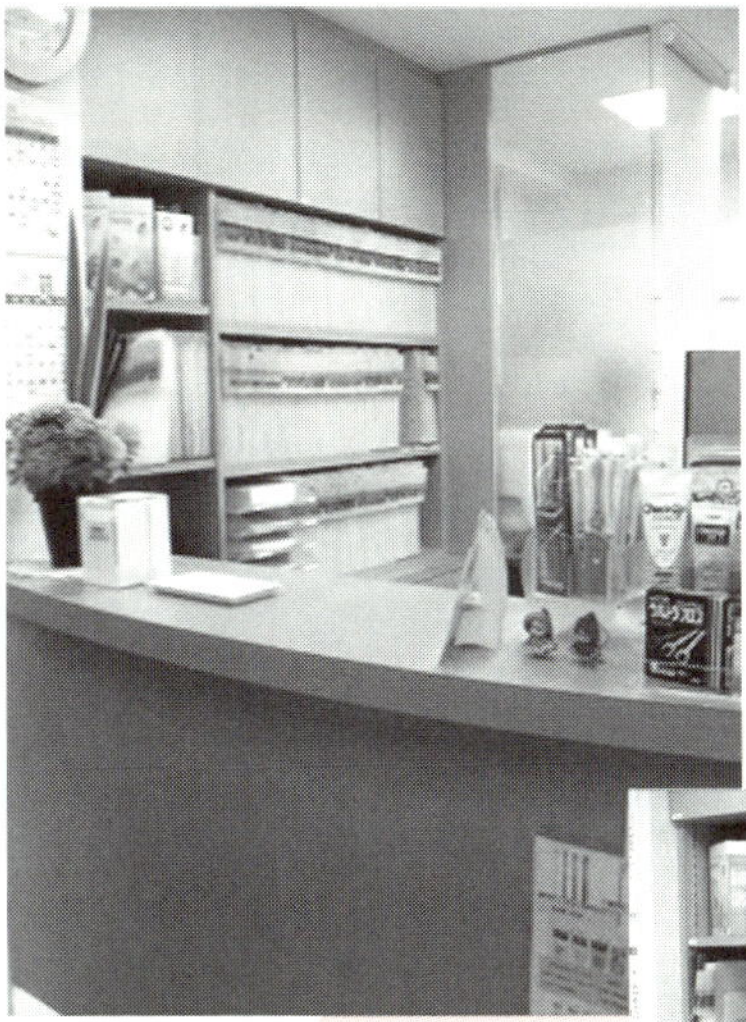

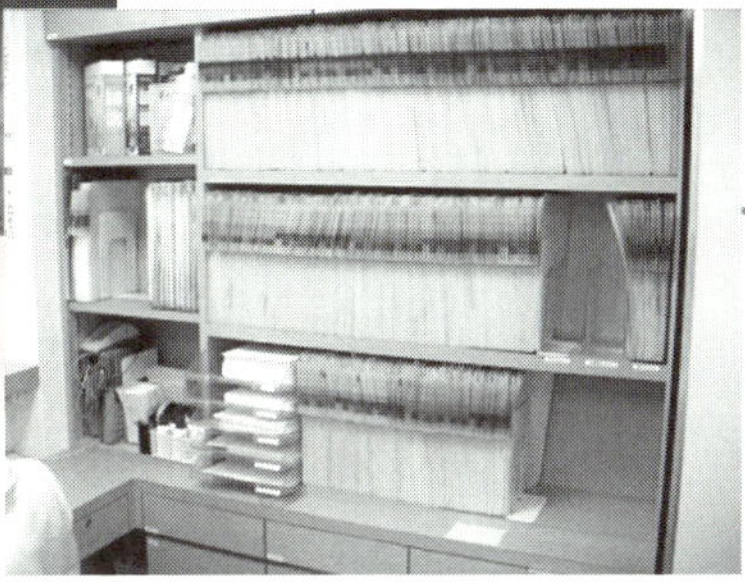

受付は患者さんから丸見え。
何も置いていない受付、
カルテの並べ方ひとつで
プロ意識が出る。
待合室のすりガラスの裏に
院長コーナーがある。

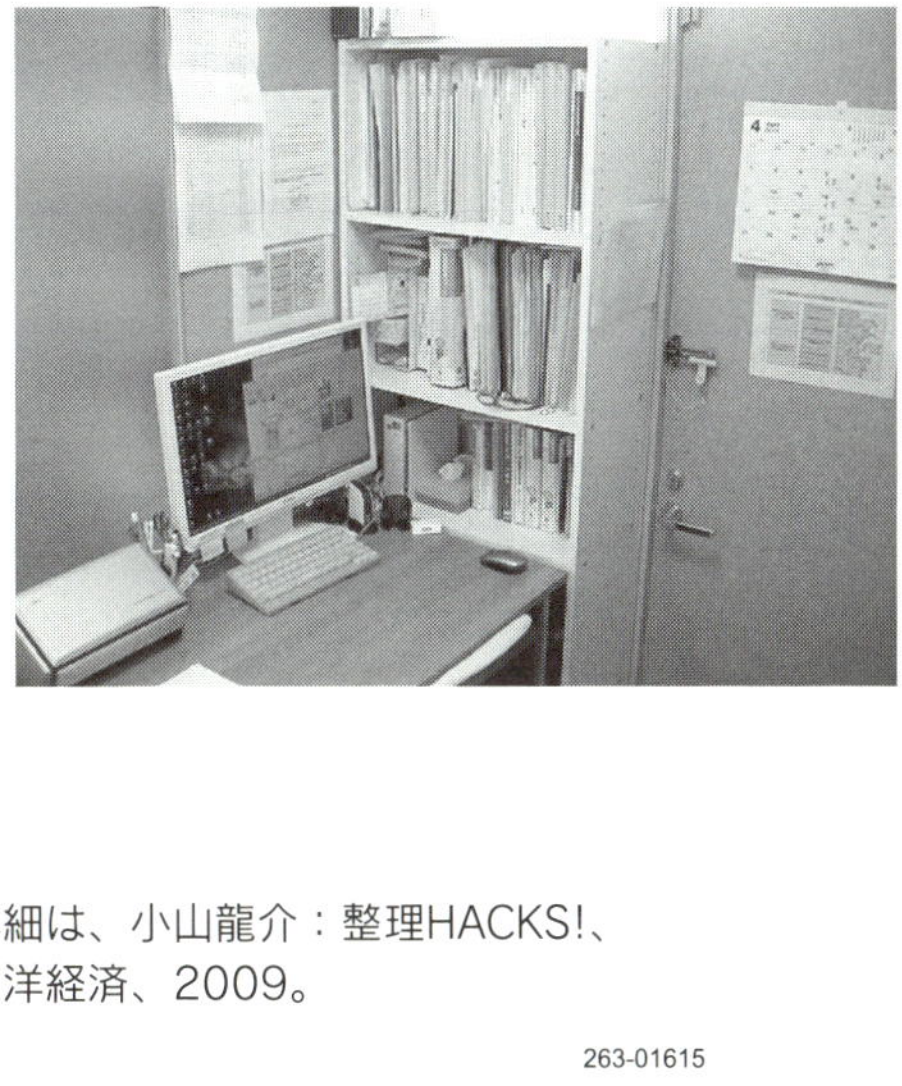

▼書類は、スキャナでデータ化して管理するシステムを取り入れた。

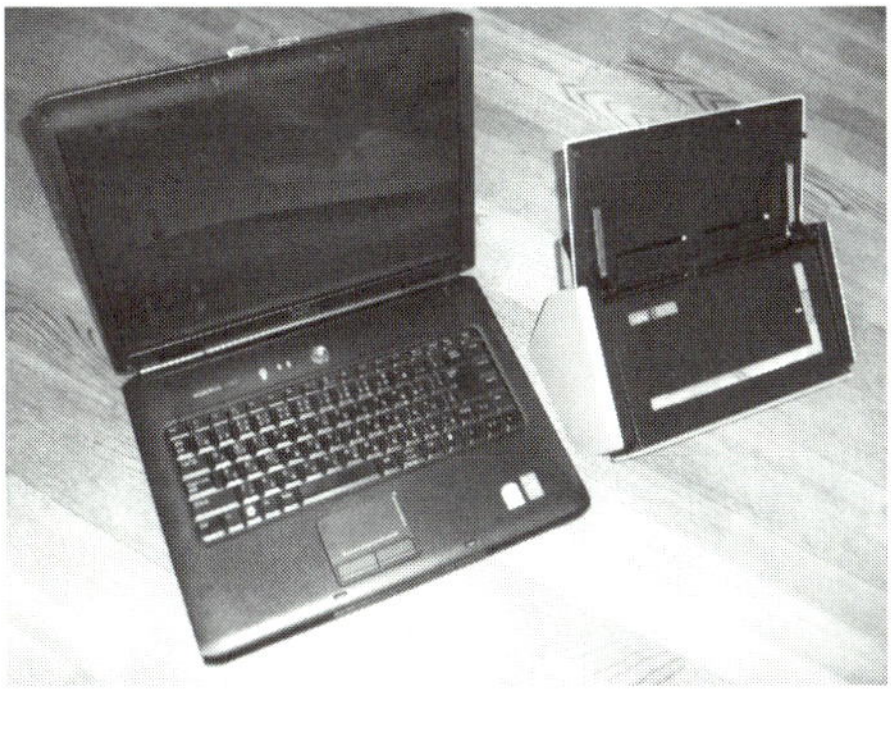

詳細は、小山龍介：整理HACKS!、東洋経済、2009。

263-01615

視える

MI-E-Ru

5Sが視えなくなったとき

こんなことが起こる

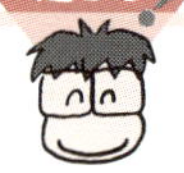

① 5Sが見えなくなったときに、何をしたらムダが視えてくるのか

「五分間、何もしないで全体を見る」

あるとき、5Sが進んで変革が止まった歯科医院がありました。

「私達、5Sを続けてやってきたので、もうやることがなくなってきているんですけど…」

彼女達は真剣に、また誇らしく、チーフが言いました。

「そう。スゴイね。がんばってきたものネ」

「ハイ」

「それじゃ、やってみる？　五分間チェック」

「どうするんですか？」

「全体が見える所に五分間立ってみるだけよ。動きが悪かったり、モノがたまっていたり、清掃レベルが落ちていたり、みんなが集まっている場所があれば、まだまだ改善の余地があるということ。自ら探し出す力をつけるトレーニング」

「なるほど～。まだ、ムダがあるかもしれないということですネ」

「もしかしたらネ」

「わかりました。普段だったら、何ボーっとしてるの？　サボってるの？　って注意されちゃいそうですが」

「そうだネ。ムダに思えるコトに価値がある場合もある。その目的さえはっきりしていれば、時間そのものに価値が生まれるってことだネ」

「わかりました。やってみましょう」

五分後です。

「どうだった?」

「視えましたよ、小原さん。改善すべき所が」

チーフの目に輝きが戻りました。

いろいろなことがあり、
反省し、また、何ができるのかを考える。
うまくいっているときには、
まわりの努力を運がいいと勘違いしてしまうときがある。
そんなことはない。
みなさんに助けられて、その結果として成果が出ているだけのこと。
「ありがとう」と言い続けよう。

263-01615

いろいろな相談を受ける。

いい状態のこともあれば、そうでないところもある。
しかし、聞いてみるとモノも言いようだし、
タイミングだったり、
聞き方だったりする。

すべての中で一番怖いのは、嫌悪感。

これだと離れるしかない。
しかし、それもよしだろう。

何度も聞きなおす
「それじゃ、辞める？」

「いえ、辞めません」
それじゃ、がんばるしかない。
いいですよ。冷静になって何度も考えれば。

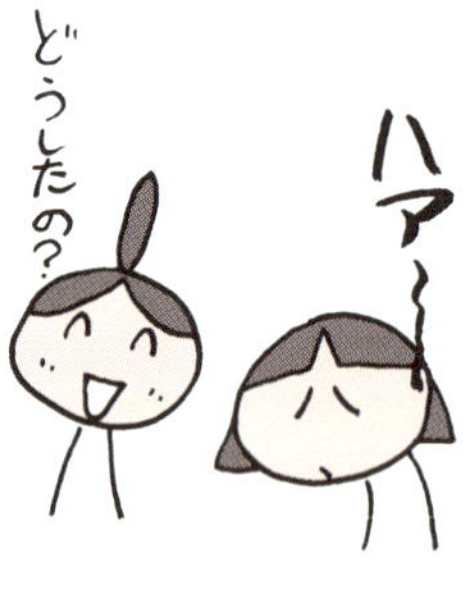

263-01615

歯科医院の5Sチェック

あなたの歯科医院の5Sは、何点でしょうか。
できていないことを話し合い、改善していきましょう。

整理

	質問項目	4点	3点	2点	1点	点数
1	棚の中に必要以上にモノがないか？	最低量ですべて管理されている	担当者であっても必要量までは把握していない	担当者だけが何があるか理解している	棚の中に何が入っているか分からない	
2	院長の机の上に書類がたまっていないか？	随時、受付秘書により処理されている	書類がたまれば受付秘書が処理している	院長が困ったら誰かに声をかけて処理してもらっている	たまりっぱなし	
3	模型が管理できているか？	随時、担当者が管理している	模型がたまれば担当者が管理している	業務に支障が出そうになったら管理している	誰も管理していない	
4	カルテ・業務記録が整理されているか？	随時、担当者が時系列で整理している	記録用紙がたまれば担当者が整理している	業務に支障が出そうになったら整理している	誰も整理していない	
5	朝、ゴミ箱の中のゴミが取り除かれているか？	すべて処理されている	少し残っている場合がある	意識的に捨てていない場合がある	捨てられていない	

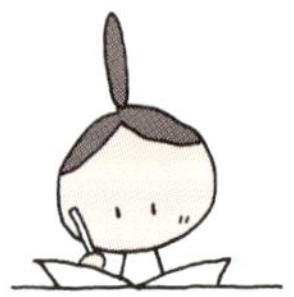

区分	No.	項目					
整頓	6	どのキャビネットも引き出しの中が統一されているか？	すべて統一されている	ほぼ整頓されているが違う部分が一部ある	混乱したら整頓する	全く統一されていない	
	7	キャビネット上にモノが置きっぱなしになっていないか？	ほぼ何も置かれていない	比較的必要なモノを話し合って置いている	必要なモノを個人の判断で置いている	いつも何か置かれている	
	8	技工物がすぐに取り出せる状態か？	いつでも誰でもすぐに取り出せる	ほとんどの人は取り出せる	担当者しか取り出せない	取り出すのに時間がかかる	
	9	消毒コーナーに混乱がないか？	システム化してるためスムーズ	特殊な場合のみ混乱する	たびたび業務が停滞する	いつも混乱している	
	10	在庫をすぐに取り出すことができるか？	いつでも誰でもすぐに取り出せる	ほとんどの人は取り出せる	担当者しか取り出せない	取り出すのに時間がかかる	
清掃	11	清掃用チェックリストがあるか？	どの程度までするかさえ意識統一されている	人によってレベルが違う場合がある	忙しかったらチェックされない場合がある	存在しない	
	12	拭き掃除がすぐにできる状態か？	誰もが動きながら掃除している	掃除の時間に意識して行う	汚れたときのみ拭いている	誰もしない（物品の下に紙を敷いている）	
	13	器具の点検が定期的に行われているか？	日、月、年レベルで計画的に点検している	計画的ではないが日々点検している	気が向いたときに点検している	壊れたときだけ修理に出す	
	14	屋外まで清掃されているか？	毎日行っている	定期的に行っている	汚れたときのみ行っている	行ったことがない	
	15	トイレのチェックが日に何度も行われているか？	日に3回以上行っている	日に2回行っている	日に1回行っている	日に1回も行っていない	

263-01615

区分	No.	項目					合計
清潔	16	診療が終わって10分で帰れるか？	10分以内で帰れる	20分以内で帰れる	30分以内で帰れる	30分より長くかかる	
	17	業務マニュアルがあるか？	マニュアルがあり、定期的に改定されている	マニュアルがあるが、改定はされていない	作成中である	マニュアルがない	
	18	定期的な清掃が計画立てられているか？	すべて計画立てられている	時期が近づいたら話し合う	個人の判断で行う	全く計画がない	
	19	服装チェックを毎日しているか？	朝礼時に行っている	気になるときだけ注意する	気になっても注意しづらい	行っていない	
	20	ミーティングで問題をいつも解決しているか？	解決している	問題を提議しても解決しづらい	問題を提議しづらい	ミーティングを行っていない	
躾	21	与えられた業務の報告をいつもしているか？	いつもしている	意識はしている	聞かれたときだけ報告する	しない	
	22	いつもいないメンバー（シフト制）に対して連携するための業務連絡ができる体制にあるか？	文書化して視える状態にしてある	文書化しているが、視えづらい	口頭で伝達している	していない	
	23	困ったときに相談できる体制にあるか？	いつも相談している	担当者に相談している	言いやすい人に相談している	誰にも相談しない	
	24	「ありがとう」が普通に言える体制か？	いつも自然に言っている	心がけて言っている	言う機会がなかなかない	言わない	
	25	予約時間は守れているか？	いつも守っている	守るように意識して動いている	日によって守っている	守れていない	

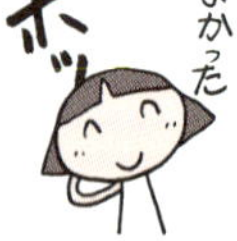

80点以上が合格

参考文献

1 酒井 穣：あたらしい戦略の教科書。ディスカヴァー・トゥエンティワン、2008。
2 工場管理編集部：5Sテクニック―整理・整頓・清潔・清掃・躾。日刊工業新聞社、1986。
3 山崎 紅：ロジカルシンキングのための「見える化」入門。日経BP社、2008。
4 勝見 明：セブン-イレブンの「16歳からの経営学」―鈴木敏文が教える「ほんとう」の仕事。宝島社、2005。
5 遠藤 功：見える化―強い企業をつくる「見える」仕組み。東洋経済新聞社、2005。
6 斉藤伸二：在庫管理の基本が面白いほどわかる本。中経出版、2006。
7 正木英昭：「見える化」のことが面白いほどわかる本。中経出版、2007。
8 大西農夫明：5Sの基本が面白いほど身につく本。中経出版、2007。
9 小山 俊：〔新版〕OJTで部下が面白いほど育つ本。中経出版、2006。
10 壺阪龍哉：整理する技術が面白いほど身につく本。中経出版、2005。
11 今井繁之：ホウレンソウ「報告・連絡・相談」の習慣が面白いほど身につく本。中経出版、2006。
12 高間邦男：学習する組織 現場に変化のタネをまく。光文社、2005。
13 若松義人：最強の現場をつくり上げる！ トヨタ式「改善」の進め方。PHP研究所、2007。
14 野口悠紀雄：「超」整理法―情報検索と発想の新システム。中央公論社、1993。
15 小山龍介：整理HACKS！。東洋経済、2009。

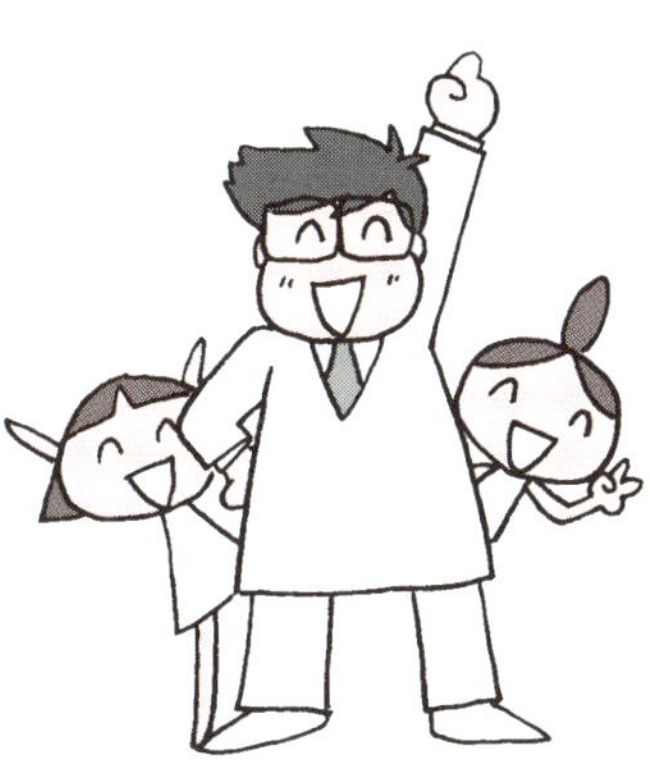

263-01615

最後に

この度の「5S」は、

「普通に行われていることを、当然のこととして行おうという話」でした。

書き終えたときに、ある先生から電話が入りました。

「小原さん、僕らは謙虚でいましょうね。今までだって、本を読んだからと講演させて頂いたり、お褒めの言葉を頂戴することもあったけれども、それは当然のことを当然のこととしてやっているからにすぎません。僕らは、国の医療制度の中で、守られて生きている。だから、他の業界から、甘いことをやっていると思われることもあるでしょう」

そのとき、私は言いました。

「先生、私もそう思います。でもね、こう考えてみましょうよ。普通のことを普通に行うことが一番難しいと。だから、日々行っている、お料理や掃除の本が、いつでも雑誌や本で紹介されています。今回の本は、歯科業界では初めての5Sの本です。だからこれで時代が変わるかもしれません。こんなことまでやっているんだという歯科医院のこだわりやプライドが患者さんにも視えるようになるはずです。それでこそ、患者さんは私たちを信頼してくださるはずです」

さあ、あなたに質問です。「５Ｓ」はいかがでしたか。

最後のチェック項目で、あなたの歯科医院が一〇〇点満点中何点かの歯科医院かがわかりました。チーム一丸で取り組むことが難しいということがわかれば、それだけで組織は成長していきます。できていないことを気づけば、歯科医院のスタッフの方々に語りかけ、ミーティングを行い、計画を立てて実行することができます。

成功を祈っています。

地域に貢献していくために…。

謝辞

この本は、歯科医院の現場での状況を、多くの歯科医院からのご協力を得て紹介させて頂きました。ここに深謝申し上げます。

また、いつも私の本のイラストを書いてくれている真砂武さん、筆の遅い私のためにとことん付き合ってくれた森川佳苗さん、デンタルタイアップのメンバーの土細工美佳さん、鈴藤瞳さん、上田直深さん、また５Ｓという新たな分野の執筆にご理解頂き、出版の機会を与えてくださいました医歯薬出版株式会社の決断に深く感謝いたします。

次回は「仕事の視える化シリーズ３　人財育成」がテーマです。また、一緒に語り合いましょう。それでは、またお会いできますときまで…。

デンタルタイアップ　**小原啓子**

【編著者略歴】

小《お》原《ばら》啓《けい》子《こ》

1980年　広島歯科衛生士専門学校卒業、広島歯科衛生士専門学校教員
1989年　広島口腔保健センター主任歯科衛生士
2000年　広島高等歯科衛生士専門学校教務主任
2004年　産業能率大学情報経営学科卒業
2006年　広島大学大学院社会科学研究科、マネジメント専攻
2007年　デンタルタイアップ代表
2011年　株式会社デンタルタイアップ設立　代表取締役　修士(マネジメント)　経営士

主な著書　歯科衛生士のための「P-I型歯周病治療ブック」1992年
はいしゃさんのアチョー女神さま　1996年　医歯薬出版
花の歯科衛生士 歯周治療にチャレンジ　2000年　医歯薬出版
チョーイケテル 花の歯科衛生士　2000年　医歯薬出版
これでチョーカンペキ歯科衛生士の新・歯周治療の本
第1版　1996年，第6版　2010年　医歯薬出版
輝く華の歯科衛生士　2006年　医歯薬出版
チームで取り組む歯科医院の活性化　2009年　医歯薬出版
歯科医院の活性化　仕事の視える化シリーズ
Part 1 マニュアル作りで仕事を視える化　2010年　医歯薬出版
Part 3 人財として人を育てる　2011年　医歯薬出版
Part 4 ホンマモンの歯科医療スタッフ　2011年　医歯薬出版
歯科医院"経営の心得"　2012年　医歯薬出版
はいしゃさんの仕事段取り術　2014年　医歯薬出版

【イラスト】

真《ま》砂《さご》　武《たけし》

1963年福岡県生まれ
5人の子供を持つ感性豊かな会社員。いつも小原の本のイラストを担当

歯科医院の活性化　仕事の視える化シリーズ
Part 2　5Sで仕事の視える化　ISBN978-4-263-44612-6

2010年 9月 1日　第1版第1刷発行
2017年 8月10日　第1版第4刷発行

編著者　小原啓子
発行者　白石泰夫
発行所　医歯薬出版株式会社
〒113-8612　東京都文京区本駒込1-7-10
TEL.(03) 5395-7638(編集)・7630(販売)
FAX.(03) 5395-7639(編集)・7633(販売)
http://www.ishiyaku.co.jp/
郵便振替番号 00190-5-13816

乱丁，落丁の際はお取り替えいたします．　印刷・真興社／製本・榎本製本